Langendoen · Sertel · Berkmiller

Kiefer, Kopf und Gesicht

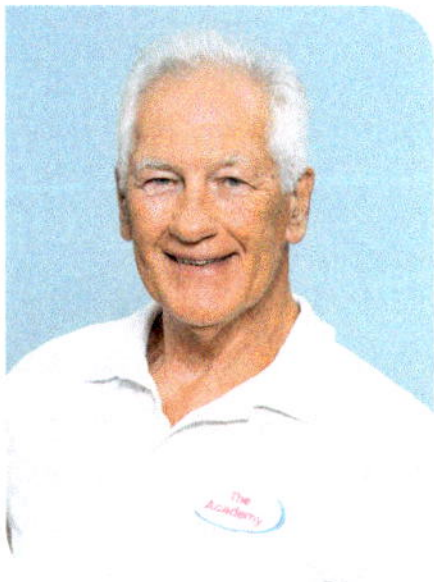

John Langendoen ist Physiotherapeut, Dipl.-Akupunkteur, Sportphysiotherapeut, M. Sc. in Schmerzmanagement, Fachlehrer für manuelle Therapie sowie Ehrenprofessor an verschiedenen Universitäten. Außerdem war er Gründer von »Therapy4U Physiotherapie und Training« in Kempten und Durach im Allgäu. Durch die Arbeit mit professionellen Sportlern aus Fußball, Eishockey und anderen Bereichen entwickelte er das »funktionelle Taping mit elastischem Tape – Kinematic Taping® Concept«. Er gab bereits in mehr als 25 Ländern auf 4 Kontinenten Unterricht in Manueller Therapie, CMD und Taping und gründete die International Kinematic Taping Academy, sodass die Methode weltweit Verbreitung findet.

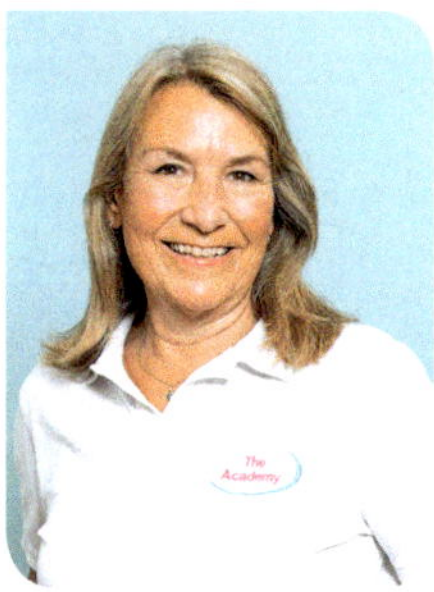

Karin Sertel ist seit 1980 Physiotherapeutin. Sie ist eine erfahrene Hand-, Manual- (Maitland® Konzept) und Cranio-Sacral-Therapeutin für Kinder und Erwachsene. Sie war 1988 Mitgründerin der Praxis für Physiotherapie und Training Therapy4U in Kempten im Allgäu. Seit 2004 ist Taping und Selbst-Taping ein fester Bestandteil ihrer Handrehabilitation. Seit 25 Jahren ergänzt sie ihre Therapie durch Entspannungsverfahren und verschiedene Arten der Meditation.

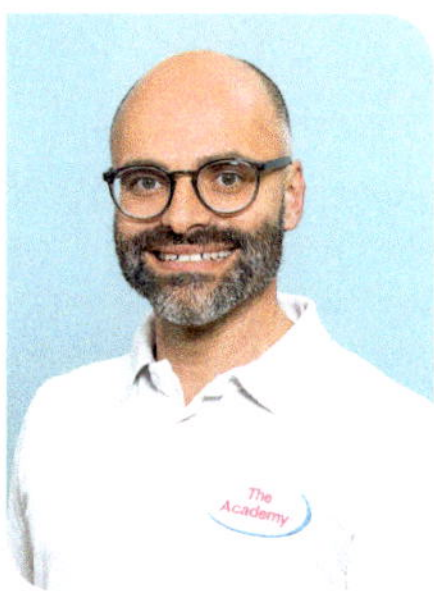

Jürgen Berkmiller ist Physiotherapeut und medizinischer Masseur, Manualtherapeut, Kinematic Taping Instruktor, Sportphysiotherapeut, CMD Academy Dozent/Instruktor sowie im Rahmen des Patientenmanagements von Kieferpatienten auf den Bereich des regenerativen Stressmanagements spezialisiert. Er hat ein Diplom in OMT (Orthopädische manuelle Physiotherapie) und ist M. Sc. Muskuloskeletal Physiotherapy. Er ist Mitinhaber von »Therapy4U Physiotherapie, Ergotherapie, Training und Prävention« in Kempten, Durach, Füssen und Blaichach im Allgäu.

John Langendoen · Karin Sertel · Jürgen Berkmiller

Kiefer, Kopf und Gesicht

Das große Selbsthilfe-Buch.
Taping, Massagen & Übungen bei Schmerzen & Beschwerden

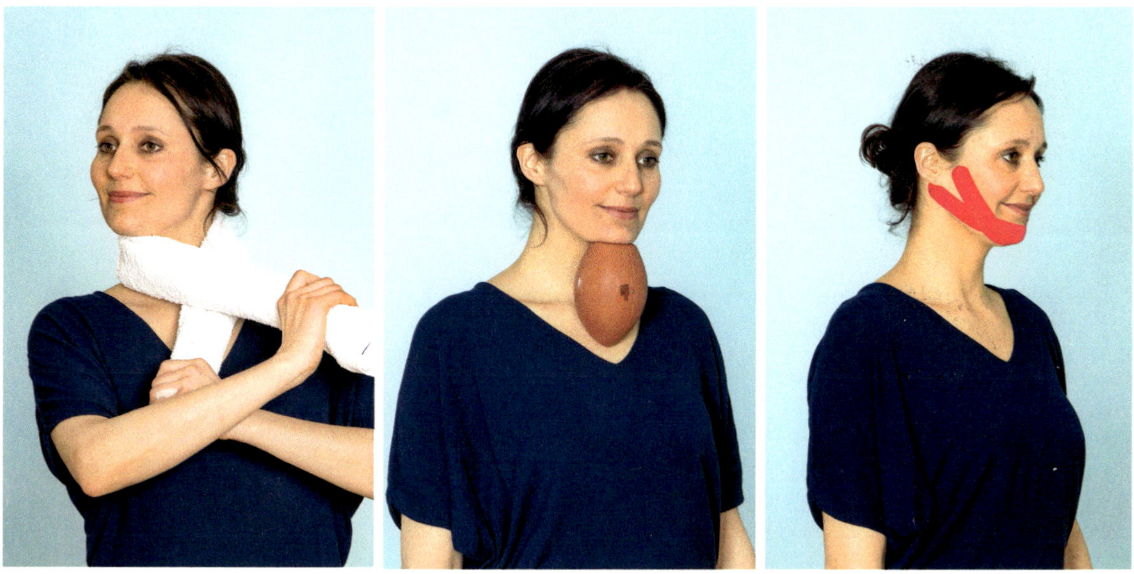

TRIAS

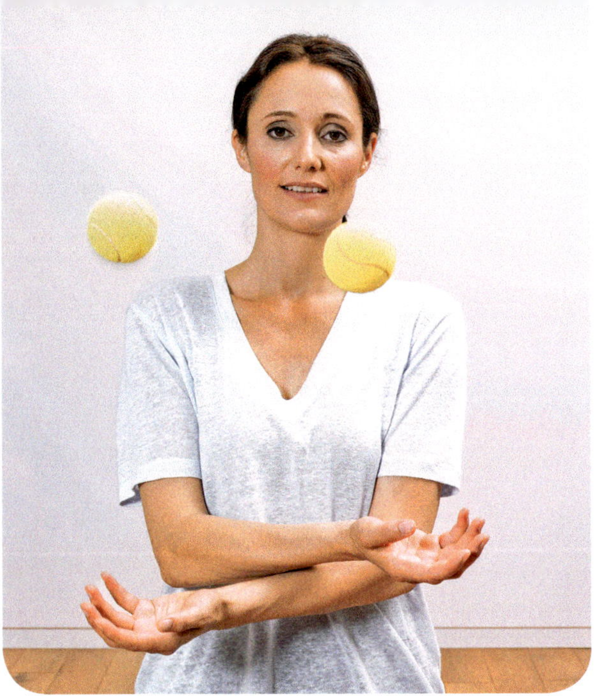

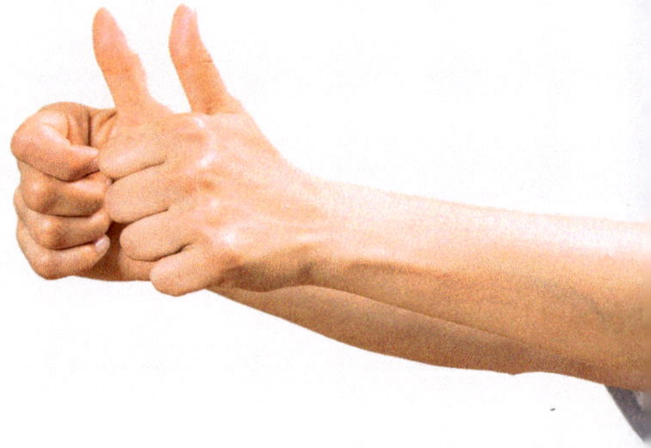

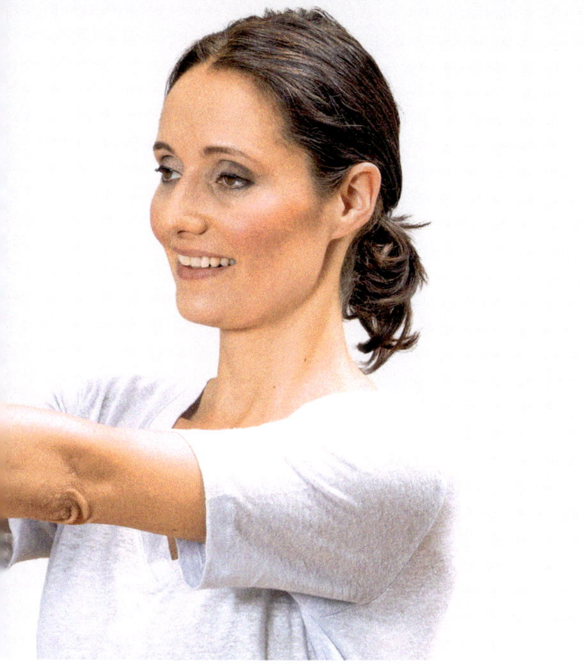

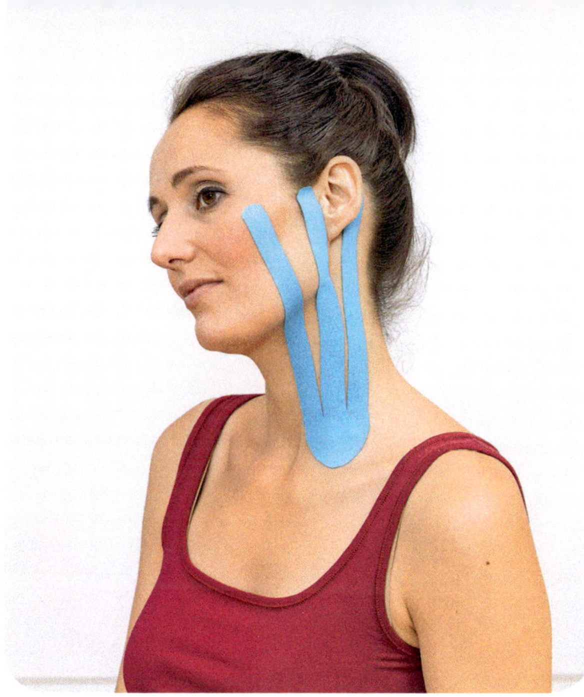

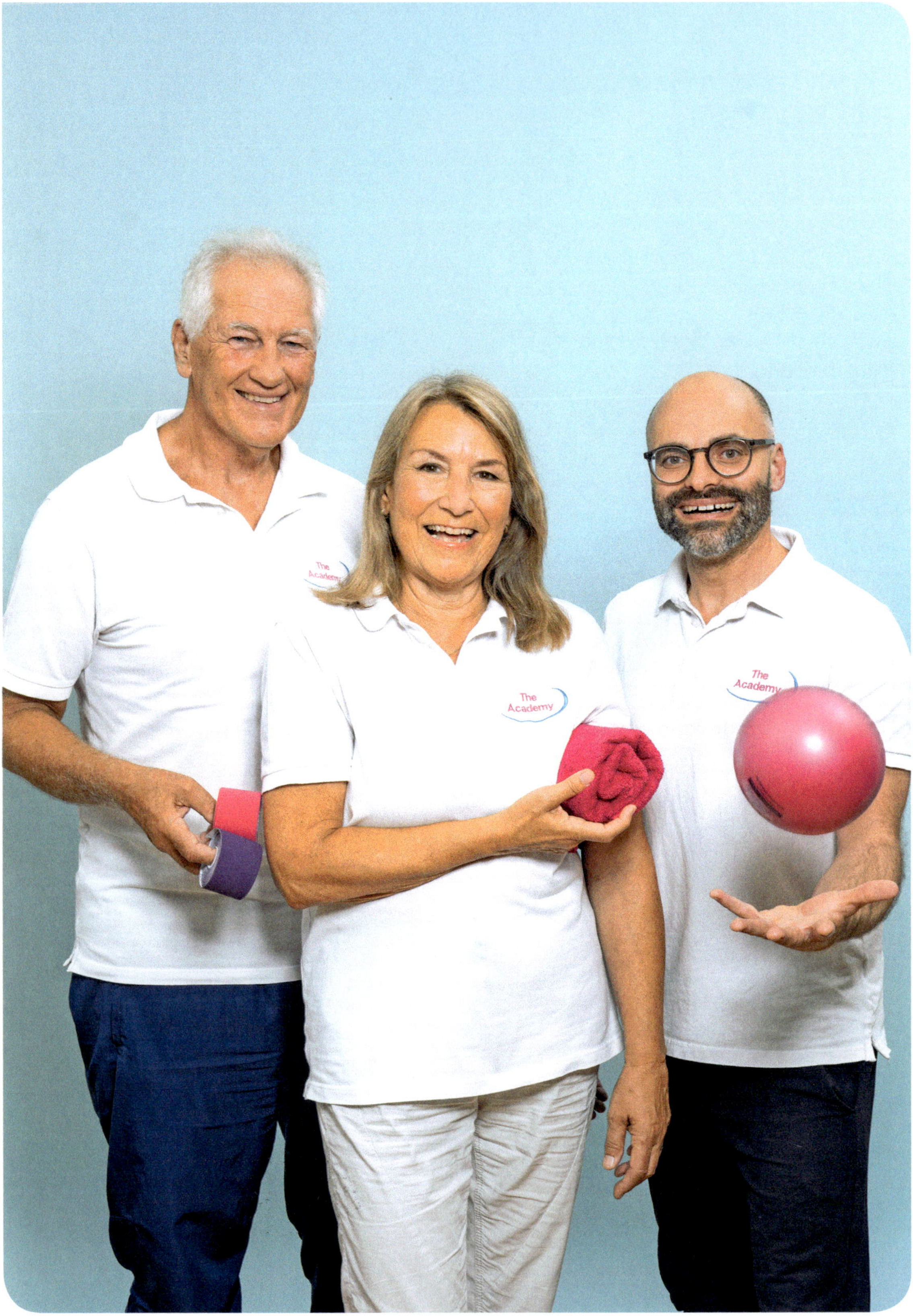
The Academy
The Academy
The Academy

Liebe Leserinnen und Leser,

wir freuen uns sehr, dass Sie unseren praktischen Ratgeber zur Selbstbehandlung von Kiefer-, Gesichts- und verschiedenen Typen von Kopf- und Nackenbeschwerden in Händen halten. Wenn Sie das Buch lesen, gehen wir davon aus, dass Sie selbst Beschwerden haben. Und das wahrscheinlich schon länger. Und mit überschaubaren Behandlungsergebnissen.

In diesem Ratgeber haben wir unsere langjährige Erfahrung als Behandler von Patienten mit craniomandibulärer Dysfunktion (CMD) und Stressproblematik gebündelt.

Ohne Hintergrundwissen geht es nicht, jedoch halten wir die theoretischen Erläuterungen kurz und bündig. Dagegen beschreiben wir die vielseitigen praktischen Techniken, Übungen und Maßnahmen bezüglich Anzeige (Indikation), Ausführung und Wirkung ausführlicher.

Erfolg bei CMD-Beschwerden hängt entscheidend davon ab, wie – erstens – Zahnarzt, Kieferorthopäde, ggf. Physiotherapeut fachmännisch eingreifen, und wie – zweitens – Sie, ganz natürlich, wie von selbst, mitarbeiten. Ihre Selbstbehandlung können Sie durch eine Reihe von einzelnen geeigneten Maßnahmen, Übungen und Veränderungen, ohne Stress und Kopflastigkeit, in Ihren Alltag integrieren und zu einem angenehmen, wohltuenden Ritual machen.

Dieser Ratgeber hat das Ziel, so umfassend wie möglich, ja ganzheitlich, alle Aspekte, die bei CMD eine Rolle spielen können, zu berücksichtigen. Und, darauffolgend, praktikable, pragmatische Lösungen, basierend auf Erfahrungswerten und wissenschaftlichen Erkenntnissen, anzubieten. Erfolgreich bedeutet nicht nur, dass Beschwerden für immer wegbleiben, sondern auch, dass Sie wissen, was los ist und welche Maßnahme von Ihnen selbst, oder von einem Fachmann, erneut durchgeführt werden sollte, damit Sie Linderung erlangen.

Ihre John Langendoen, Karin Sertel und Jürgen Berkmiller
CMD Academy Mitglieder
Kempten im Allgäu, März 2023

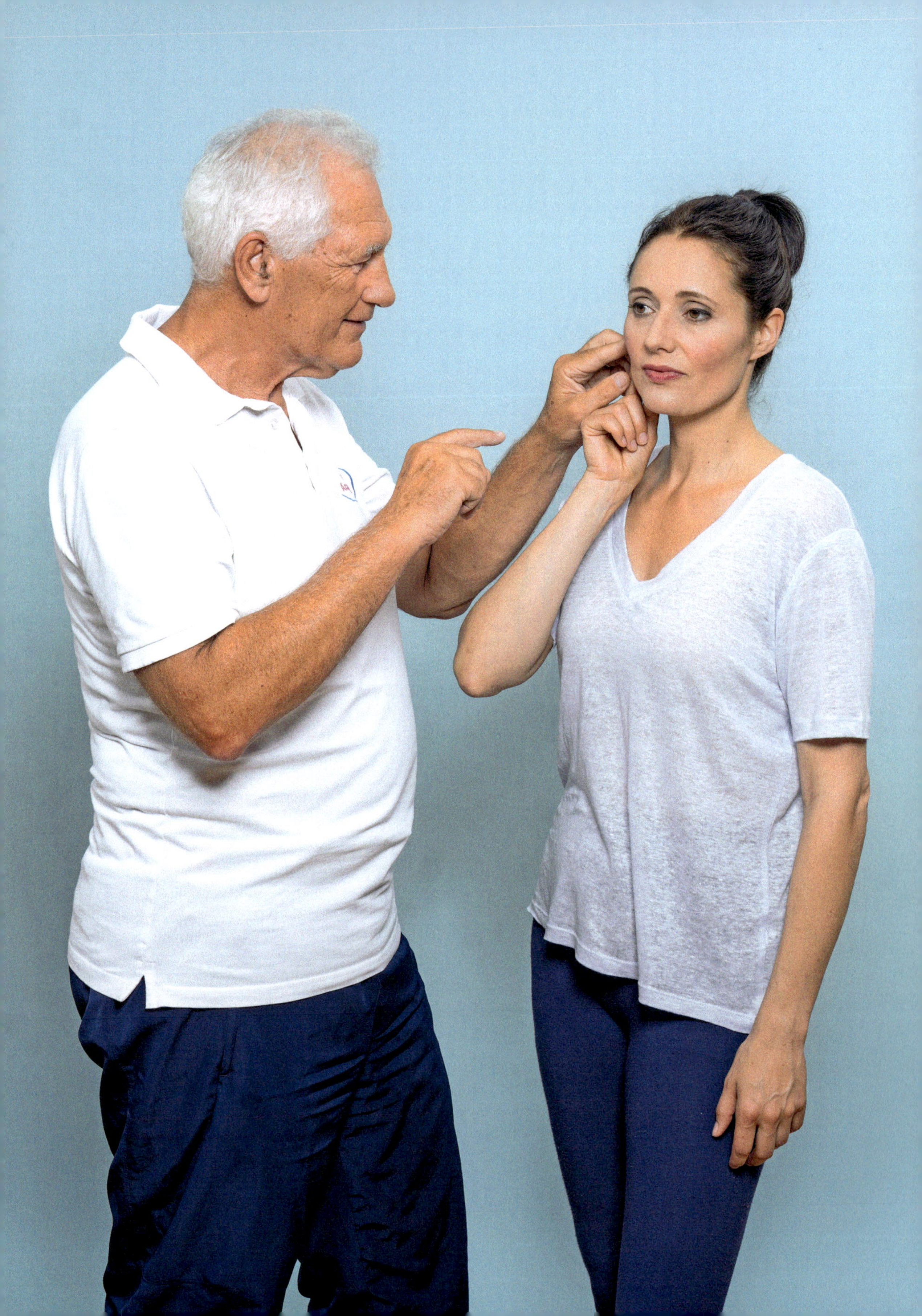

Hintergrundwissen, um Beschwerden zu beschreiben

Wenn Sie Ihre eigenen Beschwerden besser verstehen und einordnen können, können Sie nicht nur Ihre Ärzte und Therapeuten besser informieren, sondern auch sich selbst besser helfen: weniger Leiden, mehr Selbsthilfe, mehr Kontrolle.

Hintergründe zur Selbsthilfe

Unsere eigene kontinuierliche Reise als lernende Behandler im komplexen Bereich der craniomandibulären Dysfunktionen (CMD) begann 1988, als Zahnärzte und Kieferorthopäden in der Stadt Kempten im Allgäu uns zur Zusammenarbeit einluden.

Nach und nach entwickelten wir gemeinsam eine Fortbildungsreihe für Physiotherapeuten, damit beide Fachbereiche zusammenfinden konnten. Die Inhalte können wir seitdem international lehren.

Anfänglich war es eine große Herausforderung, die zahnärztlichen und physiotherapeutischen Sichtweisen zu verknüpfen. Beide Fachbereiche unterscheiden sich stark und sprechen dazu eine andere Fachsprache. Zudem gibt es auch innerhalb dieser Disziplinen unterschiedliche Sichtweisen bzw. anhaltende Kontroversen.

Entscheidend für das Gelingen einer einleuchtenden und erfolgreichen Kursreihe waren viele, fast gleichzeitige Entwicklungen und Forschungsrichtungen in der Medizin, Biomechanik, Neurophysiologie, Psychologie, Physiotherapie usw.

Klinische Überlegungs- und Entscheidungsprozesse bei der Befundaufnahme und Behandlung entwickelten sich in der Manuellen Therapie, einem Spezialgebiet der Physiotherapie. Auch das Verständnis für die verschiedenen Arten von Muskeln im menschlichen Körper, die unterschiedlich behandelt und trainiert werden sollen, nahm durch klinische Forschung schnell zu.

Zahnärztliche Forschung entwickelte sich international durch an Funktionslehre interessierte Professoren und deren Studenten und führte zu verbesserter Diagnostik, auch mit Magnetresonanztomographie (MRT), Schienentherapie und Okklusionskonzepten (Lehre der Kaufläche- und Zahnkontakte und -führung).

Das Konzept der »Drei Subsysteme der Stabilität« von Prof. Dr. Manohar M. Panjabi, Yale University USA, ist hervorzuheben, weil es fast alle klinischen Phänomene erklären kann und scheinbare Widersprüche aufhebt.

Die neurophysiologische Forschung mit funktioneller Kernspintomographie, quantitativer Elektroenzephalographie, Botenstoffproduktionen des zentralen Nervensystems ist wohl entscheidend für das Gesamtverständnis von komplexen Systemen und deren Dysfunktionen. Erkenntnisse über Gehirnstrukturen, deren funktionelle Netzwerke, und Botenstoffe, die im Zentralnervensystem zwischen Hirnstamm und Großhirn für die Behauptungs- und Überlebensfunktionen und somit für Emotionen und Verhaltensmuster zuständig sind, entwickeln sich rasant.

Seit den 1970er-Jahren entwickelte sich in der westlichen Schulmedizin das multidimensionale, sprich ganzheitliche Modell der Gesundheit und Krankheit. Verständnis für die Zusammenhänge zwischen strukturellen Störungen (biologisch-medizinisch-strukturell), psycho-emotionalen Prozessen und sozio-ökonomischen Faktoren veränderten nach und nach das Denken und Handeln von Ärzten und Therapeuten.

Aus dieser Zeit stammt auch die Sichtweise in der Zahnmedizin, dass ein strukturelles System viel aushalten kann, aber irgendwann eine Toleranzgrenze erreicht und überschritten wird, das System dekompensiert und Beschwerden folgen. Kleine Auslöser können so das Fass zum Überlaufen bringen. Und wenn der Geist mal aus der Flasche ist, ist dieser nicht oder nur teilweise und mühsam wieder einzufangen. Emotional negative Erfahrungen oder anhaltende belastende Stresssituationen können zum übermäßigen nächtlichen Knirschen und Pressen (Bruxismus) führen und können so Beschwerden auslösen. Bereits vorhandene strukturelle Störungen und Schäden können sich dadurch weiter verschlimmern. Diese mit Kernspintomographie nachweisbaren Schäden zu behandeln, kann an sich schon schwierig genug sein. Und eine Akut-Behandlung reicht nicht immer, um dauerhaft erfolgreich zu sein. Dazu sollten auch die Ursachen erkannt und gemanagt werden.

Eine komplexe CMD-Problematik erfolgreich zu behandeln, erfordert eine präzise Befragung, eine genaue Untersuchung und Beurteilung, einen umfassenden Behandlungsplan durch die behandelnden Personen und eine konsequente Durchführung aller Beteiligten. Tatsächlich müssen sich Zahnärzte, Kieferorthopäden, Therapeuten u. a., wenn gleichzeitig mehrere Maßnahmen von verschiedenen Behandlern durchgeführt werden, absprechen. Im Regelfall hat hier der Zahnarzt oder Kieferorthopäde die Federführung. Jedenfalls nie der Leidtragende selbst.

Einige wichtige Grundlagen für das Verständnis der Problematik und für die Gesamtbehandlung werden vorab erläutert. Diese Grundlagen waren auch der Leitfaden für die Gliederung unseres Ratgebers.

Drei Subsysteme der Stabilität

Anfang der 1990er-Jahre veröffentlichte Manohar Panjabi das Modell der drei Subsysteme der Stabilität (M3SS) und es wurde zu einer fundamentalen Unterstützung für das Verständnis und die Behandlung von Wirbelsäulenbeschwerden. Die drei Subsysteme setzen sich zusammen aus: der Wirbelsäule als passives Subsystem, das die intrinsische Stabilität gewährleistet; den Muskeln als aktives Subsystem, das die dynamische Stabilität gewährleistet, und der neuronalen Kontrolleinheit, die die Bedürfnisse des Körpers bezüglich Stabilität und Koordination der Muskelantwort erfasst und bewertet.

Stabilität steht hier für Kontrolle bei Haltungen und Bewegungen. Sehen Sie Stabilität also nicht als etwas Statisches, sondern als eine fortlaufende dynamische Kontrolle der Haltung und Bewegung von Gelenken und Wirbelsäulenabschnitten. Ein Modell ist nicht mehr als eine Vereinfachung der komplexen Wahrheit. Es hilft uns jedoch, alles systematisch zu beurteilen, nichts zu vergessen und nach Symptom und Ursache zu suchen.

Wenn in einem oder mehreren dieser Subsysteme ein Defizit bzw. Problem entsteht, kann das eine Instabilität oder auch den Verlust der posturalen Kontrolle nach sich ziehen. Da es aber kaum zu isolierten Problemen in nur einem Subsystem kommt, werden grundsätzlich alle drei Subsysteme in die Untersuchung und Behandlung einbezogen.

Das M3SS-Model lässt sich sehr gut, wenn auch etwas komplexer, auf den craniomandibulären Bereich anwenden. Es bildet die erste Grundlage unserer Kursreihe und somit auch für diesen Ratgeber. Aus diesem Grund wird das M3SS zuerst erläutert, vieles geht anschließend daraus hervor. In unserem Fall stehen Kiefergelenk und Halswirbelsäule für das passive Subsystem, das aktive Subsystem umfasst die Kau-, Nacken- und Halsmuskulatur, die Gesichtsmuskeln, die Beckenmuskeln und die unteren Rückenstrecker. Das Kontrollsubsystem ist das Nervensystem, das auch in diesem Fall Signale empfängt, verarbeitet und darauf reagiert.

Das passive Subsystem

Im passiven Subsystem treten Störungen und Beschwerden auf, die eine direkte Behandlung erfordern. Dieses Subsystem beinhaltet alle knöchernen, knorpeligen und Kapselbandstrukturen einer Bewegungseinheit, beispielsweise das Kiefergelenk. Gibt es eine

Multidimensionales bio-psycho-soziales Gesundheits- bzw. Krankheitsmodell mit interaktiven Wirkfaktoren (Engel 1977)

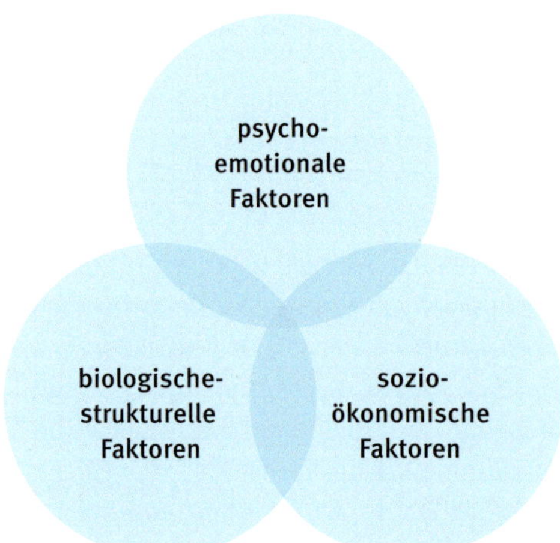

Modell der drei interaktiven Subsysteme der Stabilität von Panjabi (1992), übertragen auf das Kausystem.

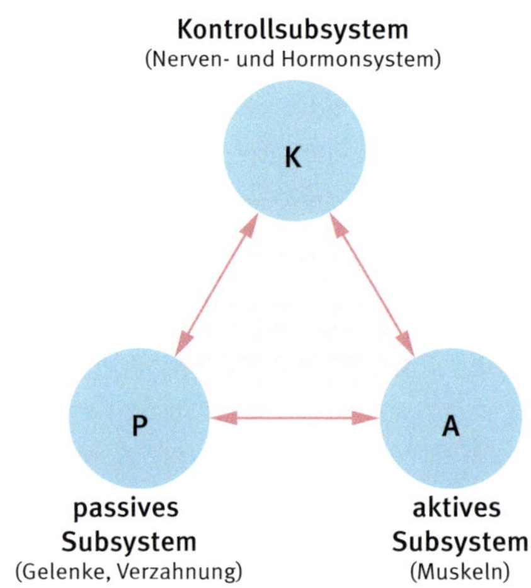

Bänderdehnung oder einen Kapselriss, eine Arthrose oder einen Diskusprolaps im Kiefergelenk, diagnostiziert mit Computertomographie bzw. Kernspintomographie, sind das Diagnosen des passiven Subsystems. Im Kieferbereich können auch die Zähne mit ihren Kontakten oder Schienen und kieferorthopädische Hilfsmittel wie Spangen, Drähte zum passiven Subsystem gezählt werden. Wenn Verzahnungsprobleme zu gestörten Bewegungsabläufen (des Unterkiefers und im Kiefergelenk) oder durch fehlenden Lippenschluss auch zu Mundatmung führen, können Zahnärzte bzw. Kieferorthopäden bereits vor dem Eintreten von Beschwerden Maßnahmen ergreifen. Jedenfalls sollten Kinder vor dem Beginn des Wachstumsspurts schon kieferorthopädisch evaluiert werden.

Der Zustand des passiven Subsystems und evtl. Probleme werden durch Nervenverbindungen aus dem Kiefergelenkbereich an das zentrale Nervensystem (ZNS) übermittelt (das Kontrollsubsystem). Das ZNS wird diese eingehenden Signale registrieren, interpretieren, überprüfen und darauf vielschichtig reagieren. Das Wahrnehmen von Schmerzen ist oft der Beginn einer ganzen Reihe von Reaktionen, die oft gut gemeint, aber nicht immer hilfreich sind. Selbstmanagement beginnt somit mit Verständnis für das Problem und führt dann zur geeigneten Therapie und, mit oder ohne Anleitung, Selbstbehandlung.

Akute, bisher unbekannte Beschwerden, beispielsweise starke Schmerzen vor dem bzw. im Ohr, Knackgeräusche bei Unterkieferbewegungen oder Bewegungssperren des Unterkiefers, müssen umgehend geklärt werden. Eine primäre Behandlung wird meistens vom Zahnarzt durchgeführt. Eine Verordnung für Physiotherapie bekommt der Patient ebenfalls meistens vom Zahnarzt.

Die Ursache der Gelenkbeschwerden zu erkunden und zu behandeln, ist der Schlüssel zu einer dauerhaften erfolgreichen Behandlung. Oft betrifft das eine Optimierung des Zahnstatus, der Kauflächenkontakte und der Zahnführung.

Das Kontrollsubsystem

Das Kontrollsubsystem spielt bei der Entstehung der Beschwerden oftmals eine eher kleine Rolle, ist dafür aber entscheidend für den Verlauf der Beschwerden im passiven Subsystem. Das Kontrollsubsystem beinhaltet das periphere und zentrale Nervensystem – und zwar alle Nerven, die mit der Versorgung des Kopfbereichs zu tun haben, und alle Zentren im Hirnstamm, Mittel- und Großhirn, die mit der Verarbeitung ihrer Signale zu tun haben. Entscheidend ist, wie das zentrale Nervensystem mit Schmerzen, physischen und seelischen Traumata und mit anhaltenden emotionalen Belastungen (Dauerstress oder Disstress) umgeht. Das erklärt zum Teil, warum manche Menschen mit großen Zahnproblemen keine oder kaum Beschwerden haben und andere Patienten bei minimalen Kauflächenstörungen starke Schmerzen und Verspannungen spüren. Wir unterscheiden uns darin, wie unser Nervensystem Signale verarbeitet. Bei jedem von uns sind die gleichen Nervenbahnen etc. angelegt, da wir aber unterschiedlich geprägt sind, reagieren wir unterschiedlich – mit Angst oder Wut, aktiv oder passiv, mit Angriff oder Flucht …

Das männliche und weibliche Hormonsystem, die vom zentralen Nervensystem gesteuert werden, sind ebenfalls Teil dieses

Kontrollsubsystems. Dies hat zu der Erkenntnis geführt, dass Frauen und Männer mit CMD unterschiedliche Beschwerden haben können und unterschiedlich behandelt werden sollten. Eine Zusammenarbeit von Zahnärzten und Frauenärzten bei CMD-Patientinnen ist mittlerweile etabliert. Eine hormonelle Feinjustierung kann Beschwerden entscheidend ändern. Speziell junge Frauen mit CMD könnten von einem Wechsel des Kontrazeptivums (Verhütungspille/Antibabypille/Wunschkindpille) profitieren.

Aber auch ohne Schmerzen kann das Kontrollsubsystem gefordert werden.

Werden Sie sich Ihrer Sinneseindrücke bewusst und vermeiden Sie die negativen und nutzen Sie die positiven Inputs.

Schmerz ist zwar meist der erste Hauptfaktor, der einen dazu bringt, sich behandeln zu lassen, dennoch kann anhaltender Stress ebenso eine Vielzahl von Beschwerden in Körper und Geist auslösen.

Das Kontrollsubsystem wird von außen durch die Sinnesorgane »gefüttert«, »nährt« sich selbst aber auch von innen mit Gedanken. Gedanken machen uns oft das Leben schwer. Sind Sie sich immer bewusst, was Sie denken und wie sich diese Gedanken auf den Körper auswirken? Können Sie Ihre Gedanken einfach gehen lassen, sie lediglich beobachten, bis sie sich verziehen? Oder grübeln Sie über alles? Sind Sie in Gedankenkreisen gefangen? Oder können Sie sich dazu bringen, an etwas Schönes zu denken, beispielsweise beim Einschlafen? Sind Sie sich bewusst, dass Sie nicht Ihre Gedanken sind,

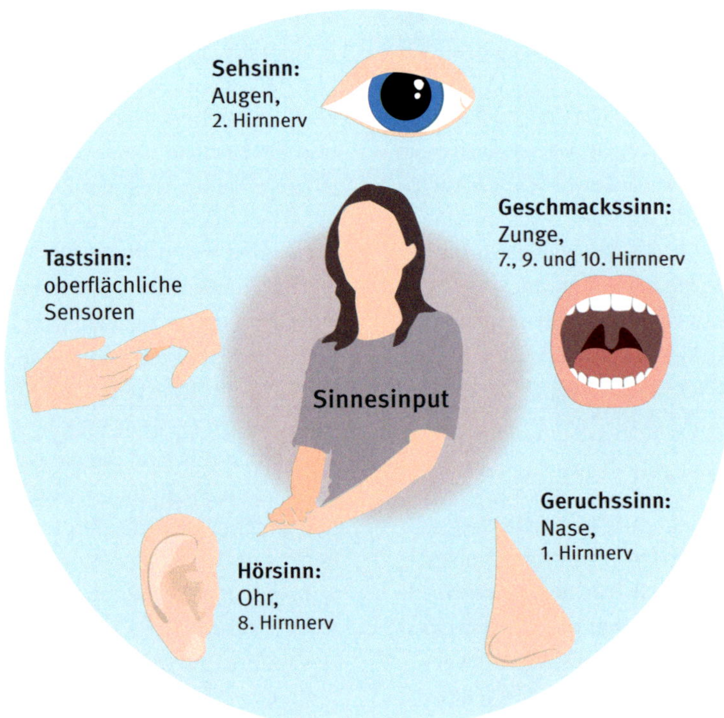

nach: Schulte D. Die 6 Sinnesorgane. In: I care Pflege. 2., überarbeitete Auflage. Stuttgart: Thieme; 2020

dass Sie in jedem Moment selbst bestimmen können, an etwas anderes zu denken?

Unsere fünf Sinne nehmen durchgehend wahr, was auf sie einprasselt. Auch im Schlaf können Sie riechen und Geräusche hören, die Sie vielleicht sogar wecken. Signale, die unsere Sinnesorgane aufnehmen, können als störend oder wohltuend empfunden werden. Negative Signale versuchen wir zu erkennen und zu eliminieren. Positive Signale versuchen wir besser und bewusster für uns zu nutzen. Im Kapitel »Genusstraining« (Seite 190) finden Sie viele Tipps für ein multisensorisches Leben. Das führt zu neuen Gewohnheiten und wohltuende Rituale finden ihren Platz in Ihrem Alltag. Sie brauchen dazu eigentlich nur etwas Zeit. Nehmen Sie sich diese Zeit für sich.

Ein funktionierendes Kontrollsubsystem ist für anhaltende Behandlungserfolge und Gesundheit im Allgemeinen entscheidend. Diesen Bereich können und sollten Sie selbst am meisten beeinflussen. Dazu sind Hilfestellungen und Erläuterungen unumgänglich. Sie werden über die vielen und vielseitigen Optionen und Tipps staunen. Die Veränderungen im Alltag und die Weichenstellungen, die Sie vornehmen können oder sollen, sind oft eine reine Freude und keineswegs eine lästige Pflichtaufgabe. Ein Bewusstsein für Ihr Tun und Lassen ist dabei ein wichtiger Erkenntnisschlüssel.

Das aktive Subsystem

Das dritte Subsystem ist das aktive Subsystem und es betrifft bei CMD die Muskeln am Kopf, im Mund, im Rachen und auch an Hals und Nacken. Die Muskeln werden vom Kontrollsubsystem angesteuert – und da liegt häufig die Ursache der Muskelprobleme.

Die Muskeln des menschlichen Körpers können zu wenig oder zu viel arbeiten. Dann werden sie schwach, unteraktiv, insuffizient oder verspannt und überaktiv. Muskelgruppen mit einer entgegengesetzten Funktion zeigen dann häufig ein Ungleichgewicht, eine Dysbalance. Wenn die ischiocruralen Muskeln (»Ischios«) hinten am Oberschenkel verspannt sind, ist der Quadrizeps vorne am Oberschenkel oft zu schwach. Oder die Gesäßmuskeln, die die Hüfte strecken und spreizen, sind schwach und die Hüftbeuger und Adduktoren verspannt. Das gilt auch für die verschiedenen Muskeln in einer Gruppe. Die tiefen Nackenbeuger sind zum Beispiel häufig schwach, der großen Kopfwender (Sternocleidomastoideus-Muskel) ist hingegen verspannt.

Bei Schmerzen sorgt das Kontrollsubsystem dafür, dass Muskeln ausgesetzt (unteraktiv) oder verspannt (überaktiv) werden können. Das ist primär eine Schutzfunktion. Diese kann aber übertrieben werden oder zu lange anhalten. Das trägt zu den Beschwerden bei und ist kontraproduktiv.

Angst, auch im Gehirn gespeicherte Angstmuster, spielt dabei eine große Rolle. Die Ursache für Muskelprobleme und -dysbalancen muss nicht Schmerz, zum Beispiel im passiven Subsystem, sein. Bei anhaltendem Stress wird nachts häufiger übermäßig mit den Kaumuskeln geknirscht und gepresst (Bruxismus). Diese Muskeln sind also überaktiv und, vor allem frühmorgens, schmerzhaft verspannt. Die allermeisten Patienten haben tatsächlich Beschwerden, die von den Muskeln ausgehen. Gleichzeitig gibt es weitere Beschwerden, sogenannte assoziierte Symptome, die damit einhergehen könnten. Solche können sein: Kopfschmerzen, Ohrgeräusche (Tinnitus), Sehstörungen, Schwindel. Diese Muskeln sind jedoch nicht verletzt, geschädigt, verzerrt oder gerissen.

Stress, Ängste, Emotionen können direkt mit Muskelverspannungen verknüpft sein. Damit sind wir wieder im Kontrollsubsystem. Dass Sie die Gründe für Ihren anhaltenden negativen Stress (Disstress) und Ihre Reaktionen darauf verstehen, ist ungemein wichtig. Welche Zentren im Gehirn, welche Regelkreise, welche funktionalen Netzwerke, welche Botenstoffe dabei eine Rolle spielen, wie das unwillkürliche (»autonome«) Nervensystem darauf reagiert und welche Möglichkeiten Sie haben, darauf positiv Einfluss zu nehmen, wird im Laufe des Buches erörtert.

Emotionales Motorisches System

In den 1990er-Jahren entwickelte die Forschung im Bereich des Kontrollsubsystems das Gehirn-Netzwerk-Konzept des Emotionalen Motorischen Systems (EMS). In den letzten 25 Jahren wurde das Wissen über das EMS ständig erweitert und vertieft. Es führte uns zum umfassenden Verständnis von übermäßigen Bruxismus, Gesichtsmuskelverspannungen, sogar Lenden-Becken-Hüft-Muskel-Problematiken. Und es ermöglichte es uns, spezifischere und erfolgsversprechende Behandlungsoptionen zu entwickeln.

Das EMS wird hier stichpunktmäßig erläutert, damit Sie als Betroffener verstehen, warum manche Beschwerden auftreten können und wie Sie diese wieder loswerden.

Bis ins 20. Jahrhundert dachte man: »Ich denke, also bin ich.« (Discours de la méthode, René Descartes, 1637). Menschen sind aber keine denkenden Maschinen mit Gefühl, sondern emotionale Wesen mit Gefühlen, die auch denken (Antonio Damasio: Descartes' Error: Emotion, Reason and the Human Brain, 1994).

Als sofortige Reaktion auf einen Stimulus (Bedrohung) folgt zuerst eine unbewusste, automatisierte Reaktion: Das benötigt 0,25 Sekunden Eingangszeit und 0,25 Sekunden Verarbeitungszeit im zentralen Nervensystem (ZNS). Das ist superschnell und hilft dabei, zu überleben. Herz, Atmung, Blutstrom werden aktiviert. Das Nervensystem ist in Alarmbereitschaft. Es folgen die Reaktionen Erschrecken, Wegspringen, Wegducken, Arm heben, Angstschrei, vielleicht sogar Schlagen, Kämpfen.

Aus dem emotionalen Erfahrungsgedächtnis erfolgt dann eine Reaktion, die man im Körper wahrnimmt: Kloß im Hals, Druck auf der Brust, ein flaues Gefühl im Magen, Schmetterlinge im Bauch, weiche Knie, zittrige Beine, auch rote, warme Wangen, Schweißausbruch, Wut, Angst, Resignation – von Antonio Damasio als somatische Markierung (Somatic Marker) beschrieben. An all diesen Reaktionen können Sie nicht viel und vor allem nicht auf Anhieb etwas ändern.

Anschließend daran erklärt der Verstand, die Vernunft (Ratio), die Beweggründe für das Gefühl, Verhalten, die Reaktion. Er erklärt, warum auf diese Art und Weise auf die Situation reagiert wurde. Diese Reaktion basiert weniger auf Fakten, sondern vielmehr auf dem, was aus den emotionalen Erinnerungszentren aktiviert wurde. Dadurch erklärt sich auch, warum wir alle unterschiedlich reagieren, schließlich haben wir auch alle unterschiedliche und individuelle Erfahrungen gemacht, die unsere Reaktionen prägen.

In der Psychologie war es schon immer klar, dass wir unserem Denken nicht trauen können und unser Handeln oft sehr irrational ist. Wenn Sie das verstehen und annehmen, können Sie wunderbar relativieren, die Perspektive wechseln, etwas aus einem anderen Blickwinkel betrachten und sogar loslassen.

Emotionen und Gefühle fallen über uns her. Da haben Sie keine Wahl. Das lässt sich nicht (so schnell) vermeiden oder ändern. Dennoch, unsere Gedanken und unser Handeln können, sollen, müssen wir frei bestimmen. Auch wenn Sie sich schlecht fühlen, können Sie gut handeln. Welche Vorbilder fallen Ihnen hierzu ein?

Die Gehirnzentren, die stark mit Emotionen, Gefühlen und Überlebungsstrategien verknüpft sind, sind auf kurzem Wege zu Zentren, die muskuläre Reaktionen (motorische Muster) initiieren, geschaltet. Wenn man etwas Bestimmtes denkt, folgt eine muskuläre Reaktion, innere Anspannung lässt die Muskulatur verspannen.

So entsteht das Emotionale Motorische System (EMS).

Bislang sind einige EMS-Muster entschlüsselt worden:

- der Gesichtsausdruck
- Lecken, Beißen, Kauen, Schlucken
- Vokalisation
- das Lordoseverhalten

Schematische Darstellung der Grundlage des EMS

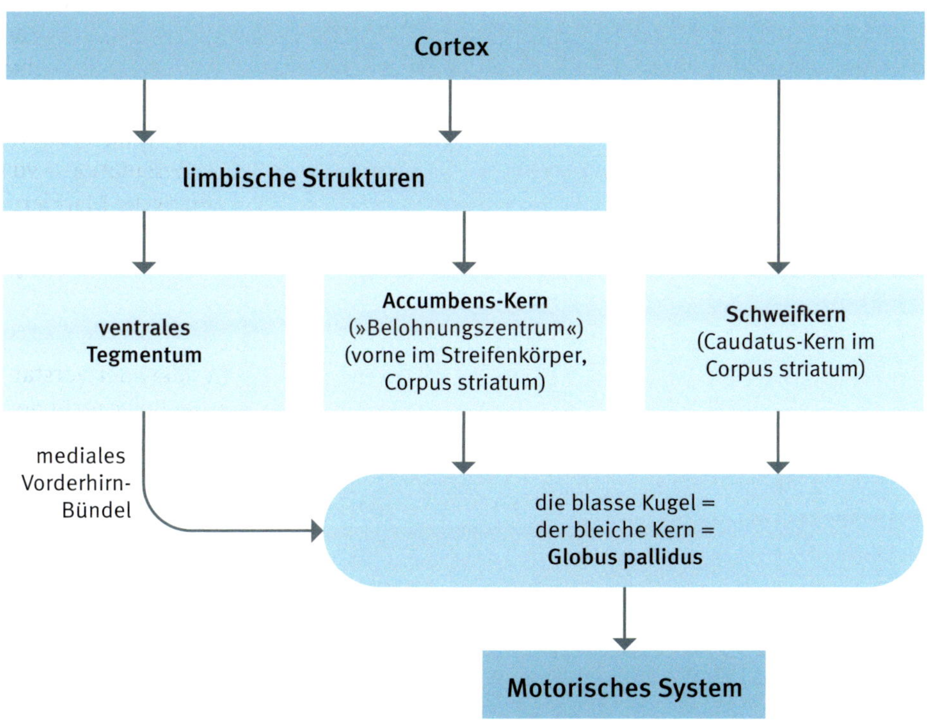

Mögliche Beschwerden-, Übungs- und Behandlungsoptionen werden nach und nach dargestellt.

Muskuläre und myofasziale Beschwerden lassen sich meist sehr gut lindern, auch wenn es etwas Zeit und mehrere Versuche benötigt, um herauszufinden welche Maßnahme die Symptome am besten lindert. Eine erfolgreiche Behandlung des passiven und oder aktiven Subsystems mit sofortigen Ergebnissen ist in den allermeisten Fällen möglich, reicht für einen anhaltenden Erfolg eventuell jedoch nicht aus.

Wichtig ist es, herausfinden, was die Muskelverspannungen verursacht, und diese Ursache dann effektiv zu behandeln. Zahnkorrekturen durch den Zahnarzt können hier sehr schnelle Erfolge bringen. Eine Behandlung durch den Kieferorthopäden benötigt oftmals mehr Zeit. Der Zahnarzt bzw. Kieferorthopäde ist und bleibt der erste Ansprechpartner und ist meistens federführend. Entweder wurden okklusale Korrekturen bereits durchgeführt oder stehen an. Alles, was ein Physiotherapeut und Sie selbst tun können, baut darauf auf. Nicht alle Beschwerden können, vollständig oder nachhaltig, durch den Zahnarzt beseitigt werden. Wenn aber das passive Subsystem nicht weiter stört, können Physiotherapie und Selbsthilfe Erfolg versprechen.

Noch schwerer ist es für viele Leidtragende, die Stressursachen zu finden, anzuerken-

Die Motorik der willkürlichen Muskulatur kann in zwei Systemen aufgeteilt werden: willkürlich und emotional

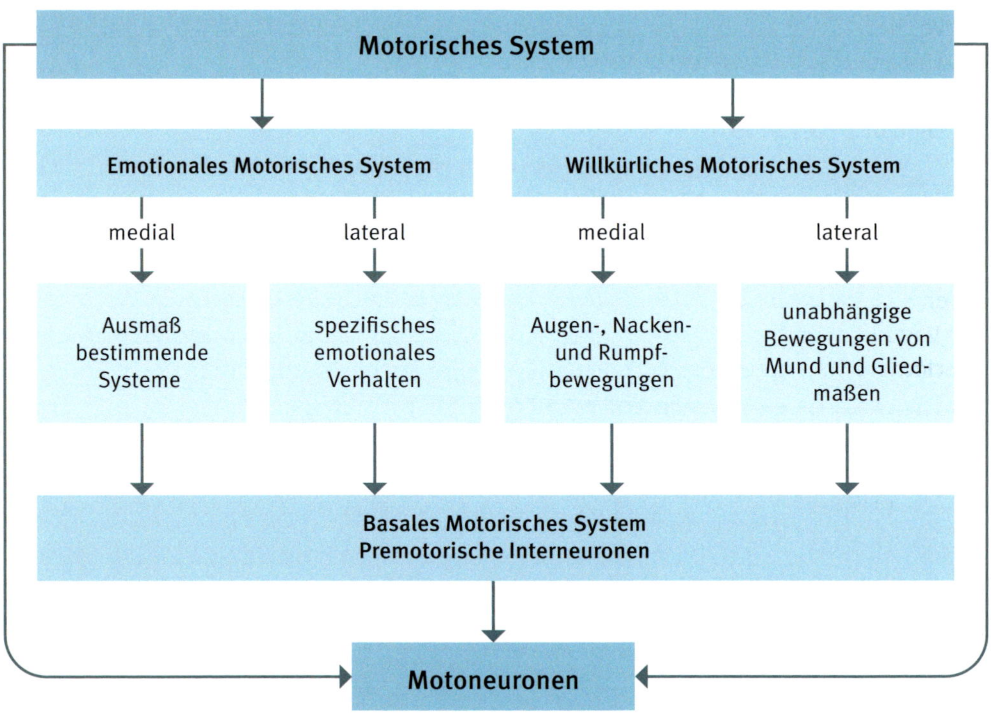

nen und zu beseitigen. Oder zu akzeptieren. Eventuell erwünschte Verhaltensänderungen können professionelle Unterstützung erfordern. Die Komfortzone zu verlassen, ist schwer, wenn der Leidensdruck nicht hoch genug ist, Motivation und Ausdauer fehlen und eine Angst vor dem Unbekannten herrscht vor. Manche sinnvollen und erfolgversprechenden Veränderungen sind jedoch einfach in den Alltag zu integrieren und machen Spaß. Also, warum nicht?

Neue und gesunde Gewohnheiten und Rituale sind oft entscheidend für den dauerhaften Erfolg. Wissen Sie noch, was Sie als Kind beruhigt, zufrieden, glücklich gemacht hat? Wie lässt sich so etwas im Erwachsenenalter gestalten?

Was möchten Sie schon immer tun, sein lassen, ändern? Was tut Ihnen gut und warum tun Sie es nicht? Welches Hobby streben Sie an? Welchen Traum möchten Sie sich endlich erfüllen? Welche Altlasten möchten Sie endlich loswerden? All das könnte Ihrem Knirschen und Pressen zu Grunde liegen.

Sie sehen, der Schlüssel zum Dauererfolg liegt in solchen Fällen nicht in einer symptomatischen Behandlung des passiven oder aktiven Subsystems, sondern in einer stabilen Veränderung des Kontrollsubsystems. Das erfordert Mut, Ausdauer oder einfach

Emotionales Motorisches System			
1	2	3	4
Mimik	Lecken Beißen Kauen Schlucken	Vokalisation	Lordoseverhalten

Die vier Wirkungskreise des Emotionalen Motorischen Systems

Lust, eventuell auch Unterstützung. Sie wissen, jede Reise fängt mit dem ersten Schritt an. Seien Sie aber nicht übereifrig und ungeduldig (mit sich). Machen Sie kleine Schritte, diese aber kontinuierlich, unaufhaltsam. In diesem Ratgeber finden Sie viele Optionen, Tipps und Tricks. Einige gefallen Ihnen eventuell nicht, andere könnten Sie begeistern.

Wir werden in diesem Ratgeber der Reihe nach zuerst das passive, danach das aktive und zu guter Letzt das Kontrollsubsystem mit allen Sinnen und mit allen Hirnnerven angehen und eine Vielzahl von allgemeinen und spezifischen Selbsthilfe-Ideen und -Maßnahmen erläutern.

Selbstbefund

Sowohl für Sie als auch für die behandelnden Ärzte und Therapeuten ist es sicherlich eine große Hilfe, eine klare Übersicht über Ihre Beschwerden zu haben.

Hier folgen nun einige Fragen, damit Sie Ihre Beschwerden besser einordnen können. So können Sie Ihren Arzt oder Therapeuten präziser informieren. Und Sie können selbst besser entscheiden, welche Übungen und Maßnahmen für Sie als Selbsthilfe erfolgversprechend sind. Die Fragen helfen Ihnen bei der Selbstanalyse, die genannten Beispielantworten veranschaulichen die möglichen Problematiken und Beschwerden zusätzlich.

Die »W«-Fragen in der Übersicht:

1. Was?
   Was stört oder behindert Sie im Alltag am meisten?
2. Wo?
   Wo genau spüren Sie Ihre Beschwerden?
3. Wobei?
   Bei welchen Aktivitäten, Bewegungen, Haltungen treten Ihre Beschwerden auf oder wobei verschlimmern sie sich?
4. Wann?
   Zu welchem Zeitpunkt – am Morgen, am Tag, am Abend, in der Nacht, wie oft im Monat – treten die Beschwerden auf?
5. Warum und wie?
   Warum haben Sie Ihre Beschwerden bekommen? Was ist passiert? Liegt der Beginn lange zurück? Haben Sie erst seit kurzem (wieder) Beschwerden?
6. Was wurde bisher unternommen?
   Haben Sie sonst irgendwelche Krankheiten und nehmen Sie dafür Medikamente ein? Wurden bereits Untersuchungen durchgeführt?

Was stört oder behindert Sie in Ihrem Alltag am meisten?

Einige Beispiele:

- Es schmerzt und knackt beim Essen, beispielsweise wenn Sie in einen Apfel oder das Käsebrot beißen.

- Wenn Sie beim Kauen den Unterkiefer etwas zur Seite bewegen, treten Schmerzen auf.
- Sie bemerken Ohrenpfeifen, leichte Tinnitusgeräusche im Ohr.
- Direkt nach dem Aufwachen leiden Sie unter Kopfschmerzen im Gesichts-, Stirn- und Schläfenbereich.
- Kopf- und Nackenschmerzen treten beim Aufwachen oder am Ende eines Bürotags auf.
- Sie haben oftmals einen trockenen Mund, der beim Essen etwas besser wird.
- Ab und an haben Sie einen Kloß im Hals, Schwierigkeiten beim Schlucken und Kopfschmerzen, möglicherweise wegen Stress.
- Nach dem Essen oder beim Aufwachen haben Sie einen Krampf am Mundboden.
- Beim Gähnen blockiert der Kiefer und Sie können den Mund nicht mehr schließen.
- Nach dem Geigespielen (als Beispiel) bleibt eine Druckstelle am Unterkiefer lange empfindlich.
- Sie leiden unter andauerndem Tränenfluss und haben Schwierigkeiten, scharf zu sehen.
- Nach intensiver Arbeit am PC treten scharfe/stechende Ohrmuschel- und Hinterkopfschmerzen auf.
- Nach dem Essen schmerzt die Gegend um das Jochbein.

Wo spüren Sie Ihre Beschwerden?

Hier geht es um alle Beschwerden, die Sie oberhalb der Schlüsselbeine im Kopf-, Hals- und Nackenbereich spüren.

Online finden Sie ein Arbeitsblatt mit den Umrissen eines Kopfes (Arbeitsblatt »Kopfschmerzen«). Dieses können Sie wunderbar dazu nutzen, Ihre Beschwerden bzw. die Schmerzpunkte so genau wie möglich einzuzeichnen. Das hilft zum einen Ihnen selbst, sich der Schmerzen mal voll bewusst zu werden, und zum anderen hilft es den behandelnden Ärzten, wenn sie wissen, wo genau Ihre Schmerzen auftreten. Natürlich gibt es auch noch andere Beschwerden als Schmerzen, beispielsweise: Knackgeräusche, Sperren, Pfeiftöne, Flattern im Ohr, Flimmern (Augen), Riechstörungen wie komische oder schlechte Geruchs- oder Geschmackswahrnehmung, trockenen Mund, tränende Augen, unterschiedliche Größe der Pupillen, Schwierigkeiten, scharf zu sehen, Schwindel, Doppeltsehen, Übelkeit, Brechreiz, Schluckstörungen, Sprachstörungen, Gleichgewichtsstörungen, Schwitzen am Schädel usw. Auch diese Symptome können Sie auf dem Arbeitsblatt notieren und beschreiben.

Wie fühlt sich das Symptom an? Ist es eher drückend, ziehend oder stechend, verspannt, müde, Knacken, Reiben, Knistern, Schnackeln, dumpf, hell, stechend, (ein)schneidend, bohrend, brennend, kribbeln, taub, pochend, pulsierend, wie Zahnweh, wie Muskelkater, wie eine Klemme, wie eingeklemmt, wie wund, wie lahm, wie lähmend usw.?

Um hier nicht allzu viel aufzuschreiben, können Sie auch folgende Abkürzungen verwenden:

- Wenn Sie den Schmerz oder das Symptom ertasten können: **o** wie oberflächig.
- Wenn der Schmerz tief im Kopf sitzt und Sie ihn nicht fassen können: **t** wie tief.
- Wenn Sie den Schmerz oder das Symptom nicht konstant spüren, sondern beispielsweise nur bei bestimmten Bewegungen: **i** wie intermittierend.

- Wenn Sie den Schmerz oder das Symptom ständig spüren: **k** wie kontinuierlich
- Auch wenn der Schmerz oder das Symptom ständig spürbar ist, ist er/es vielleicht nicht immer gleich stark, sondern variiert: **v** wie variabel.
- Wenn der Schmerz immer präsent und immer gleich intensiv ist: **k** wie konstant.
- Wenn eine Beschwerde »K k« – »kontinuierlich und konstant« ist, sollten Sie sich umgehend beim Arzt vorstellen.

Einige verschiedene Beispiele an unterschiedlichen Seiten des Kopfs finden Sie auf den Folgeseiten.

Manche Beschwerden lassen sich gar nicht so einfach verstehen. Gerade, wenn mehrere verschiedene Symptome auftreten und diese auch konstant spürbar sind, ist es oftmals schwer, eine Ursache zu finden. Wenn Beschwerden wie Taubheit oder Pelzigkeit der Zunge auftreten, die Schmerzen brennen oder wenn die Sinnesorgane betroffen sind (Störungen beim Riechen, Schmecken, Sehen oder Hören), sollten Sie umgehend einen Arzt aufsuchen. Wir weisen an dieser Stelle nochmals darauf hin, dass dieser Ratgeber sinnvolle Selbsthilfe bieten kann, nachdem Sie ernstzunehmende Beschwerden ärztlich haben abklären lassen. Auch zusätzlich zu einer ärztlichen Behandlung können die nachfolgenden Übungen ausgeführt werden, sie ersetzen aber niemals den Gang zu einem Arzt!

Wann treten die Beschwerden auf?

Achten Sie darauf, bei welchen Aktivitäten, Bewegungen oder Haltungen die Beschwerden meist auftreten. Gibt es zudem bestimmte Bewegungen oder Positionen, die die Schmerzen zusätzlich verstärken? Sind es Bewegungen, bei denen der Unterkiefer gebraucht wird, beispielsweise Beißen, Lutschen, Kauen, Schlucken, Musizieren (Geige, Blasinstrumente), Telefonieren mit einem zwischen Ohr und Schulter eingeklemmtem Hörer, Sprechen, Schreien (beim Sport oder Streiten), Singen, Gähnen, Küssen?

Oder treten die Beschwerden eher bei Aktivitäten, Bewegungen, Haltungen auf, bei denen der Unterkiefer nicht bewegt wird? Beispiele hierfür sind Pfeifen, Umschauen (Kopf drehen), Hoch- und Runterschauen, schnelles Aufstehen, konzentriertes Arbeiten am Schreibtisch, Lesen ohne Lesebrille, oder mit der neuen Brille lesen … Oder treten die Schmerzen abends beim Fernsehen, beim Autofahren, nach lauter Musik (in der Disco, nach einem Konzert, mit Kopfhörern) auf?

Vielen Beschwerden rühren von Aktivitäten, bei denen sowohl Unterkiefer als auch die Halswirbelsäule beteiligt sind. Überlegen Sie mal, ob Sie bei geschlossenem Mund oder in einer ruhigen korrekten Nackenhaltung Beschwerden bekommen.

Wie lösen sich die Beschwerden wieder auf? Durch Ruhe, eine spezielle Bewegung oder Medikamente?

Was könnten alternative Auslöser sein?

Manche Beschwerden lassen sich allerdings nicht auf bestimmte Bewegungsmuster oder Haltungen zurückführen. Ab und an können die Ursachen auch ganz anderer Natur sein: Wetterumschwung, starke Luftdruckschwankungen, Aufregung vor Prüfungen oder Präsentationen, Beschwerden im Zusammenhang mit Hunger, Durst, Eisprung, Menstruation, Stresssituationen – all das kann ebenfalls zu Unwohlsein und Schmerzen führen.

Warum haben Sie diese Beschwerden bekommen?

Diese Frage lässt sich nicht immer beantworten. Manchmal weiß man nicht, was genau der Auslöser für die Schmerzen war. Immer wieder gibt es aber auch ganz klare Indikatoren, beispielsweise einen Unfall, einen Kieferbruch oder eine Gehirnerschütterung, eine Operation, die die Beschwerden nach sich ziehen. Auch eine Zahnbehandlung oder kieferorthopädische Maßnahmen können langfristig Beschwerden verursachen.

Überlegen Sie: Kamen die Schmerzen aus heiterem Himmel? Oder gab es irgendein Vorkommnis, dass möglicherweise damit in Zusammenhang stehen kann? Dabei kann es sich selbstverständlich auch um belastende Situationen handeln. Wenn Sie beispielsweise Stress bei der Arbeit haben, einen Streit mit der besten Freundin hatten, jemand, der Ihnen nahestand, verstorben ist – all das kann dazu führen, dass ihr Körper mit Schmerzen signalisiert, dass etwas nicht stimmt.

Weitere Fragen zum Verständnis der Problematik und zur Abklärung eventueller Risiken

- Haben Sie Krankheiten und nehmen Sie dafür Medikamente ein? Damit gemeint sind Erkrankungen wie Bluthochdruck, zu niedriger Blutdruck, Lungenerkrankungen, Infekte, Stoffwechselerkrankungen (Diabetes, Intoleranzen), hormonelle Beschwerden etc.
- Sind Sie mental stark belastet? Fühlen Sie sich gestresst, in Eile, finden Sie kaum zur Ruhe und fehlt Ihnen Erholung?
- Sind Sie übergewichtig?
- Wurden bisher irgendwelche Untersuchungen durchgeführt? Beispielsweise Blutuntersuchung, Röntgen, Kernspintomographie des Kiefergelenks des Schädels, oder der Halswirbelsäule?
- Was wurde bisher unternommen, um die Beschwerden in den Griff zu bekommen?
- Haben Sie eine Aufbisshilfe (Schiene)?
- Sind Sie in kieferorthopädischer Behandlung?

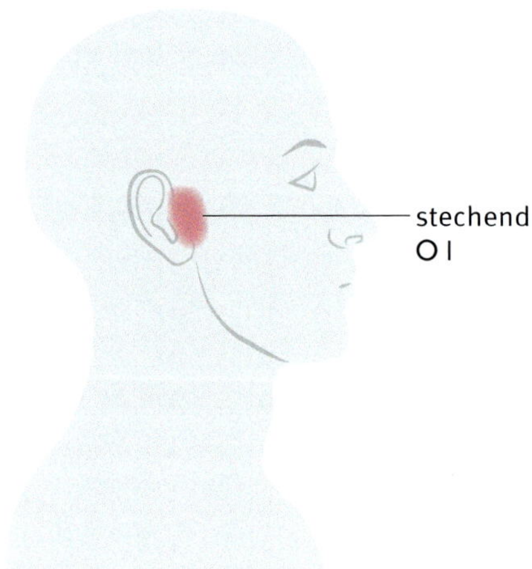

Klassisches Kiefergelenk-Beispiel. Der Schmerz ist direkt vor dem äußeren Gehörgang oder im Ohr und tritt einseitig oder asymmetrisch beidseitig auf.
Er könnte auch ein wenig nach oben, unten, vorne oder hinten »ausstrahlen«.

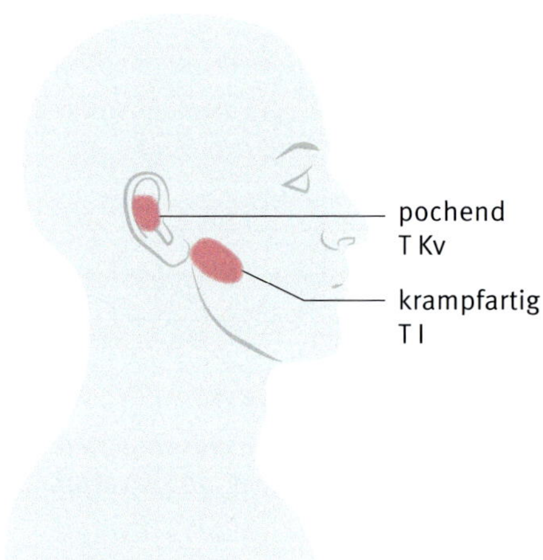

Klassisches Kiefergelenk-Beispiel. Dieser Schmerz zieht etwas nach vorne, es könnte sich um Muskelschmerz handeln. Beide Schmerzen können, müssen aber nicht zusammen auftreten.

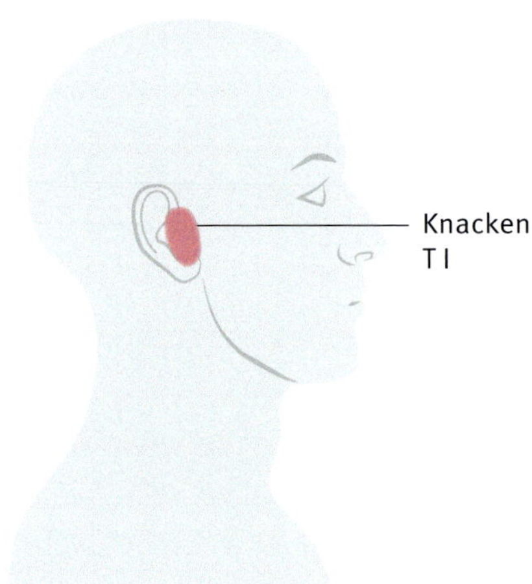

Typisch für Gelenkprobleme sind Geräusche vor dem Ohr oder Sperren bei Unterkieferbewegungen (Beißen, Gähnen).

Klassisches Kaumuskelbeispiel. Der Schmerz tritt meist beidseitig und einigermaßen symmetrisch auf. Wangenschmerzen rühren oftmals vom Kaumuskel (Masseter) her, Schläfenschmerz vom Schläfenmuskel.

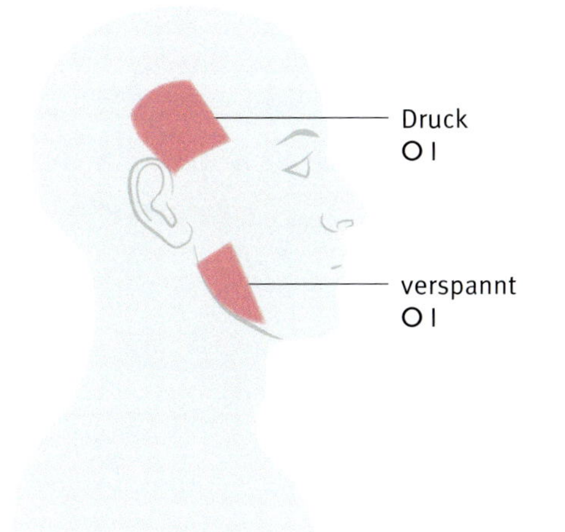

Beispiel für Muskelschmerzen, inkl. Schmerzen der Kopfwendermuskeln im seitlichen Halsbereich mit Schmerzverbreitung (»Ausstrahlung«) zur Schläfe und zum Auge. Kaumuskelschmerz führt oft zu Hals- und Nackenmuskelschmerzen.

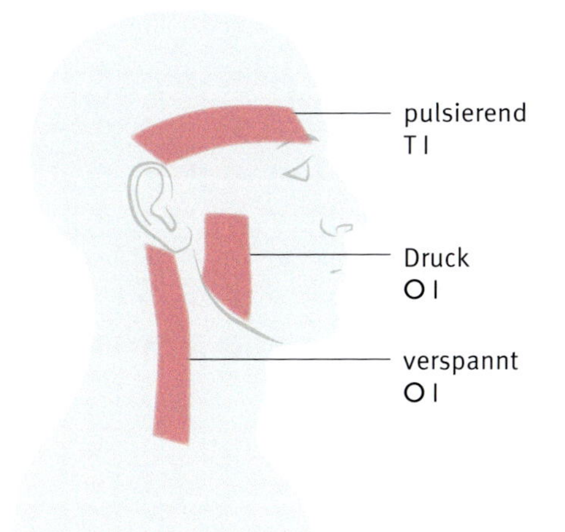

Schmerzmuster der inneren und äußeren Flügelmuskeln, die einzeln oder zusammen auftreten können. Der innere Muskel kann auch Schmerzen im unteren Schneidezahnbereich auslösen. Beide Muskeln können im Kiefergelenksbereich Schmerzen verursachen.

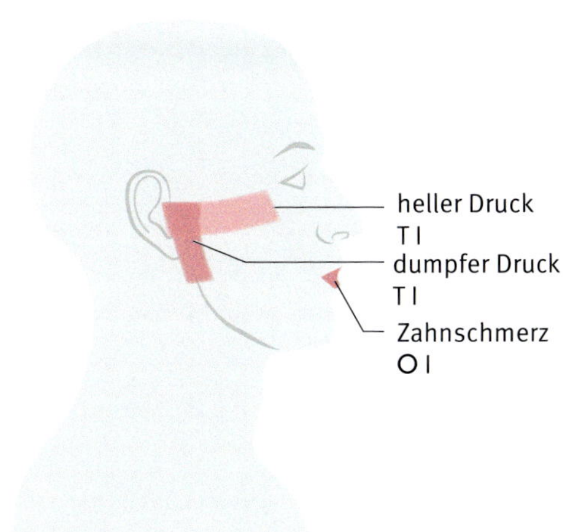

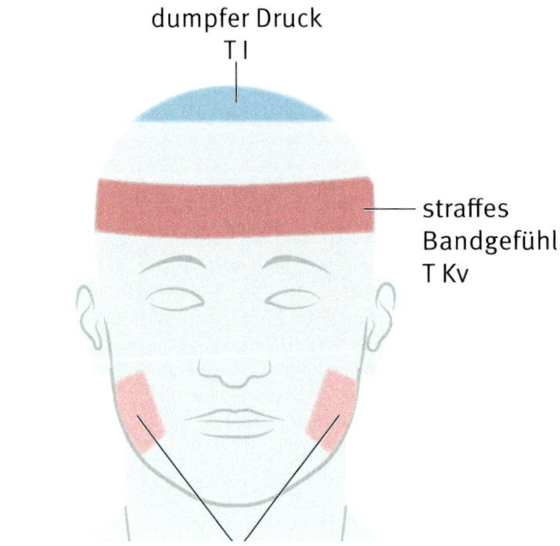

« Kopfschmerzen vom Spannungstyp. Symmetrische Kopfschmerzen sind beispielhaft für Beschwerden durch innere Anspannung. Diese können sporadisch, regelmäßig oder durchgehend auftreten. Kopf- und Kaumuskelschmerzen durch Knirschen und Pressen können so miteinander einhergehen.

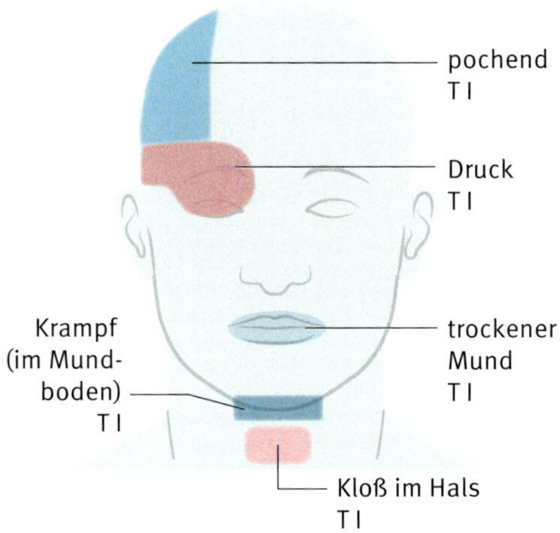

« Der bekannteste Kopfschmerz-Typ, Migräne, ist auf eine Botenstoffproblematik zurückzuführen und ist gekennzeichnet durch vielfältige auslösende Faktoren. Migräne oder Migräne-ähnliche Kopfschmerzen können eventuell durch Verspannung und Triggerpunkte des Kopfwendermuskels ausgelöst werden.

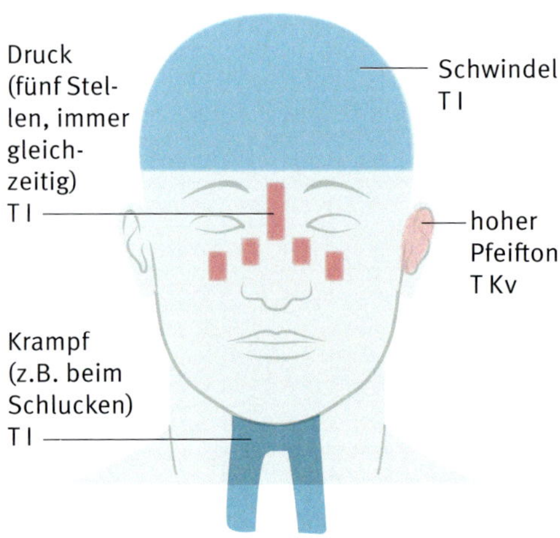

« Schwindel ist ein ernstzunehmendes Symptom und muss abgeklärt werden. Manchmal spielen Verspannungen, Stress oder die Halswirbelsäule eine Rolle.

Brennende Schmerzen deuten, wie auch Missempfindungen, Pelzigkeit oder Taubheit der Haut, auf einer Nervenstörung hin.

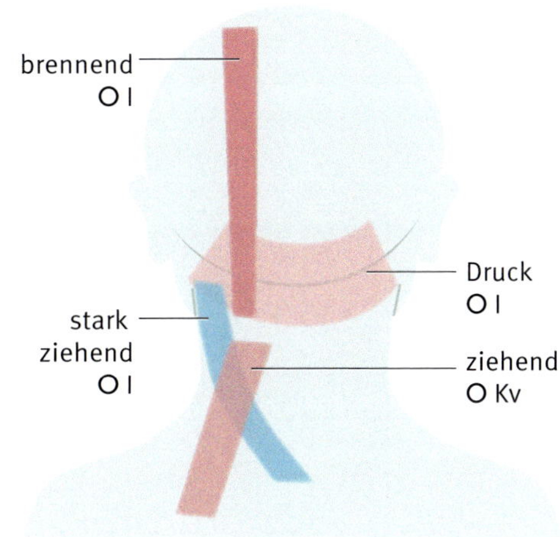

Nicht alle Beschwerden lassen sich einfach nach Muskel- oder Nervenverlauf erklären. Eine exakte Beschreibung, Darstellung, Zeichnung des Schmerzes hilft Fachleuten bei der weiteren Abklärung.

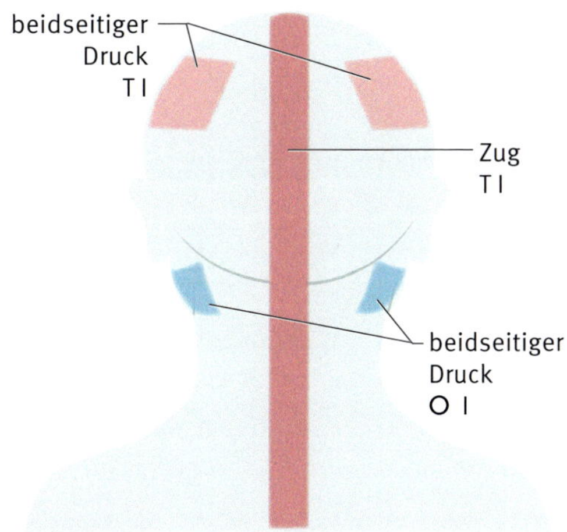

Kontinuierliche Beschwerden sind schwierig nachzuvollziehen oder zu interpretieren und bedürfen einer umgehenden Abklärung.

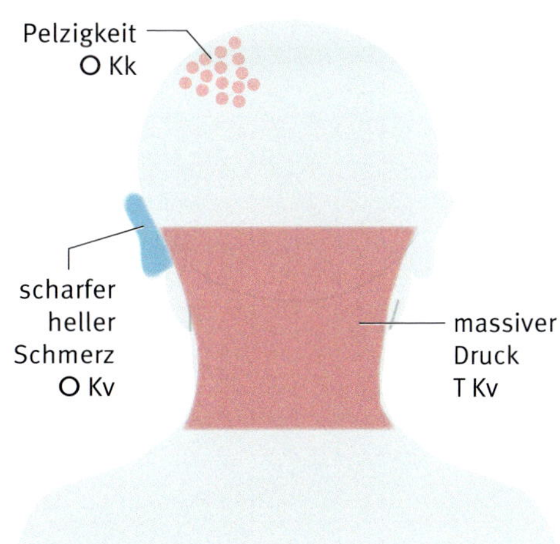

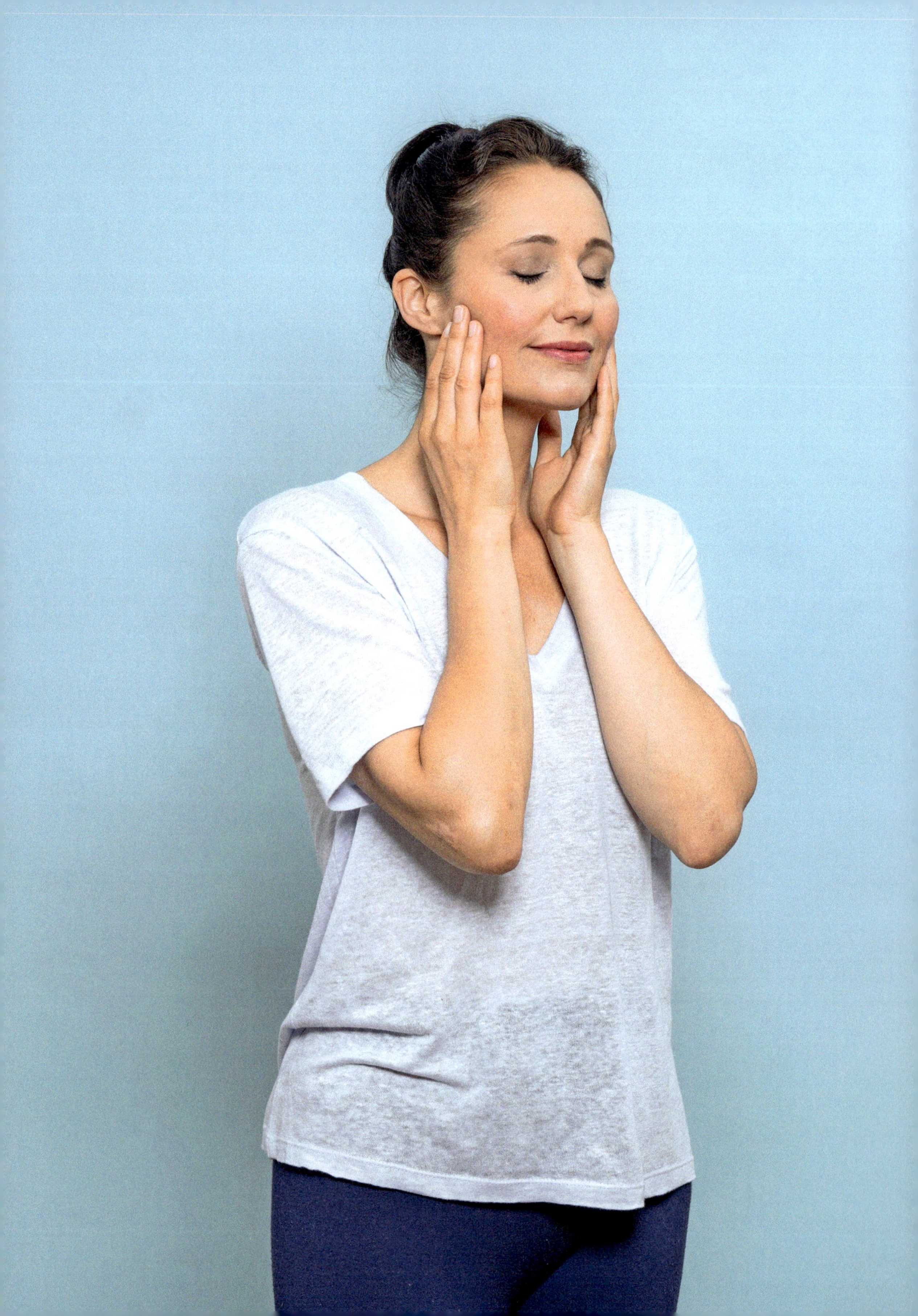

Selbstmanagement

Wenn Ihre Kiefergelenkbeschwerden abgeklärt sind und medizinisch versorgt werden, kann die Behandlung mit Selbsthilfemöglichkeiten einfach und effektiv unterstützt werden.

Kiefergelenk

Das menschliche Kiefergelenk ist so entwickelt, dass sich der Unterkiefer – und somit der Mund – bewegen kann, um zu beißen, zu kauen, zu lecken, zu sprechen, zu schreien, zu singen und zu küssen.

Das Kiefergelenk ist in etwa vergleichbar mit unserem Hüft- oder Schultergelenk. Die Hüfte ist jedoch sehr stabil, Hüftkopf und Hüftpfanne passen ziemlich gut zusammen. Bei der Schulter sind Oberarmkopf und Schulterblattfläche schon nicht mehr ganz so passend. Deshalb müssen zusätzlicher Knorpel und Muskelaktionen Halt und Führung gewährleisten, damit die Schulter stabil ist und gut funktioniert.

Beim Kiefergelenk passen Kieferköpfchen und -pfanne gar nicht gut zusammen. Hier müssen eine Knorpelstruktur, der Discus articularis (Diskus) und die Kaumuskeln vom Schädel zum Unterkiefer sehr gut harmonieren und das Kiefergelenk kontrollieren, führen, bewegen und halten. Das geht normalerweise ein Leben lang auch gut. Durch Entwicklungsstörungen (das Kieferköpfchen ist zu klein, der Diskus hat eine anomale Form, Zahnkontaktstörungen, anhaltender belastender Stress) bzw. durch Traumata oder Krankheiten können – meist in der Blüte des Lebens – Beschwerden entstehen, die leider nur schwer in den Griff zu bekommen sind.

Der Diskus hat eine besondere Hut-Form und passt vorne und oben auf das ovale, pilzförmige Köpfchen des Unterkiefers. Er ist sowohl oben als auch unten hohl (bikonkav), weil er vorne und hinten dicker und somit in der Mitte dünner ist. Der Diskus teilt damit das Kiefergelenk in ein oberes und unteres Gelenkkompartiment.

Das obere Kompartiment ermöglicht das Vor- und Rückwärtsgleiten des Diskus in der Pfanne beim Öffnen und Schließen des Mundes. Dieses Gleiten kann bei Gelenkerkrankungen gestört sein, z. B. durch zu viel Belastung (Druck im Gelenk nach oben in Richtung Schläfenbein), und wäre dann durch Entlastung zu bessern.

Das untere Kompartiment, gebildet durch die untere hohle Diskusfläche und das ovale Kieferköpfchen, erlaubt Drehbewegungen. Das Köpfchen dreht beim Mundöffnen vorwärts und beim Mundschließen rückwärts. Bei einer Gelenkerkrankung ist diese Drehaktion prinzipiell gestört und es entsteht eine unerwünschte Gleitbewegung zwischen Köpfchen und Diskus. Das wird für Schmerzen, Knacken und/oder Sperren verantwortlich gemacht und bedarf primär einer zahnärztlichen Behandlung mit Schienenversorgung. Eine Drehübung (Seite 34) zur Wiederherstellung der Funktion im unteren Gelenk ist unerlässlich und die Basis aller Behandlungen der Kiefergelenke.

Den Unterkiefer vor- und rückwärtszubewegen, aktiv selbst oder passiv durch einen Therapeuten, widerspricht der Form der unteren Gelenkstruktur. Das bedeutet, dass diese Behandlungstechnik bei Gelenkerkrankungen der Kiefergelenke auf keinen Fall angewendet werden sollte. Drehbewegungen sind hingegen die Methode der Wahl.

Vorhin haben wir das Kiefergelenk mit dem Hüft- und Schultergelenk verglichen und die ersten Unterschiede herausgestellt. Es gibt noch weitere Unterschiede zu anderen Gelenken: Betrachten wir unseren Körper, sehen wir, dass wir zwei Schulterblätter und zwei Oberarme haben. Damit können wir den rechten Arm unabhängig vom linken Arm bewegen und umgekehrt. Jeder Arm hat sein eigenes Gelenk. Im Gegensatz dazu haben wir einen Unterkiefer mit zwei Kiefergelenken – eines rechts und eines links, jeweils im Kontakt mit einem Schläfenbein. Wenn wir also mit dem Unterkiefer Übungen ausführen, bewegen wir automatisch immer beide Gelenke. Bestehen Beschwerden in nur einem Gelenk, helfen Sie mit Übungen präventiv immer auch dem gesunden, beschwerdefreien Gelenk.

Einen Korken zur Gelenkentlastung zwischen die hinteren Zähne an der betroffene Gelenkseite zu klemmen, ist keine gute Idee. Die Kaumuskulatur baut eine Gegenspannung auf und verstärkt die Schmerzen zusätzlich.

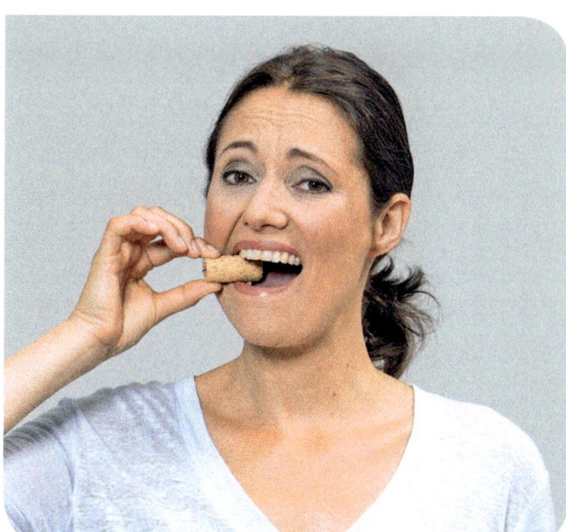

Anatomie des Kiefergelenks

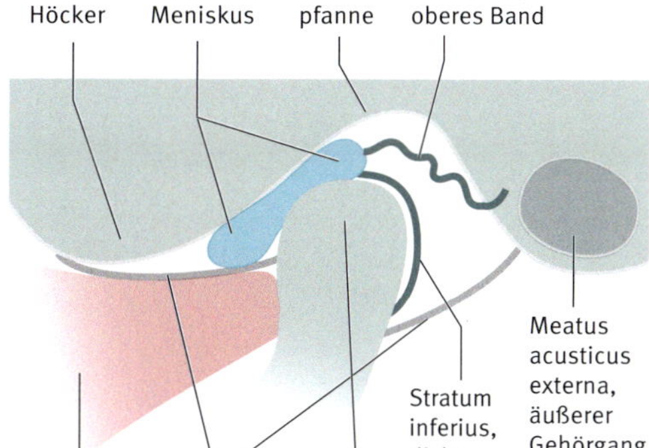

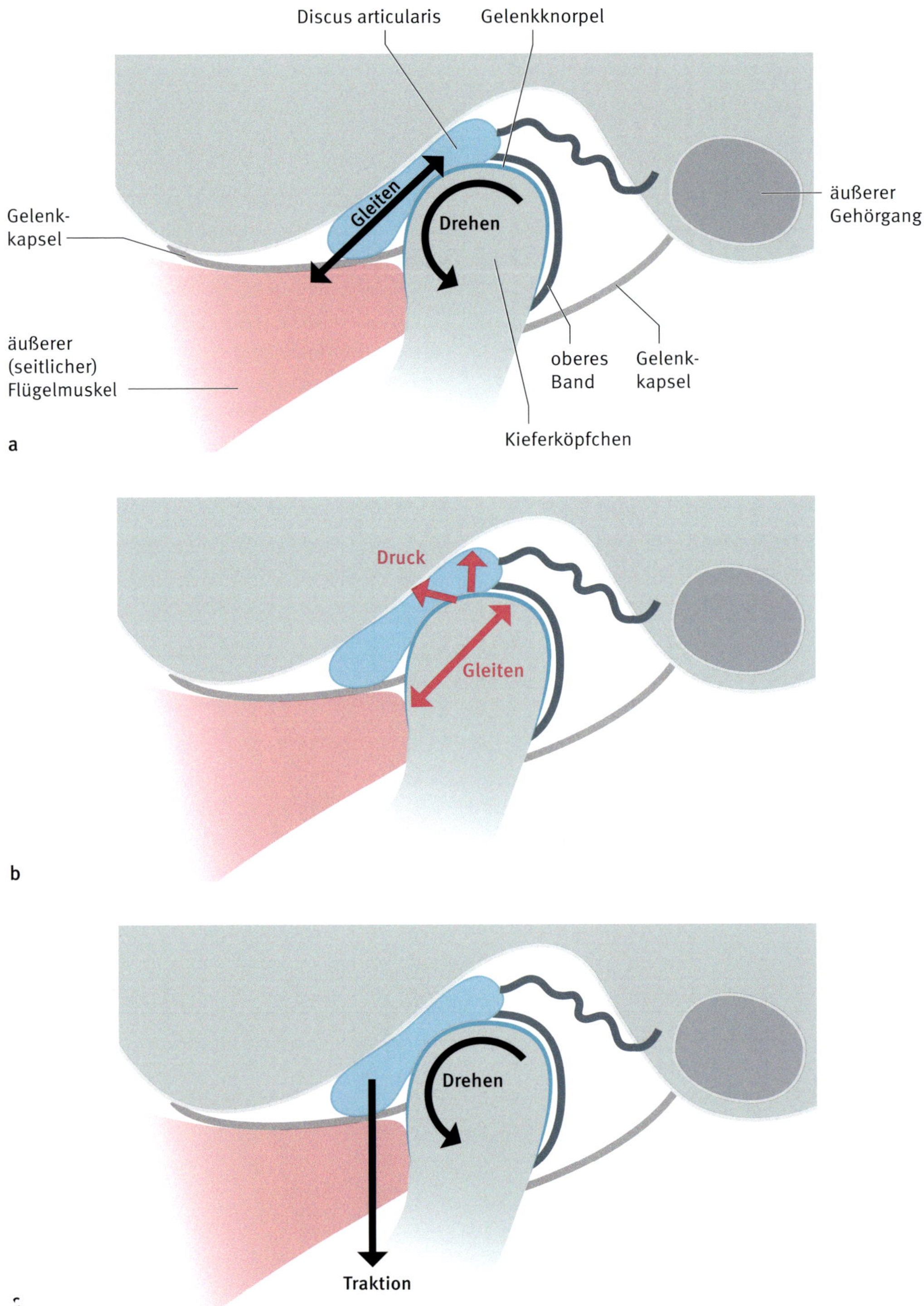
Discus articularis
Gelenkknorpel
Gleiten
Drehen
Gelenk-
kapsel
äußerer
Gehörgang
äußerer
(seitlicher)
Flügelmuskel
oberes
Band
Gelenk-
kapsel
Kieferköpfchen
a
Druck
Gleiten
b
Drehen
Traktion
c

Eine effektive Entlastung des oberen Gelenkkompartiments (Dekompression) ist möglich durch eine Schiene vom Zahnarzt oder Kieferorthopäden, ergänzt durch manuelle Traktion (Seite 35) (Zug) durch einen Therapeuten oder Übungspartner, und Kaumuskelentspannung.

Manuelle Traktion in Eigenregie ist nicht effektiv oder nicht möglich, weil es zu schmerzhaft sein kann, und ist somit nicht zu empfehlen. Auch eine Traktion mit einem Korken zwischen den Zähnen (Aufsperren des Kiefers) kann nicht empfohlen werden. Dieser Korkentrick löst schon nach kurzer Zeit starke Muskelaktivität und Verspannungsschmerzen aus.

Eine weitere sinnvolle Selbstbehandlungsmöglichkeit bei einer asymmetrischen Bewegungsstörung kann sein, das Kiefergelenkköpfchen nach innen zu drücken oder gedrückt zu halten (Übung-Technik-Kombination, Seite 36).

Für alle Übungen gilt: Die Haltung Ihrer Wirbelsäule und vor allem die der oberen Halswirbelsäule muss stimmen. Stehen oder sitzen Sie gerade mit einer maximalen Aufrichtung der Brustwirbelsäule und ohne vorgeschobene Kopfposition: Machen Sie am besten ein leichtes Doppelkinn.

« a) Seitlicher Schnitt durch das Kiefergelenk, direkt vor dem äußeren Gehörgang (ÄG) (rechts ist hinten) mit Angabe der normalen Bewegungen in beiden Gelenkkompartimenten: Gleiten im oberen Gelenkkompartiment, und Drehen im unteren. S = Schläfenbein, D = Discus articularis, K = Kieferköpfchen, L = vorderer Muskel zum Kiefergelenk

b) Falsche und schädigende Bewegungsrichtungen für das Kiefergelenk: Gleiten im unteren oder Druck (Kompression) im oberen Gelenkkompartiment. Diese sollten in der Therapie nie als Technik oder Übung ausgeführt werden.

c) Hilfreiche Bewegungsrichtungen für das Kiefergelenk. Drehen (Rotation) als Übung für das untere Gelenkkompartiment, Entlastung durch manuelle Traktion für das obere.

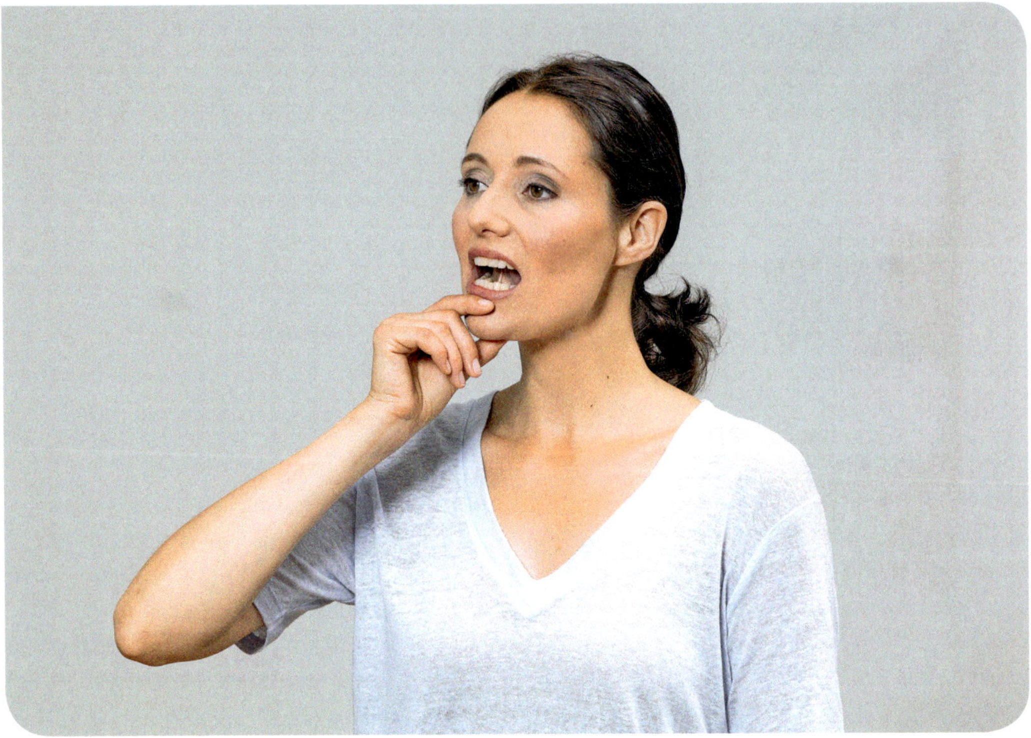

Drehübung

Nehmen Sie eine gute Brust- und Halswirbelsäulenhaltung ein: Setzen oder stellen Sie sich aufrecht hin und machen Sie ein minimales Doppelkinn.

Platzieren Sie die Spitze der Zunge am vorderen harten Gaumen, direkt hinter den oberen Schneidezähnen. Die Zunge darf nicht gegen die Zähne drücken.

Nun drücken Sie mit einem Daumen leicht von unten gegen das Kinn. Halten Sie diesen Druck beim Üben konstant. Dieser Widerstand unterstützt die Entspannung der Kaumuskeln beim Öffnen. Der Zeigefinger darf am Kinn liegen, baut aber keinen Druck auf.

Öffnen Sie jetzt den Mund so weit, dass es keine Schmerzen auslöst und Sie die Zungenspitze weiterhin am Gaumen halten können. Wenn Sie den Mund wieder schließen, legen sich Ihre Lippen wieder aufeinander, die Zahnreihen oder Ober- und Unterkiefer berühren sich jedoch nicht.

Wiederholen Sie nun diese Bewegung einige Male flott. Um etwas Abwechslung in die Übung zur bringen, können Sie gerne auch summen, die Augen oder den Nacken nach rechts und links bewegen, blinzeln …

Wenn Sie etwas geübter sind, müssen Sie den Daumen nicht mehr gegen das Kinn drücken und können die Übung auch parallel zu irgendwelchen Arbeiten am Schreibtisch oder im Haushalt ausführen. Führen Sie die Übung, so oft es geht aus, und lassen Sie sie Teil Ihrer neuen Routine werden.

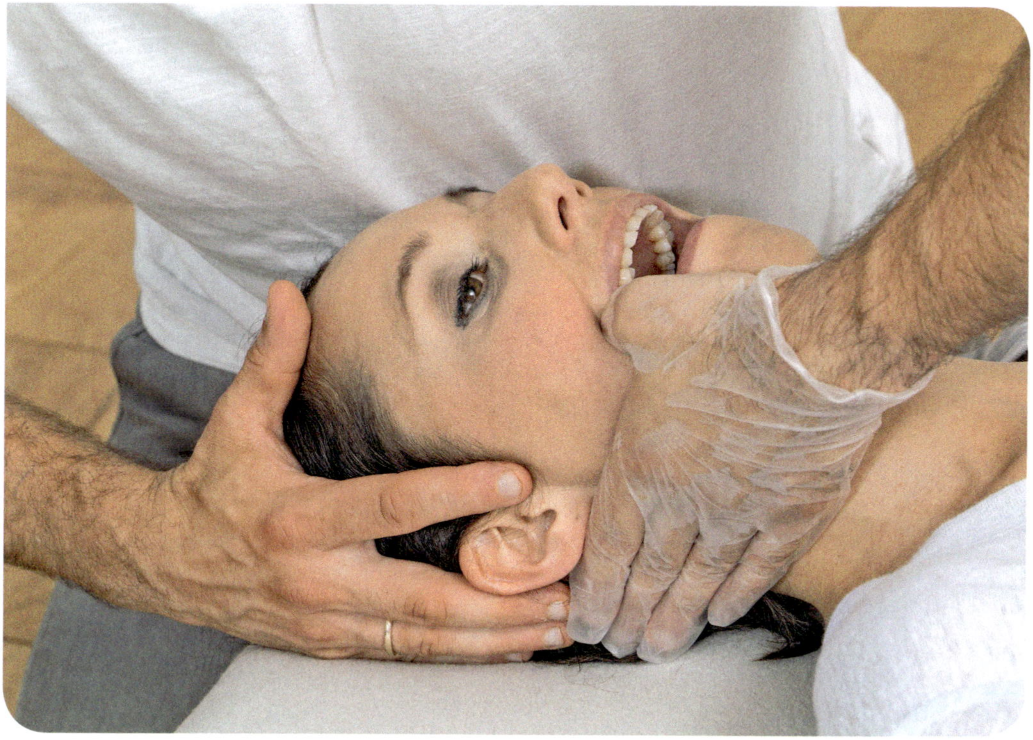

Traktionstechnik

Diese Übung ist eine passive Technik, da die Bewegung von einer anderen Person, nicht von Ihnen selbst ausgeführt wird. Lassen Sie sich diese Übung unbedingt von Ihrem Therapeuten erklären, sie ist nicht ganz intuitiv.

Legen Sie sich entspannt auf den Rücken. Öffnen Sie Ihren Mund, halten Sie die Zungenspitze an den harten Gaumen gedrückt und drücken Sie eine Daumenspitze sanft von unten gegen das Kinn.

Die Person, mit der Sie die Technik ausführen, steht an der gegenüberliegenden Kopfseite, trägt einen Einweghandschuh und führt einen Daumen über die gegenüberliegende untere Zahnreihe zum letzten Backenzahn. Der Daumen hat nur mit diesem letzten Zahn Kontakt: Der Unterarm des Partners zeigt quer vom Körper weg. Die zweite Hand mit Unter- und Oberarm klemmt sich um Nacken und Kopf, um diese zu stabilisieren. Der Unterarm mit dem Daumen am Backenzahn führt nun leichte Federungen in Richtung Ihrer Füße aus.

Das rhythmische Ziehen darf leicht wehtun, wenn beim Wiederholen diese Schmerzen nachlassen. Bei Verschlimmerung der Schmerzen sollten Sie die Übung abbrechen.

Nach ca. 1 Minute machen Sie eine Pause, in der die gegenüberliegende Kieferseite genauso behandelt wird. Diese Traktionstechnik können Sie je Kieferseite 3-mal für 1 Minute ausführen. Gerne 2- bis 3-mal täglich, aber nur für kurze Zeit. Diese Technik ist selten länger als 2 Wochen angezeigt.

Übung-Technik-Kombination

Diese Übung ist eine Kombination aus einer aktiven Selbstübung und einer passiven Technik. Wenn Sie die Übung allein ausführen, gelingt das am besten im Stehen oder Sitzen.

Diese Übung kann in einer entspannten, leicht geöffneten Mundstellung, oder als Kombination während der Drehübung (Seite 34) ausgeführt werden.

Legen Sie eine Hand so an die Wange, dass der Kleinfingerballen direkt vor dem äußeren Gehörgang liegt, Ihre Finger zeigen in Richtung Nacken, der Daumen nach unten zum Hals. Ihr Ellbogen weist nach vorne, weg vom Körper. Mit dem Daumen der anderen Hand drücken Sie leicht von unten gegen das Kinn.

Ohne den Kopf zu drehen, üben Sie nun seitlich leichten federnden Druck auf den Kiefer aus. ❶

Wenn während der Übung Schmerzen vor oder im Ohr auftreten die bei wiederholtem Drücken oder bei gehaltenem Druck zunehmen, oder wenn das gegenseitige Gelenk wehtut bzw. Knackgeräusche von sich gibt, ist diese Übung nicht oder noch nicht geeignet. Diese Technik-Übung-Kombination kann nach einer Gelenkentzündung hilfreich sein, ist aber insgesamt nicht häufig angezeigt. Wenn Ihnen die Übung guttut, können Sie sie 3-mal täglich für 3 × 20 Sekunden ausführen.

Wenn Sie diese Übung mit einem Partner ausführen, legen Sie sich auf die nicht betroffene Seite. Nun drückt der Partner leicht federnd mit dem Daumenballen auf das Kiefergelenkköpfchen. ❷

Variante 1: Während Sie Ihre Zungenspitze an den harten Gaumen gedrückt halten und mit dem linken Kleinfingerballen das linke Kiefergelenkköpfchen sanft dauerhaft drücken, öffnen Sie Mund und Lippen leicht gegen den Widerstand des rechten Daumens unter dem Kinn. ❸ Danach das rechte Gelenkköpfchen mit der rechten Hand bearbeiten.

Variante 2: Während Sie Variante 1 ausführen, schauen Sie nach links, rechts, unten und oben. Achten Sie darauf, nur die Augen, nicht den Kopf zu bewegen. ❹ Die Aktivitäten der Kau-, Augen- und Nackenmuskeln sind im zentralen Nervensystem eng verknüpft. Manchmal ist der Trainingseffekt größer, wenn bestehende Verknüpfungen und Muster beim Üben bewusst voneinander getrennt werden.

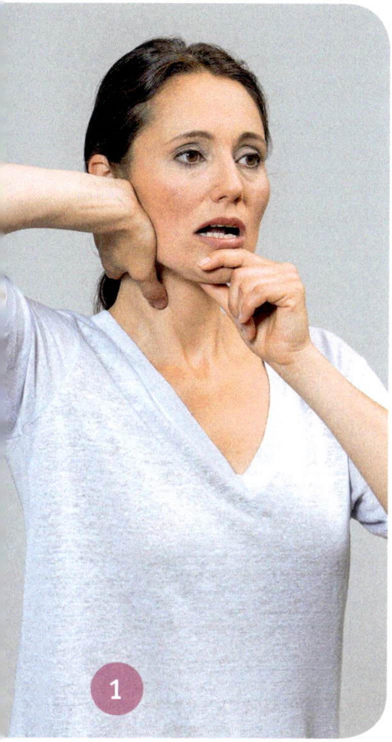
1

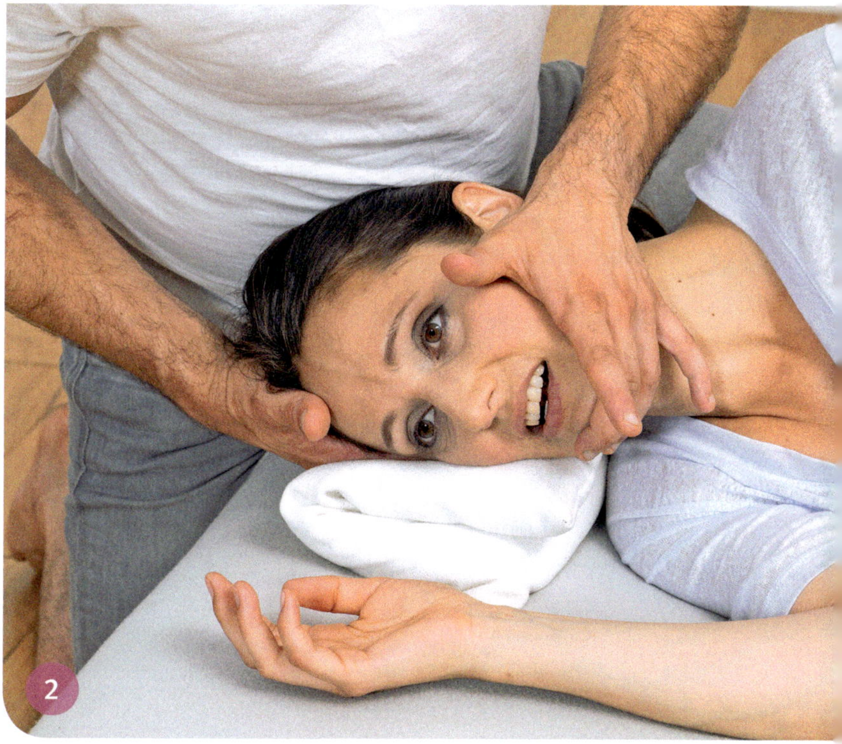
2

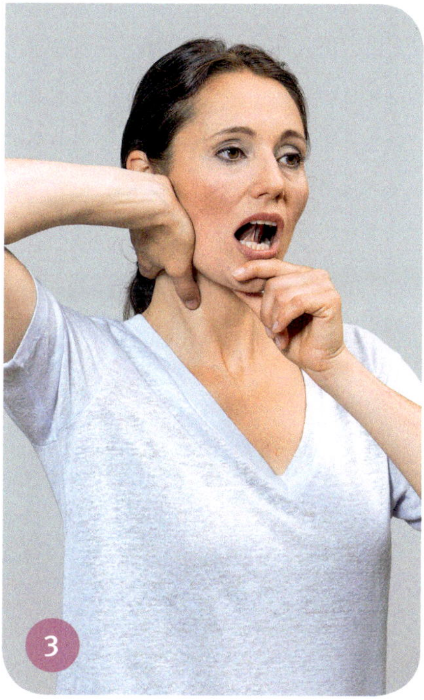
3

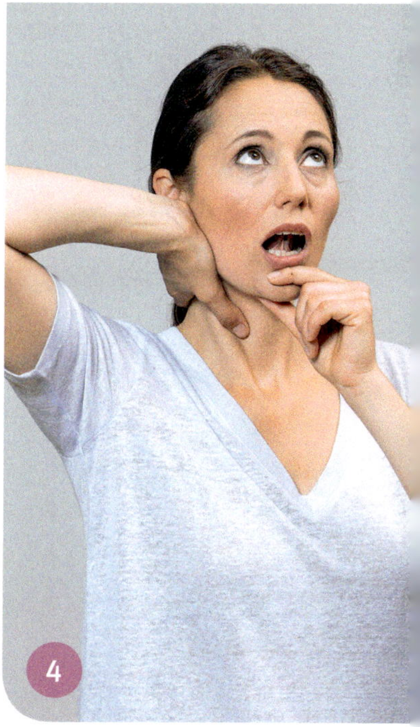
4

K5-Tape: Kiefergelenk

Wenn es vor dem Ohr knackt oder reibt, wenn Sie Ihren Mund bewegen, und es dabei auch am oder vor dem Ohr wehtut, dann ist das Kiefergelenk betroffen. Beschwerden des Kiefergelenks sind sehr behindernd, Essen und Sprechen tun weh. Vielleicht brauchen Sie eine Schiene zur Entlastung des Gelenks. Direkt auf dem Gelenk können Sie zuerst ein Magnet- oder Gitterpflaster kleben, bevor Sie das Tape anlegen.

Tape

- Anzahl: 2
- Form: I
- Breite: 2,5 cm
- Zug: ohne
- Dauer: bis 7 Tage

Anleitung Setzen Sie sich vor einen Spiegel. Machen Sie Ihren Mund auf und zu und fühlen Sie, beidseitig, direkt vor dem äußeren Gehörgang die Bewegung des Köpfchens vom Unterkiefer. Wenn das schmerzhaft ist, können Sie auf dieser Stelle ein Magnet- oder Gittertape kleben. Etwas davor, unterhalb des Augenwinkels, ist das Jochbein. Von dort, schräg nach unten zum Winkel des Unterkiefers (einige Zentimeter unter dem Ohrläppchen), messen Sie die Tapelänge. Schneiden das Tape in dieser Länge, ohne zu kürzen ab, anschließend längs mittig durch.

1. Basis: Kleben Sie ein Tape-Ende auf den unteren Rand des Jochbeins. Das Tape zeigt dabei Richtung Unterkieferwinkel. Ihren Mund halten Sie dabei geschlossen.
2. Verlauf und Ende: Legen Sie das Tape schräg nach unten, hinten – ohne Zug! – an. Das Tape darf nicht am Augenwinkel ziehen. Sie legen das Tape-Ende an der unteren Seite des Unterkieferwinkels an, jedoch nicht weiter. Das Tape soll nicht auf der empfindlichen Haut des vorderen Halses kleben.
3. Kleben Sie das zweite Tape analog auf die andere Gesichtshälfte.

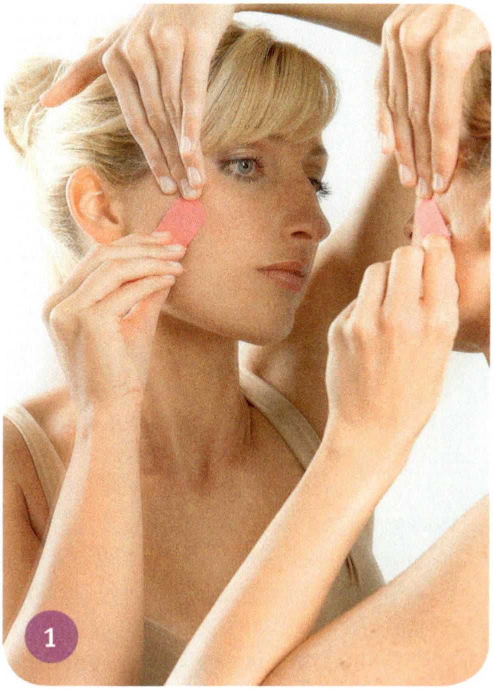
1

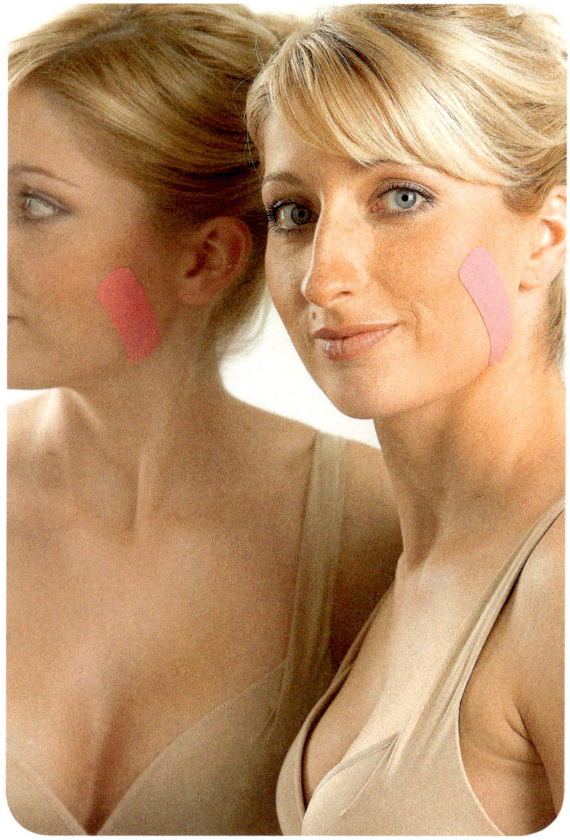

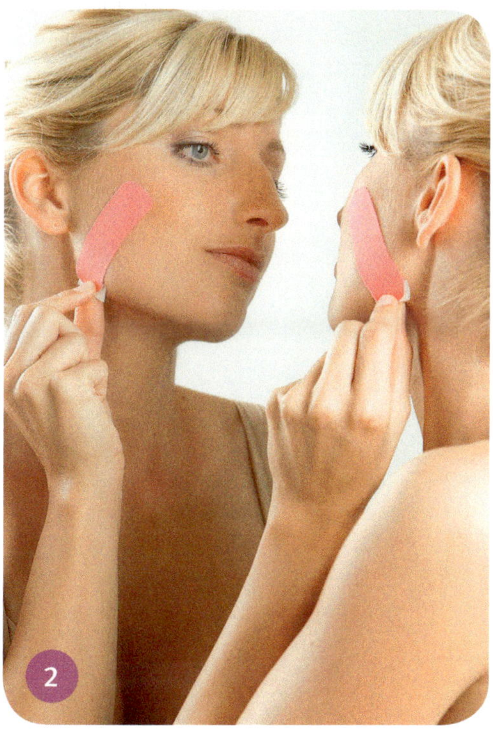
2

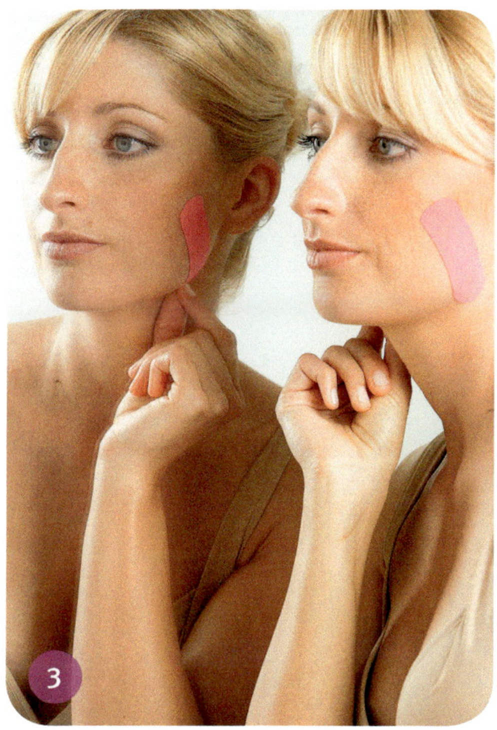
3

K5 bis-Tape: Kiefergelenk, seitlicher Bewegungsschmerz

Trigeminus-Neuralgien können häufig erfolgreich operiert werden. Manchmal helfen aber auch nur Medikamente. Das beschriebene Tape könnte zusätzliche Linderung verschaffen. Die Tapeanlage ist häufiger angezeigt, wenn das seitliche Bewegen des Unterkiefers, zum Beispiel beim Kauen, Beschwerden bereitet. Wenn die Bewegung nach rechts wehtut, legen Sie das Tape links an.

Tape

- Anzahl: 2
- Form: I
- Breite: 2,5 cm
- Zug: ohne
- Dauer: bis 7 Tage

Anleitung Tape 1: Setzen Sie sich vor einen Spiegel. Fühlen Sie unmittelbar hinter dem Ohr einen vorstehenden Knochen. Messen Sie die notwendige Tapelänge von diesem Knochen, unten am Ohr vorbei zum Winkel des Unterkiefers und weiter vor bis über die Kinnspitze.

Tape 2: Sie beginnen oberhalb des Kiefergelenks und messen schräg zur unteren Seite der Kinnspitze. Die Tapes jeweils längs durchschneiden.

1. Basis von Tape 1: Legen Sie ein Tape-Ende am Knochen hinter dem Ohr an.
2. Verlauf und Ende von Tape 1: Kleben Sie das Tape, ohne Zug und gradlinig, unten am Ohr vorbei über den Unterkiefer zur anderen Seite der Kinnspitze.
3. Basis von Tape 2: Kleben Sie ein Tape-Ende auf den Knochen oberhalb des Unterkiefer-Köpfchens. Ihren Mund halten Sie dabei geschlossen oder nur leicht geöffnet.
4. Verlauf und Ende: Legen Sie das Tape schräg nach unten und vorne – ohne Zug! – an. Seitlich der Kinnspitze kleben Sie das Tape bereits an der unteren Seite. Das Ende ist dann gerade über der Mittellinie. Beide Tapes kreuzen vor der Kinnspitze und verlaufen zum Ende nebeneinander.

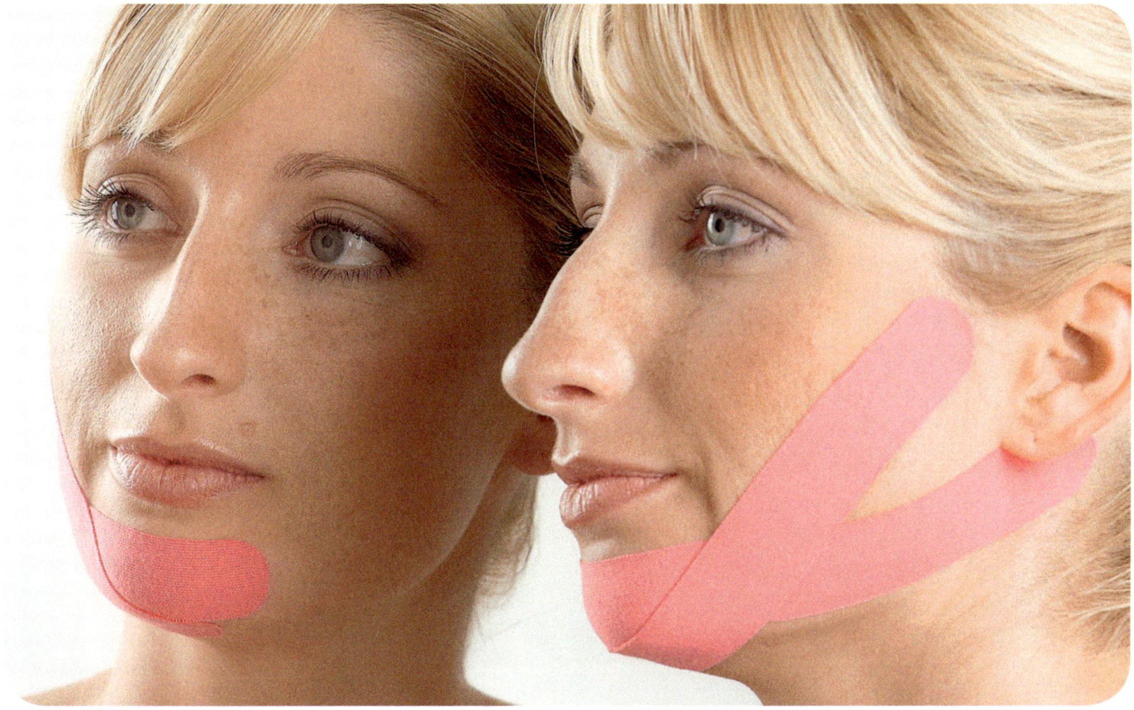

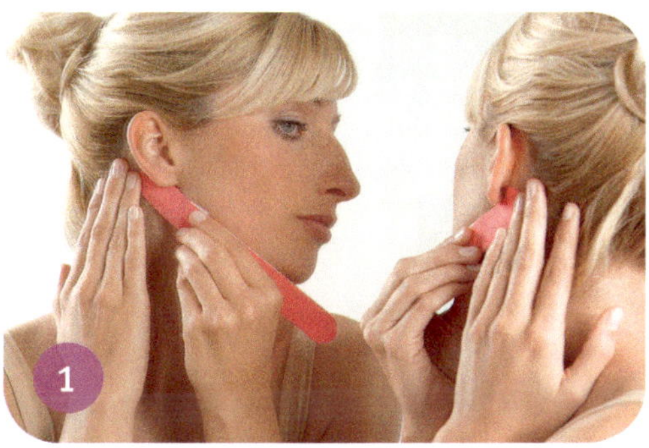
1

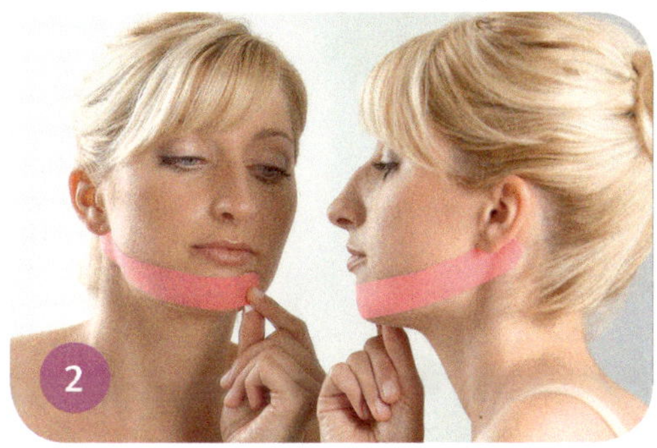
2

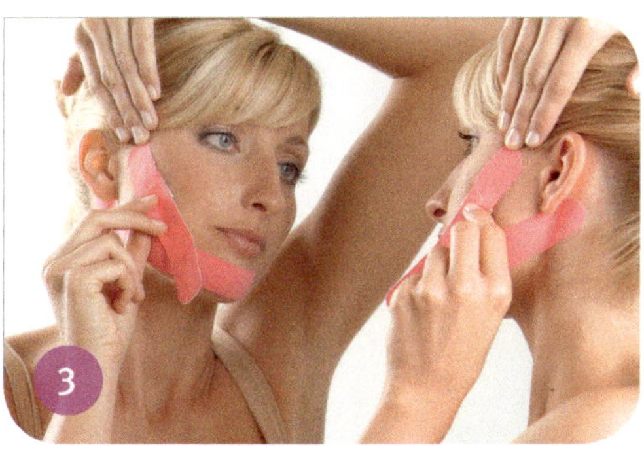
3

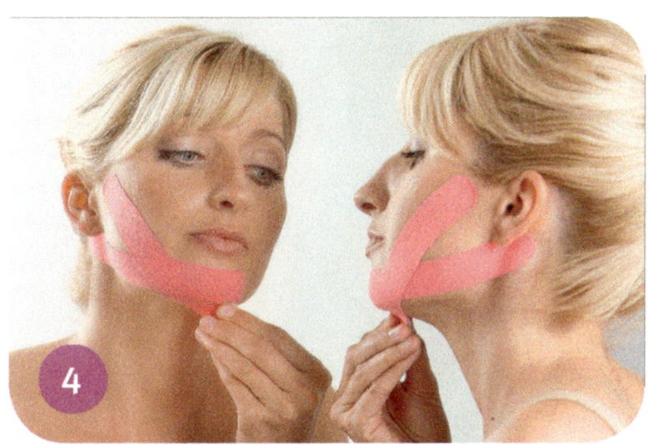
4

Tapes zur Förderung des lymphatischen Flusses

Tapes, ohne Zug, im Hals- und Gesichtsbereich können zur Linderung von Schwellungen und Schmerzen beitragen. Dabei ist wichtig, dass Bewegungen von Hals und Unterkiefer jeweils einen leichten Tapezug auf der Haut bewirken.

Tape auf der Haut verändert das Reibungsverhalten der Hautschichten und dadurch werden die niedrigschwelligen, dynamischen Bewegungsrezeptoren an den Grenzen der Hautschichten stimuliert. Das Nerven- und Lymphsystem wird so aktiviert.

Diese Lymph-Tapes sind bei Schwellungen und Entzündungen im Gesichtsbereich sehr hilfreich.

Die Tapes im Gesichts- und vorderen Halsbereich werden ohne Zug angelegt.

Die Basis der Tapes ist im Bereich der regionalen Lymphknoten oberhalb der Schlüsselbeine.

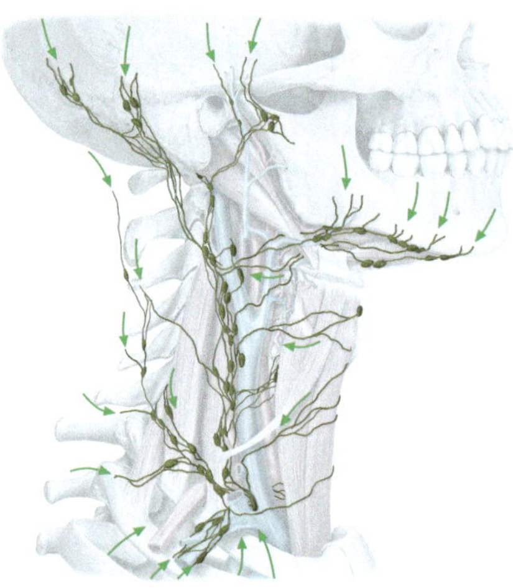

Schünke M, Schulte E, Schumacher U. PROMETHEUS LernAtlas der Anatomie, Kopf, Hals und Neuroanatomie. Illustrationen von Voll M und Wesker K. 6. Aufl. Stuttgart: Thieme; 2022

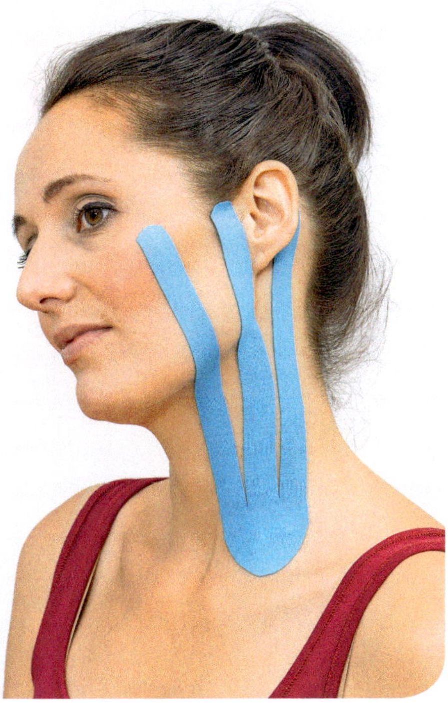

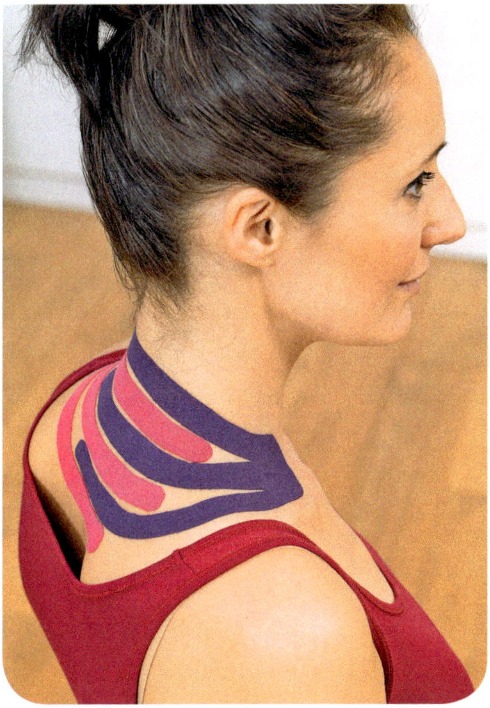

Tape 1 bei Schwellungen im Gesicht

Das Tape verläuft in Übereinstimmung mit dem Verlauf der lymphatischen Gefäße. Diese verlaufen im Halsbereich in etwa wie der Kopfwendermuskel, der Sternocleidomastoideus-Muskel. Am Ohr verlaufen die Hauptbahnen sowohl vor als auch hinter dem Ohr. Die zwei oder drei Tapes – 2,5 cm bzw.1,6 cm breit – können nur im nicht behaarten Gebiet angelegt werden. Durch Hals- und Nackenbewegungen entsteht immer ein Zug-Reibungs-Impuls vom Tape auf der Haut. Dadurch wird das Nervensystem aktiviert und kann diese Anlage eine große Wirkung entfalten.

Tape 2 bei Kopfschmerzen

Die beidseitige Anlage hilft manchmal bei Kopfschmerzen und nach Nackentraumen.

Von der Basis oberhalb der Schlüsselbeine verlaufen zwei, drei oder vier schmale Streifen über den Kapuzenmuskel zur Halswirbelsäule. Die Tape-Enden überqueren die Dornfortsätze der Halswirbel. Die Tapes greifen hinten am Rücken ineinander.

Obere Halswirbelsäule

Wenn keine Kiefergelenkstörung vorliegt, sondern nur muskuläre Beschwerden Ihren Alltag erschweren, sind keine Kiefergelenktechniken erforderlich. Halswirbelsäulenübungen dagegen sind prinzipiell immer angezeigt.

Im Fall von Beschwerden der Kaumuskulatur oder anderer Muskeln im Gesichts- und Kopfbereich lohnt es sich, die Halswirbelsäule (HWS) zu behandeln. Auch, wenn Sie gar keine oder kaum Beschwerden im Nacken verspüren, sollten Sie gerade diesen Bereich trainieren, da das Nervensystem gemeinsam organisiert ist.

Nervensignale werden zum Hirnstamm im Schädel geleitet. Signale, die mit Schmerz und Temperatur zu tun haben, kommen zum langgezogenen spinalen Trigeminuskerngebiet, das sich bis zum dritten Halswirbelsegment im Rückenmark ausstreckt. Dieser Kern empfängt Schmerzsignale aus dem Kiefer-, Zahn- und Kopfbereich, aus dem oberen Nacken, zudem vom 7., 9. und 10. Hirnnerv und sonst aus dem Körper. Bei CMD-Patienten ist dieses Trigeminussystem prinzipiell überlastet.

Viel Sitzen, PC-Arbeit oder auf das Smartphone starren verschlechtert die Hals- und Brustwirbelsäulenhaltung, verursacht Verspannungen und verstärkt die Überlastung des spinalen Trigeminuskerns. Da die obere HWS im Gegensatz zum Schädel beweglich ist, kann das Kerngebiet durch regelmäßige Haltungskorrektur, Lockerungsübungen, Muskeltraining und Massagen positiv beeinflusst werden.

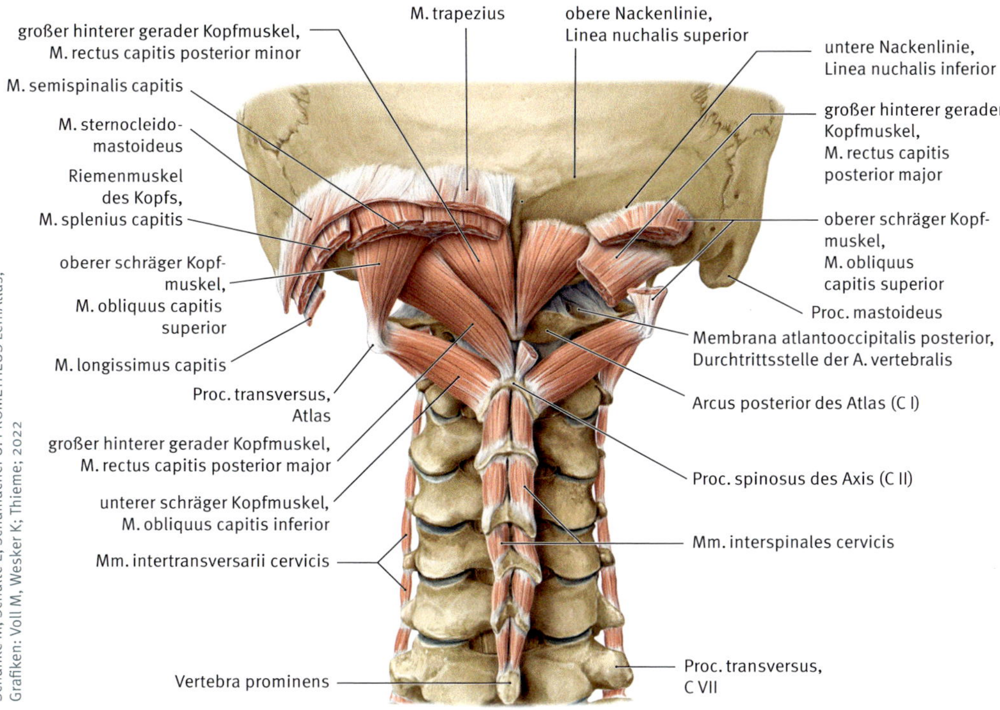

Schünke M, Schulte E, Schumacher U. PROMETHEUS LernAtlas,
Grafiken: Voll M, Wesker K; Thieme; 2022

Obere HWS

Trigeminus (peripher und zentral)

V1 = CN V1, 1. Ast des 5. Hirnnervs
N. ophthalmicus

V2 = CN V2, 2. Ast des 5. Hirnnervs
N. maxillaris

V3 = CN V3, 3. Ast des 5. Hirnnervs
N. mandibularis

Gl = Ganglion des 5. Hirnnervs,
Ganglion semilunare
Ganglion Gasseri,
Ganglion trigeminale

Ncl = Nucleus trigeminocervicalis,
Nucleus spinalis des n. trigeminus
(für Schmerz und Temperatur)

C1 = 1. cervicale Wurzel
= 1. Halswirbel-Nervenwurzel

C2 = 2. cervicale Wurzel
= 2. Halswirbel-Nervenwurzel

C3 = 3. cervicale Wurzel
= 3. Halswirbel-Nervenwurzel

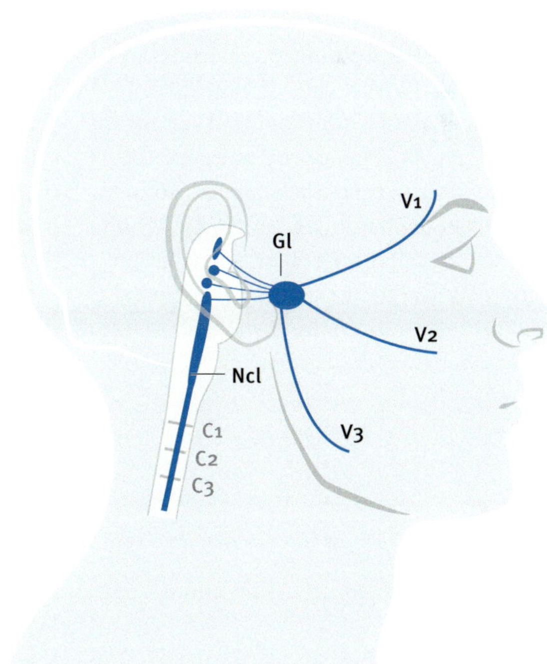

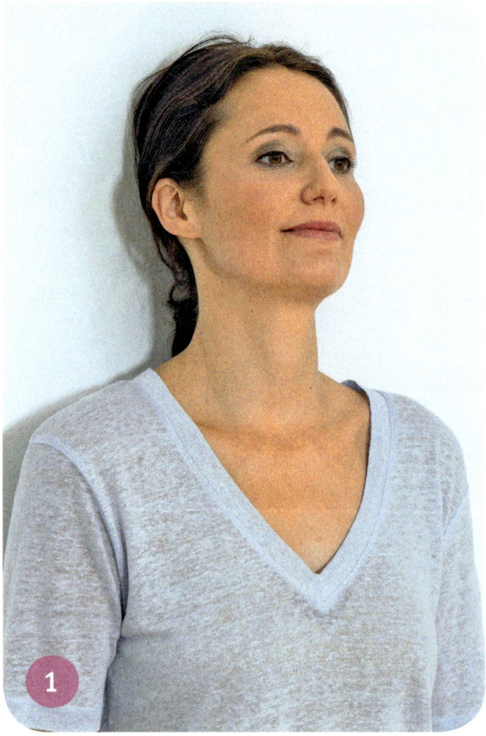

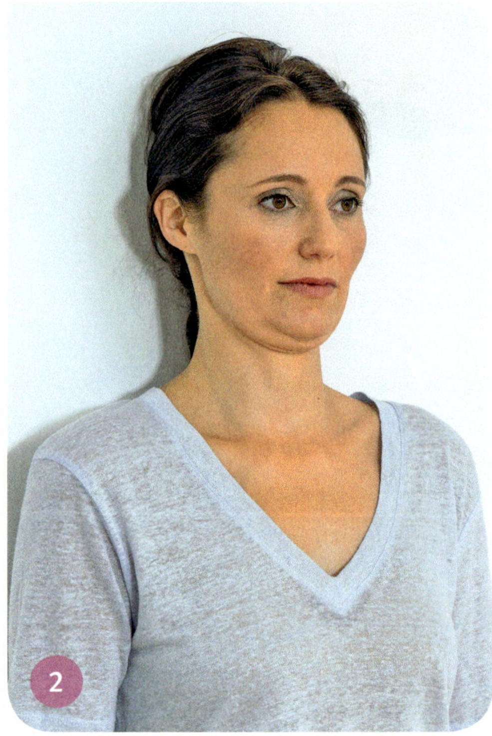

Lockerung der oberen HWS im Stand

Für eine erste Eigenübung zur Haltungskorrektur der Halswirbelsäule stellen Sie sich so an die Wand, dass Hinterkopf und Schultern sie berühren. ❶ Je nachdem, wie steif oder beweglich Ihre Brustwirbelsäule ist, können Sie vielleicht auch mit den Fersen die Wand berühren. Je weiter weg Sie mit den Füßen von der Wand stehen, desto wichtiger sind Mobilisationsübungen der Brustwirbelsäule.

Machen Sie nun ein Doppelkinn, ziehen Sie Ihr Kinn also in Richtung Brust, Ihr Hinterkopf schiebt sich dabei an der Wand nach oben in Richtung Decke. Halten Sie diese Position 10 Sekunden und atmen Sie nur einmal ein und aus. ❷ Dann entspannen und nochmals ausführen.

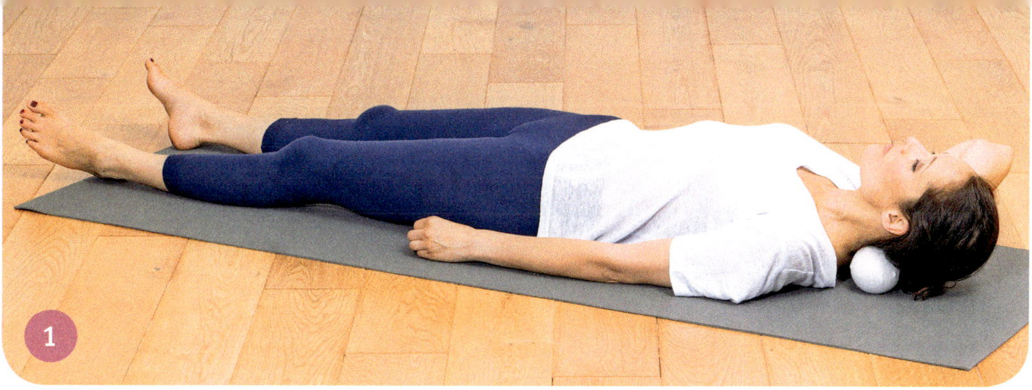

1

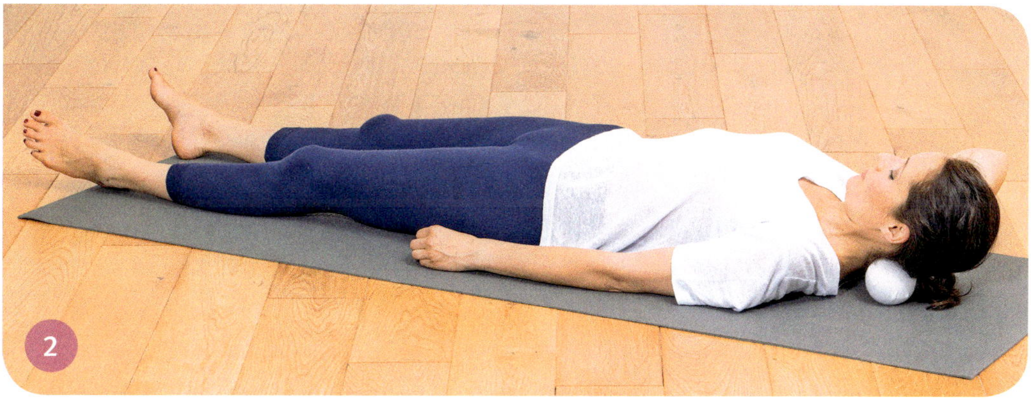

2

Lockerung in Rückenlage mit Ball

Eine Bewegungseinschränkung der Halswirbelsäule kann durch Steifigkeit der Wirbelgelenke und/oder Verspannung der oberen hinteren Nackenmuskeln verursacht werden.

Zur Bearbeitung der Muskeln kann diese Übung in Rückenlage mit zwei Tennisbällen in einer Socke oder einem harten kleinen doppelten Ball durchgeführt werden.

Legen Sie die Bälle an den unteren Rand des Hinterkopfs, kurz vor dem Nacken. Strecken Sie zunächst Ihr Kinn in Richtung Decke, der Nacken rundet sich etwas nach oben, danach neigen Sie das Kinn in Richtung Brust und machen ein Doppelkinn. Rollen Sie in diesem Wechsel hin und her und bearbeiten Sie so die verspannten Muskeln. ❶

Für eine erste direkte Eigenübung zur Haltungskorrektur der Halswirbelsäule stellen Sie sich so an die Wand, dass Hinterkopf und Schultern diese berühren. Je nachdem, wie steif oder beweglich Ihre Brustwirbelsäule ist, können Sie vielleicht auch mit den Fersen die Wand berühren. Je weiter weg Sie mit den Füßen von der Wand stehen, desto wichtiger sind Mobilisationsübungen der Brustwirbelsäule.

Machen Sie nun ein Doppelkinn, ziehen Sie Ihr Kinn also in Richtung Brust, Ihr Hinterkopf schiebt sich dabei an der Wand nach oben in Richtung Decke. Halten Sie diese Position 10 Sekunden und atmen Sie nur einmal ein und aus. Dann entspannen und nochmals ausführen. ❷

Ansteuerung der tiefen Nackenbeuger

Die Beweglichkeitsübung können Sie mit einer Übung zum Training der vorderen tiefen Halsmuskeln kombinieren. Die kleinen schmalen Muskelstränge vorne an den Halswirbeln sind oftmals schwach. Zunächst müssen Sie ein Gespür für Muskeln bekommen und lernen, wie Sie sie ansteuern und anspannen. Oftmals mischen sich die starken Kopfwender-Muskeln ein und übernehmen die Aufgabe der vorderen tiefen Halsmuskeln, wodurch diese schwach bleiben.

Führen Sie diese Übung in Rückenlage (ohne Kopfkissen) ❶ oder im Stehen (Hinterkopf und Schultern an der Wand) aus. Machen Sie in dieser Position schlichtweg einige Ja-Bewegungen, indem Sie Ihr Kinn bei geschlossenem Mund nach oben und unten bewegen. Das wiederholte Nicken macht verspannte Muskeln wieder beweglich. Wiederholen Sie die Bewegung einige Male, gerne mehrmals am Tag.

Wenn Sie die Übung im Stehen ausführen, darf die Zunge gegen den Gaumen drücken und Ihr Mund darf auch leicht geöffnet sein.

Steigerung: Um die Ausdauerkraft der tiefe-ren Nackenbeuger zu verbessern: Verharren Sie in der Doppelkinnposition. Nicken Sie also wie im ersten Übungsteil, verweilen Sie aber in der unteren Position (Doppelkinn) 10 Sekunden. Die Übungsdauer können Sie nach und nach steigern. ❷

Bei zu viel Kraftaufwand passiert es häufig, dass die falschen, oberflächigen Muskeln die Arbeit der tiefen Muskeln übernehmen. Benutzen Sie nun Ihre Hände, um zwei Aspekte der Übung zu überprüfen.

Kontrolle: Legen Sie eine Hand vorne quer über den Hals und achten Sie darauf, dass Sie während der Doppelkinn-Bewegung unter Ihrer Hand keine Muskelanspannung wahrnehmen. ❸ Wenn Sie eine Verspannung bemerken, bedeutete das, dass der große Kopfwender, der Sternocleidomastoideus-Muskel, die Aufgaben der tiefen Muskeln übernimmt und somit verspannt. Leider tut er dem Körper damit keinen Gefallen, auch wenn es gut gemeint ist. Durch die Verspannungen kann es aber zu (Migräne-)Kopfschmerzen oder Ohrgeräuschen kommen.

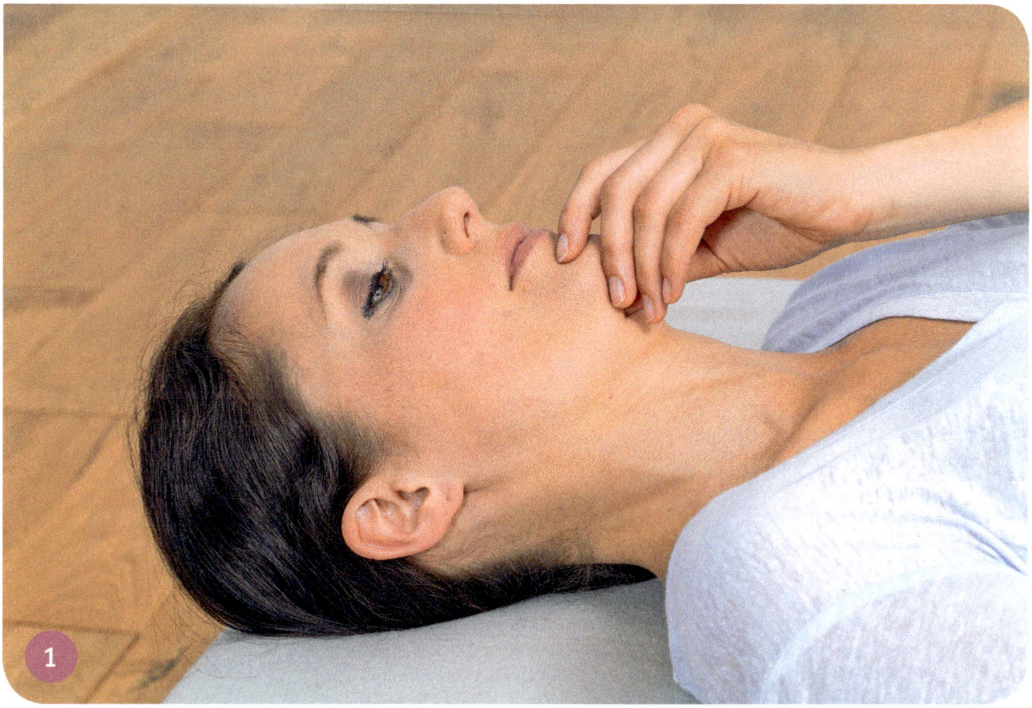
1

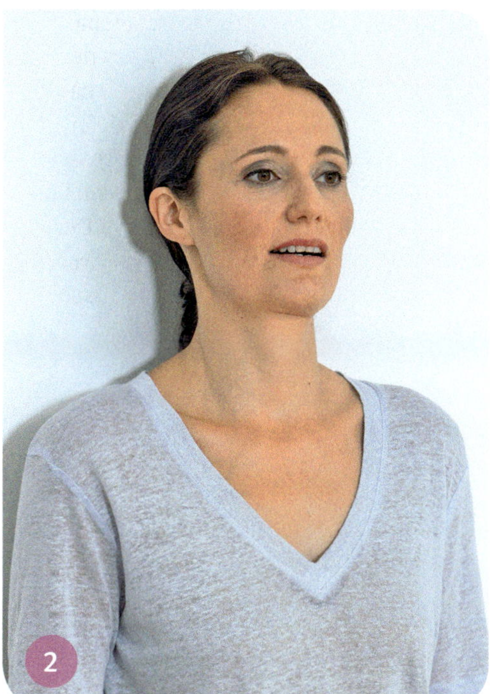
2

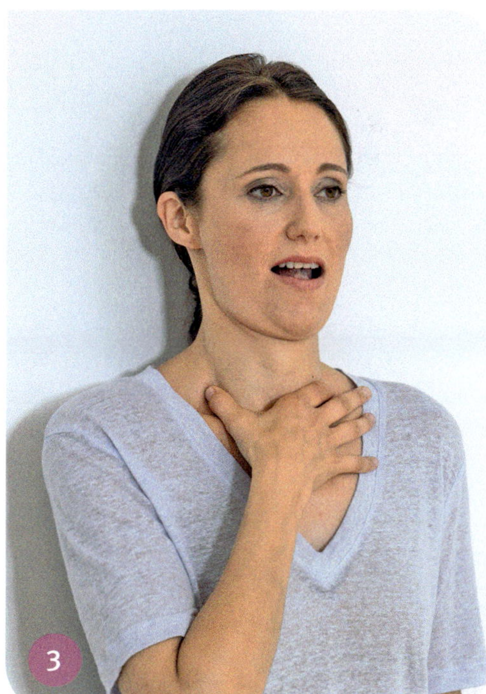
3

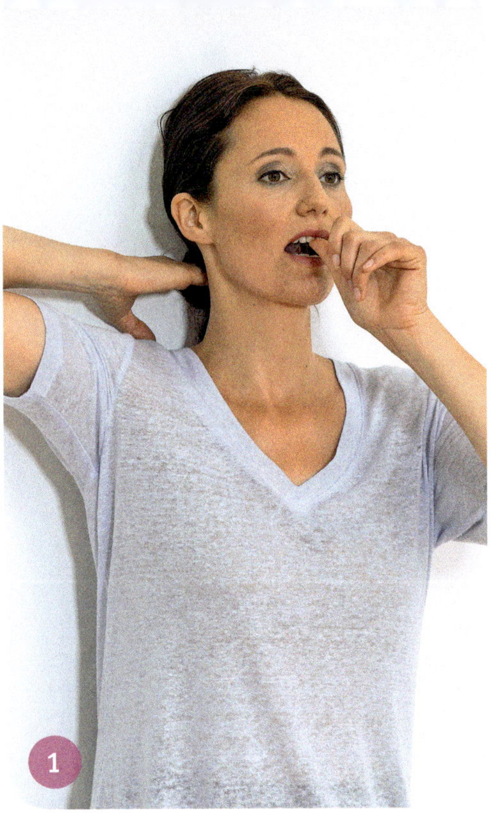

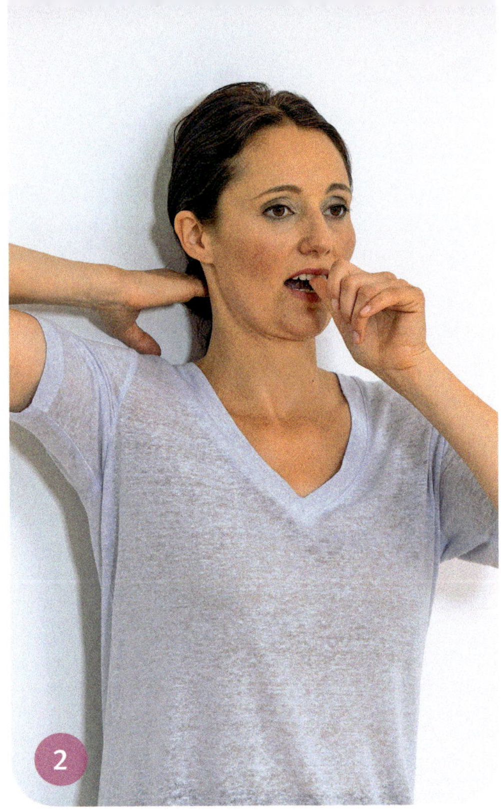

Lernhilfe: Daumenlutsch-Trick

Um die tiefen Nackenbeuger zu aktivieren, legen Sie Ihre Daumenkuppe von unten an die oberen Schneidezähne. Bauen Sie sanften Druck auf und machen Sie mit dieser Haltung leichte Ja-Bewegungen mit dem Kopf. ❶

Kontrolle: Legen Sie nun eine Hand in den Hohlraum zwischen Wand (oder Unterlage, wenn Sie liegen) und Nacken. Achten Sie darauf, dass sich dieser Raum sozusagen nicht verändert, während Sie die Übung ausführen. ❷
Es soll bei der Bewegung nicht mehr und auch nicht weniger Druck vom Nacken auf Ihrer Hand entstehen. Sie spüren lediglich, dass Ihr Hinterkopf an der Wand nach oben rutscht, wenn Sie das Doppelkinn machen. Wenn Sie die Übung auf dieser Weise überprüfen und korrekt ausführen, können Sie sie auch ohne Wand im Sitzen ausführen. Jederzeit, überall.

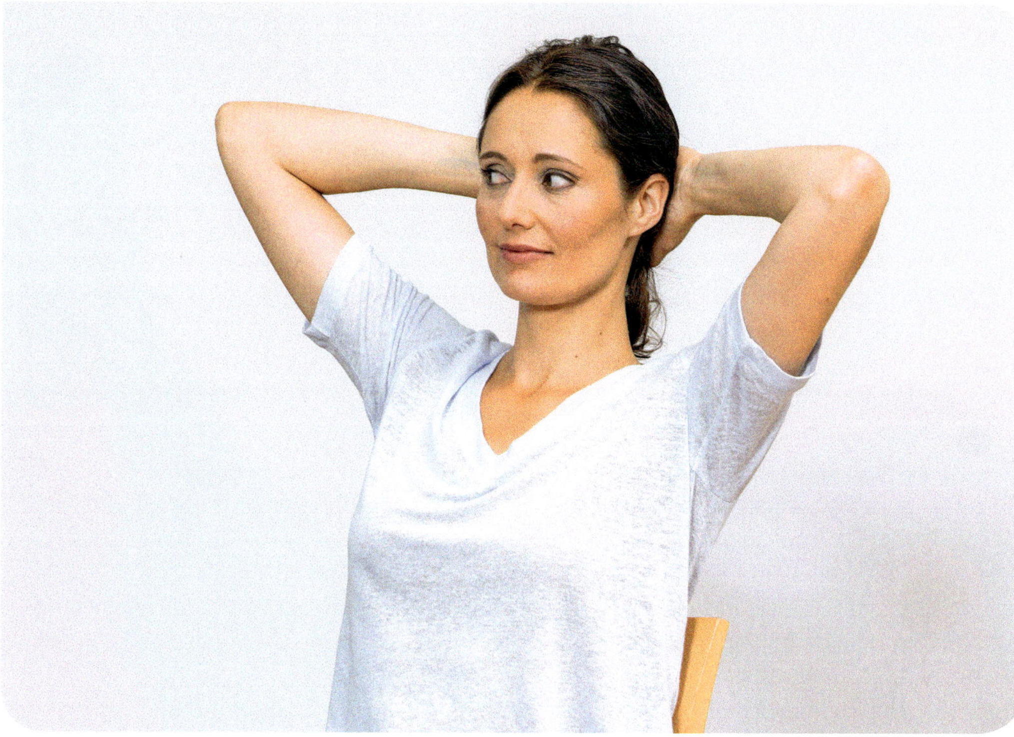

Lateralsehen für die Drehbeweglichkeit der HWS

Diese Übung nutzt die Zusammenarbeit von Nacken- und Augenmuskeln. Ein kleiner Test vorab: Schauen Sie zu einer Seite. Merken Sie, wie sich Nacken und Kopf automatisch mitdrehen? Diese Synergie zwischen Augen und Nacken lässt sich nutzen oder auch entkoppeln, trennen, um eine Komponente des Systems zu betonen und so zu verbessern.

Nun zur Übung: Im Sitzen legen Sie Ihre Hände hinter den Kopf und lehnen Sie sich entspannt im Stuhl zurück. Halten Sie mit beiden Händen den Kopf in seiner Position still und schauen Sie einige Zeit, etwa eine Minute, zu einer Seite. Anschließend drehen Sie Ihren Kopf in die Richtung, in die Sie geschaut haben. Fällt Ihnen die Drehung nun leichter? Wenn Sie nach wie vor Schmerzen haben, führen Sie die Übung gleich nochmal aus.

Ausdauertraining der tiefen Nackenbeuger

Sobald Sie ein Gespür für die richtige Ausführung der Basis-Übung haben, können Sie die kontrollierenden Handpositionen entfallen lassen und Ihr Programm weiter variieren. Verwenden Sie beispielsweise einen kleinen weichen Ball, um eine feine Ausführung des tiefen Nackenmuskeltrainings zu ermöglichen. Wenn Sie die Ja-Bewegung ausführen und den Kopf in Richtung Brust neigen, drückt das Kinn nun sanft in den Ball. Ihr Mund bleibt bei dieser Variante geschlossen. Achten Sie auch hier wieder darauf, dass sich der Raum zwischen Wand und Nacken nicht verändert; da die Kopfwender nicht mitarbeiten, rutscht der Hinterkopf an der Wand nur leicht nach oben. ❶ Jeweils 10 Sekunden anspannen, nur 2–3 Sekunden pausieren und das insgesamt maximal 3 Minuten durchführen.

Funktionelle Fortsetzung: Im nächsten Schritt geht es darum, die Bewegung der Halswirbelsäule korrekt in diese Bewegung des Arms einzubauen. Dafür führen Sie die Übung am besten im Sitzen aus. Wenn Sie das Besteck zum Mund führen, bewegt sich nun auch der Oberkörper nach vorne, der Hand entgegen. Achten Sie darauf, dass sich der Rumpf bewegt, nicht der Kopf. Als letzten Schritt richten Sie den Kopf etwas auf, sodass das Kinn horizontal steht und kein Essen aus dem Mund fällt. Das Aufrichten des Kopfs ist eine erforderliche funktionelle Bewegung und die trainierten vorderen Halsmuskeln können diese Aktion nun besser steuern. ❷

Mit der Augen-Nacken-Kopplung als Bewegungsmuster lässt sich auch die Basis-Übung erweitern. Wenn Sie die Übung im Stehen ausführten, würden Sie in der Doppelkinn-Stellung intuitiv nach unten schauen. Wenn Sie diese Bewegungen aber voneinander entkoppeln, steigert das die Wirkung. Schauen Sie während der Ja-Bewegung geradeaus oder aber, für noch mehr Trainingseffekt, bewusst nach oben. ❸

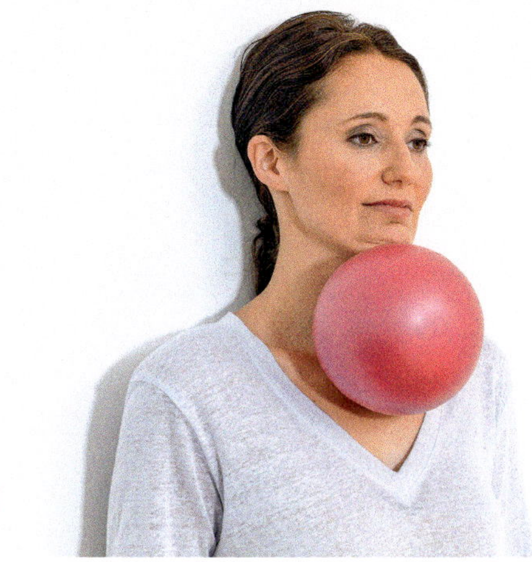

1

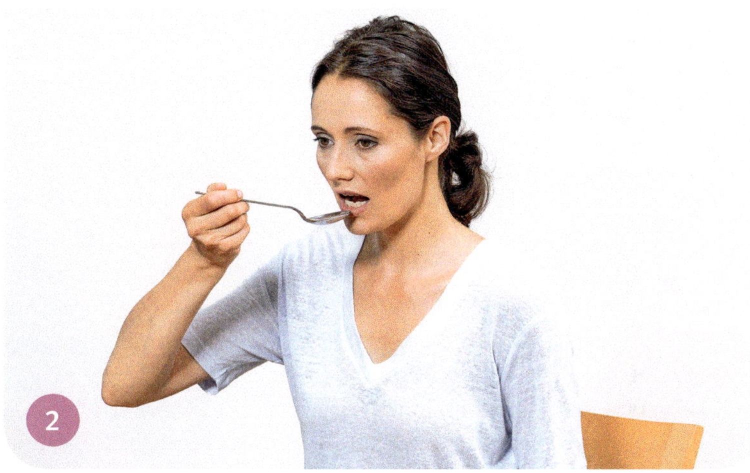

2

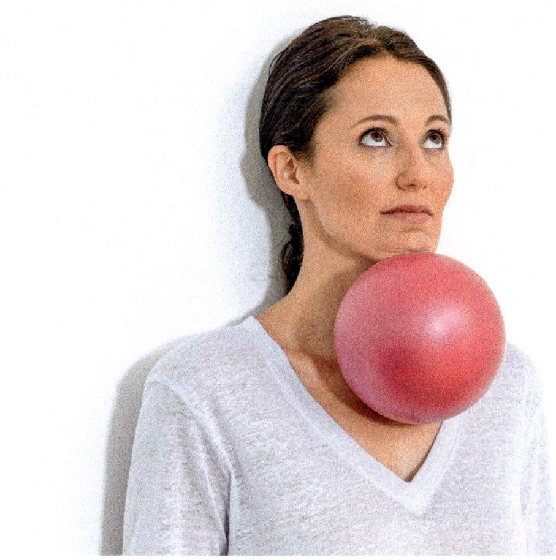

3

Drehbeweglichkeit der HWS

Die nächsten Übungen sollten die Drehbeweglichkeit der HWS verbessern. Mehr als die Hälfte der gesamten Drehbeweglichkeit der HWS kommt tatsächlich aus dem oberen Bereich, unser Zielgebiet. Und Drehen ist generell die wichtigste HWS-Bewegung. Testen Sie zunächst, wie weit Sie den Kopf ohne Schmerzen oder Steifigkeit nach links und rechts drehen können.

Können Sie ihn so weit drehen, dass das Kinn auf Höhe des äußeren Endes des Schlüsselbeins steht? Wenn ja, ist alles in Ordnung. Gelingt Ihnen das nicht, sollten Sie Übungen immer nur bis an die Schmerzgrenze zur jeweiligen Seite ausführen.

Die erste Übung ist das Drehen des Rumpfs in eine Richtung, während Sie geradeaus schauen. Drehen Sie den Schultergürtel so weit wie möglich nach rechts, bewegen Sie den Kopf aber nicht mit. Dadurch dreht die Halswirbelsäule über den Rumpf nach links. Halten Sie die Endstellung 10 Sekunden und atmen sie in dieser Zeit 1-mal tief ein und aus. Danach zur anderen Seite ausführen. ❶

Wenn Sie bei der Bewegung unter Schwindel leiden, sollten Sie diese Übung nicht durchführen und den Schwindel medizinisch untersuchen lassen.

Steigerung: Um den Effekt der Übung zu verstärken, schauen Sie in der Endstellung weitestgehend nach links. ❷

Kombination: Kombinieren Sie nun die Drehung mit einer Beugung. In der Endstellung der Drehung, die Sie 10 Sekunden halten, bewegen Sie den Kopf leicht nach oben und unten. Oder Sie belassen das Kinn in der Doppelkinn-Stellung. Vielleicht gelingt es Ihnen sogar, Ihr Schlüsselbein mit dem Kinn zu berühren. ❸

Steigerung 2: Schwingen Sie den Rumpf nach links und rechts, während Sie geradeaus schauen. Das darf rhythmisch schwungvoll geschehen. Wenn es im Nacken etwas schmerzt, machen Sie behutsam weiter. Meist lässt der Schmerz allmählich nach. Nur wenn der Schmerz anhält oder sogar zunimmt, sollten Sie mit dieser Übung aufhören. ❹

Wenn der Nacken nur in einer Richtung Beschwerden macht, betonen Sie diese Problemrichtung beim Schwingen.

Testen Sie nach den Übungen Ihre Nackenbeweglichkeit beim Drehen. Merken Sie, dass die Drehung des Kopfs nun deutlich leichter, sanfter und weiter ausfällt?

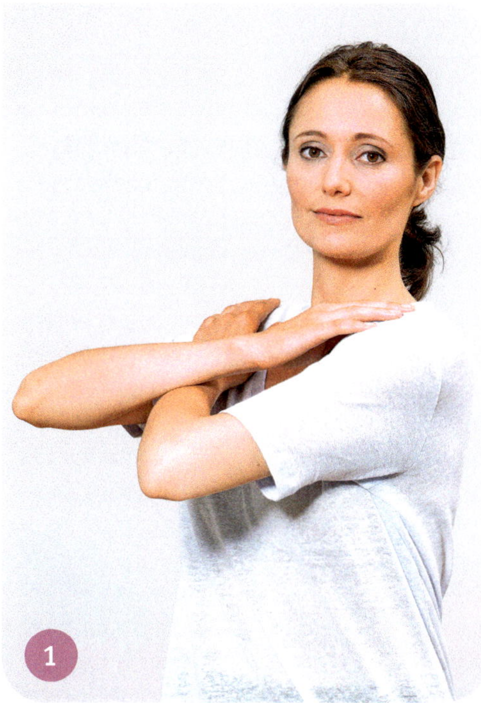
1

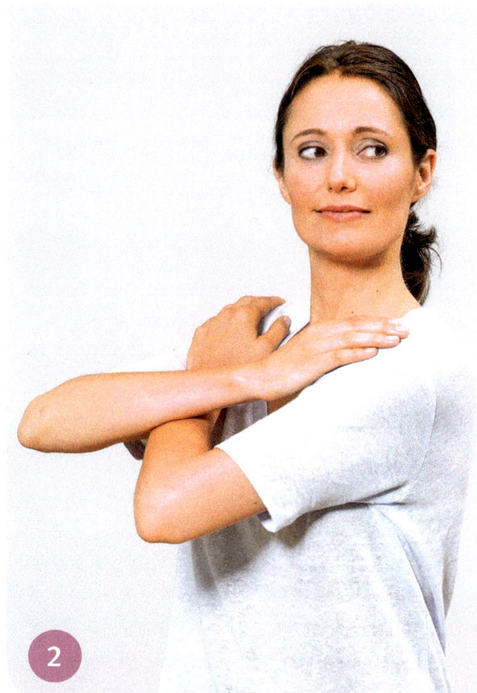
2

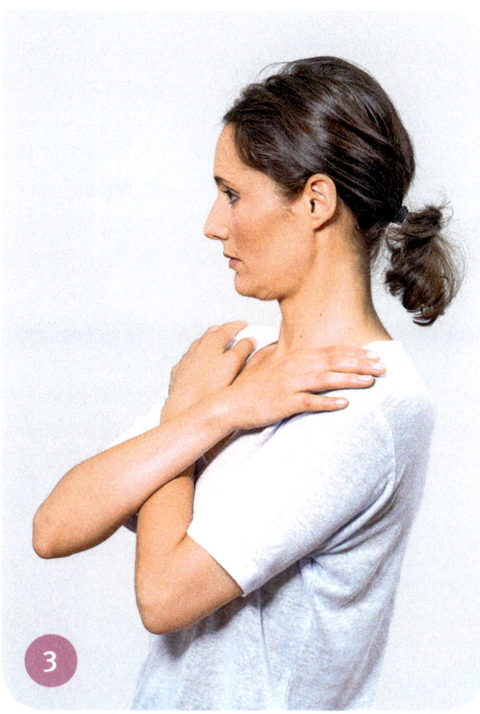
3

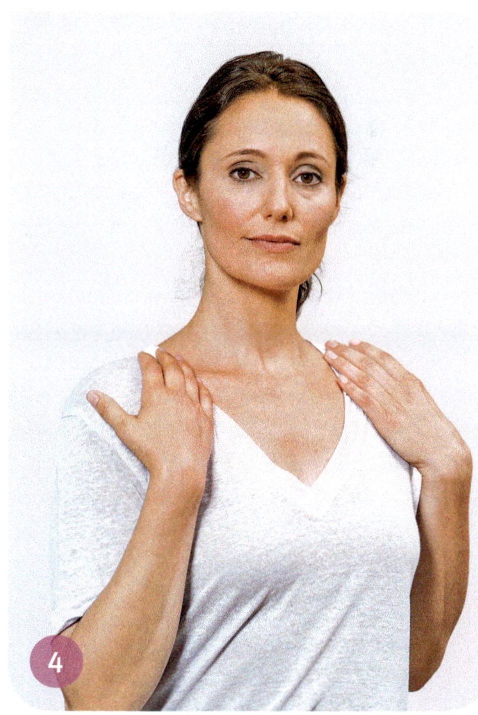
4

Kombinationsübung für die obere HWS

Sie können die vorherige Übung auch im Stehen an der Wand ausführen und etwas erweitern.

Legen Sie beiden Hände verschränkt in den Nacken und halten Sie Ihre Ellenbogen vor dem Gesicht nah zusammen. Ober- und Unterarme zeigen nach vorne. So fixieren Sie Ihren Nacken und können nur die oberen Wirbel noch gut bewegen. Ihre Zungenspitze liegt wie immer am harten Gaumen.

Beginnen Sie mit der Basis-Übung: Machen Sie ein leichtes Doppelkinn und vermeiden Sie die beschriebenen möglichen Fehler. In der Doppelkinn-Stellung drehen Sie nun den Kopf. Konzentrieren Sie sich auf Ihren Hinterkopf an der Wand. Wenn Sie sich nach links drehen, rutscht der Kopf an der Wand nach rechts. ❶

Nun kommen die Augen ins Spiel. Beim Drehen des Kopfs nach links schauen Sie auch so weit wie möglich nach links. Das hilft, die Drehbeweglichkeit der HWS zu verbessern.

Abschließend können Sie hier auch variieren: Schauen Sie beim Kopfdrehen nicht zur selben Seite, sondern geradeaus. Wiederholen Sie alle Ausführungen 3- bis 5-mal. Testen Sie anschließend Ihre Drehbeweglichkeit wieder. Können Sie sich weiter drehen? Tut es weniger weh? Super, aber es wird noch besser: Schauen Sie beim Kopfdrehen nun in die entgegengesetzte Richtung. Das ist nicht ganz einfach, weil unnatürlich, aber gerade deshalb ist diese Trennung im biologisch verankerten Bewegungsmuster oft sehr hilfreich, um den Nacken zu lockern.

Variante mit Handtuch: Eine weitere Variation zur Verbesserung der Nackendrehung: Statt die Hände im Nacken zu verschränken, nehmen Sie ein Handtuch und falten es 2-mal längs. Legen Sie das gefaltete Tuch in den Nacken und ziehen Sie die Enden unterhalb des Kinns nach vorne.

Drehen Sie nun den Kopf gegen den Widerstand des Handtuchs in die eingeschränkte Drehrichtung. Wie immer ist die Zungenspitze am harten Gaumen platziert. Halten Sie die Endstellung 10 Sekunden. ❷

Drehen Sie den Rumpf, während Sie mit beiden Händen das Handtuch und den Kopf stillhalten und geradeaus schauen. ❸

Beide Variationen können Sie um Augenbewegungen erweitern: Bei der Kopfdrehung schauen Sie entweder in dieselbe oder in die entgegengesetzte Richtung.

Wiederholen Sie die für Sie beste Variante 2-mal und testen Sie danach Ihre Drehbeweglichkeit. Wenn Ihnen die Übung hilft, können Sie sie gerne mehrmals täglich ausführen und vor allem dann, wenn Beschwerden auftreten.

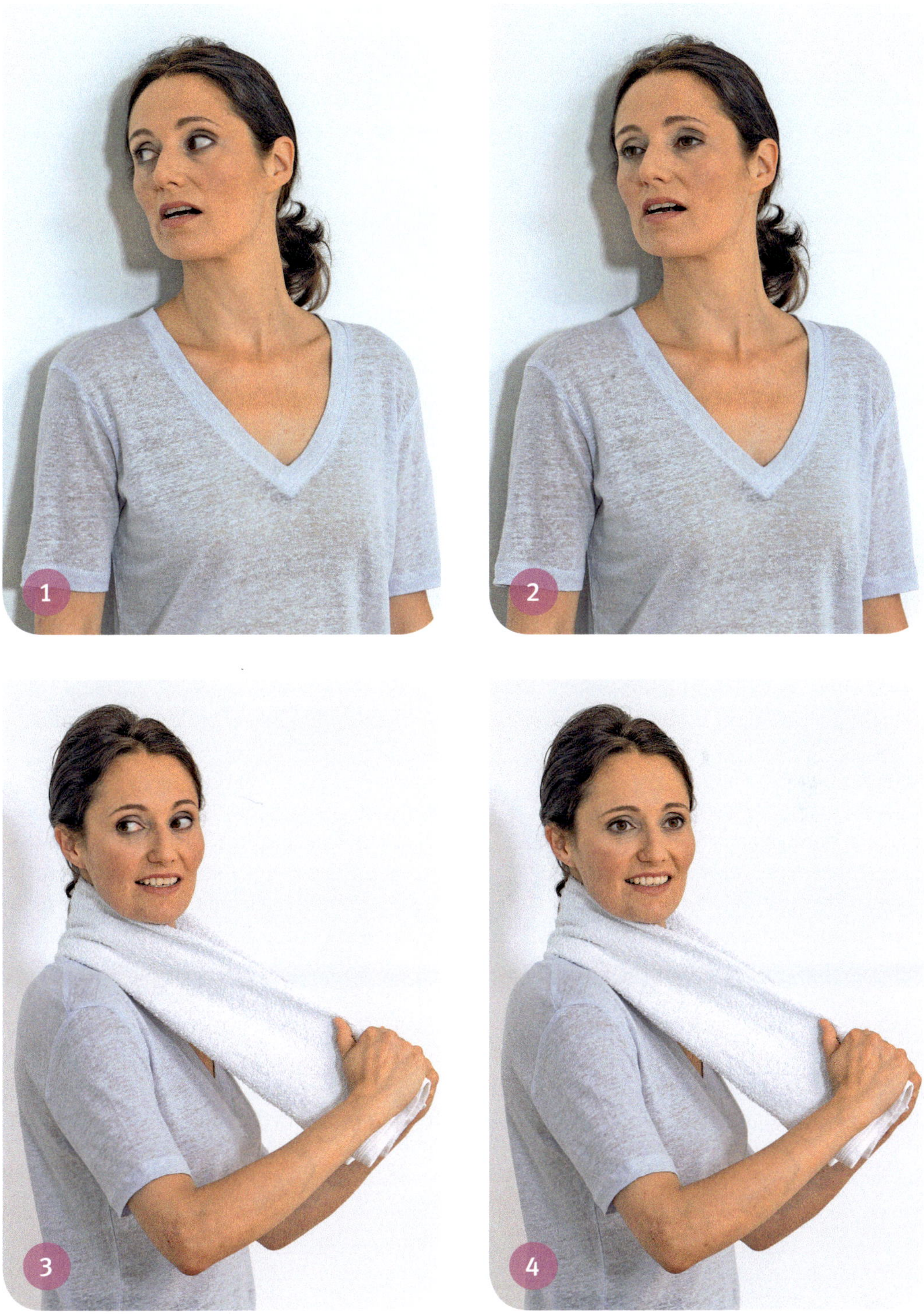
1
2
3
4

Brustwirbelsäule

Bei einer schlechten Haltung mit vorgeschobenem Kopf fällt normalerweise auf, dass die Brustwirbelsäule (BWS) zu rund ist und eventuell sogar die Schulterblätter abstehen. Oftmals ist die BWS nicht nur rund, sondern zusätzlich auch noch zu steif.

Korrigierende Übungen für die obere Halswirbelsäule, die wir Ihnen im vorherigen Kapitel beschrieben haben, sind weniger effektiv, wenn die Brustwirbelsäule (BWS) zu rund bleibt. Deshalb folgen nun zwei Strategien für die Streckung der Brustwirbelsäule.

Manche jüngeren Patienten, vor allem Frauen, sind in der BWS nicht steif, zeigen aber dennoch einen Rundrücken. Dann ist vermutlich die Ausdauerkraft der Rückenstrecker unzureichend. Diese Beschwerden sind typisch, wenn man viel am Schreibtisch sitzt und Stuhl und Tisch nicht die richtige Höhe haben. Hier ist Ergonomie und Haltungskorrektur angezeigt. Beweglichkeitsübungen helfen hier nicht sehr viel, stattdessen müssen die Muskeln spezifisch trainiert werden. Dafür gibt es zahlreiche Optionen und Sie können sich aussuchen, was Sie mögen. Hauptsache, Sie tun es, und zwar ausreichend intensiv. Isoliert im Liegen diese Muskeln, ohne funktionelle Aktivität, anspannen kann wenige Patienten begeistern. Auch Gewichte stemmen muss man mögen, außerdem trainiert es weniger die erforderliche Ausdauerkraft der Rückenstrecker. Es geht tatsächlich nicht um Maximalkraft. Ausdauerkraft und eine gute Haltung sollten hier Hand in Hand gehen.

Ballett und Tanz sind dagegen hervorragend geeignet. Qigong, Tai-Chi und verschiedenen Yoga-Formen sind ebenfalls hilfreich. Hauptsache, Sie tun es gern, es macht Spaß und Sie überfordern sich anfänglich nicht. Nordic Walking und Schwimmen können ebenfalls empfohlen werden. Selbstverständlich bieten sich auch klassische Gymnastik-Kurse an.

Radfahren ist dagegen weniger geeignet. Es macht den Rundrücken häufig noch runder und überstreckt die obere Halswirbelsäule noch mehr. Nicht empfehlen heißt aber nicht gleich verbieten. Wenn adäquate Ausgleichsübungen durchgeführt werden, müssen Sie Ihr Hobby nicht aufgeben.

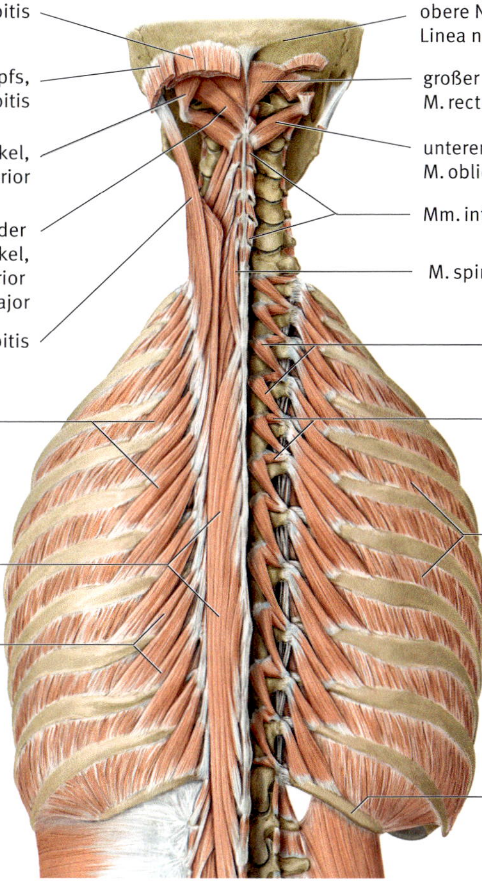

Die Brustwirbelsäule mit Muskeln und Nerven

Übung zur Verbesserung der Beweglichkeit

Legen Sie sich in Rückenlage auf einen harten Volley-, Hand-, Fuß- oder einen klassischen Gymnastikball (16 cm), fest aufgepumpt, bzw. auf eine Faszienrolle. Stützen Sie sich mit den Händen neben Ihrem Körper ab, heben Sie Ihr Gesäß leicht an und rollen Sie mit der BWS über den Ball, um die verspanntesten oder schmerzhaftesten Wirbel zu finden und zu bearbeiten. ❶ Wenn Sie eine schmerzhafte Stelle gefunden haben, legen Sie das Gesäß am Boden ab und verschränken Ihre Hände im Nacken. Ihre Ellbogen zeigen nach oben in Richtung Decke. In dieser Position federn und wippen Sie nun Ihren Oberkörper sanft auf dem Ball. Atmen Sie tief ein und aus und wenn die Bewegung bzw. der Druck unangenehm ist, machen Sie eine kleine Pause, in der Sie einfach auf dem Ball liegen. ❷

Rollen Sie so nach und nach den Bereich zwischen Nacken und Lendenwirbelsäule aus. An allen schmerzhaften Stellen verweilen Sie und üben durch die leichten Bewegungen etwas mehr Druck aus. Wippen Sie hier ruhig 10-mal auf und ab und kehren Sie bei Bedarf auch an manche Stellen zurück und bearbeiteten Sie sie erneut.

Oftmals schmerzen vor allem die oberen und unteren Brustwirbel. Das könnte wieder einmal mit dem Nervensystem zusammenhängen. Das Rückenmark im oberen Brustwirbelbereich hat Einfluss auf dem Kopfbereich. Das untere Ende des Rückenmarks befindet sich im Wirbelkanal auf Höhe der oberen Lendenwirbel. Wenn Sie den Übergang des unteren Brust- und oberen Lendenwirbelbereichs mit dem Ball oder der Rolle bearbeiten, werden Sie auch in der Becken- und Beinregion Entspannung bemerken.

Variante 1: Statt den Kopf mit den im Nacken verschränkten Händen zu halten, können Sie auch Ihre Ellbogen hinter dem Kopf umgreifen und Ihren Kopf so auf den Unterarmen ruhen lassen. ❸

Variante 2: Sie können die Übung noch mehr steigern, indem Sie beide Arme vollkommen hinter Ihrem Kopf ausstrecken. Die Hände greifen ineinander. In dieser Position sollten Sie allerdings nicht unbedingt auf dem Ball federn, sondern besser in der Endstellung verweilen. ❹

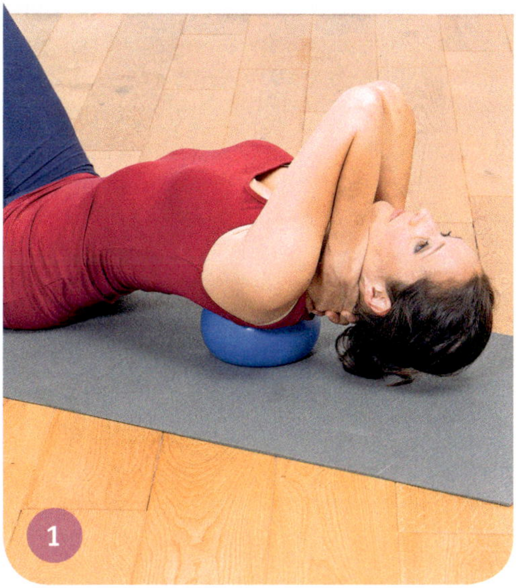
1

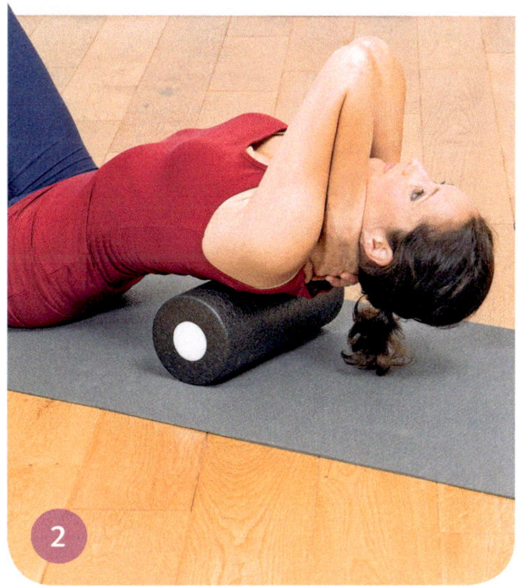
2

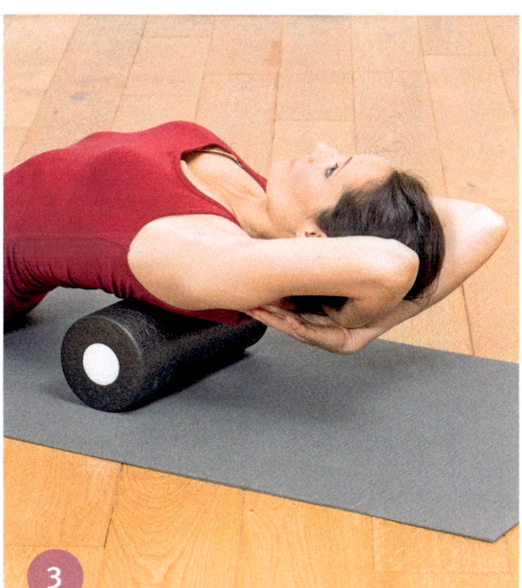
3

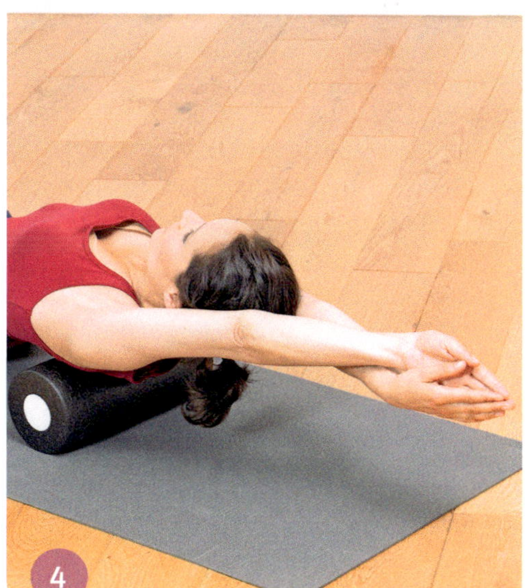
4

B8-Tape: Brustwirbelsäule

Taping kann Ihre Bemühungen um die Verbesserung der Haltung wunderbar unterstützen. Mentaler Druck, ein Rundrücken durch Erkrankungen, mangelndes Selbstbewusstsein, üppiger Busen, es gibt viele Gründe, warum die Brustwirbelsäule zuerst rund, später steif wird und oft Schmerzen bereitet. Körperliches, mentales oder auch Entspannungstraining ist unerlässlich. Dieses Tape ist eine einfache Unterstützung, denn es trainiert die Rückenstrecker fast automatisch.

Die drei Tapes in mehr oder weniger Längsrichtung über den Scheitelpunkt des Rundrückens können nur von einem Partner angelegt werden.

Tape

- Anzahl: 3
- Form: I
- Breite: 5 cm
- Zug: deutlich
- Dauer: bis 7 Tage

Anleitung Setzen Sie sich mit aufgerichtetem Becken (abgeflachtem Hohlkreuz) und aufgerichtetem Brustkorb auf einen Hocker. Bald spüren Sie, dass Ihre Muskeln keine Ausdauer haben. Ihre steifen Wirbel machen sich so deutlich bemerkbar. Oder positionieren Sie sich im Vierfüßlerstand (auf Händen oder Ellbogen und Knien mit dem Gesäß nah an den Fersen), die Brustwirbelsäule maximal zum Boden durchgestreckt. Die Länge der 3 Tapes beträgt ca. 15–25 cm, je nach Körpergröße und Länge des Rundrückens. Reißen Sie die Klebefolie der Tapes mittig durch.

1. Basis: Ihr Partner legt die Mitte der Tapes in Längsrichtung der Wirbelsäule an. Tape 1 und 2 liegen an der Wirbelsäule an, lassen aber die Spitzen (»Dornfortsätze«) frei.
2. Verlauf und Ende: Ihr Partner zieht die ersten beiden Tapes mit deutlichem Zug, während Sie tief ausatmen, senkrecht nach oben und unten. Tape 3 wird darüber-, genau mittig in Längsrichtung über die Wirbelsäule, geklebt. Tape 3 verläuft präzise über diesen Knochen und festigt damit auch die ersten beiden Tapes.

Alternative Anlage

3. Basis 1 und 2: Ihr Partner legt die Mitte der Tapes etwas schräg nach links bzw. nach rechts über die steifen, herausragenden Spitzen an.
4. Ihr Partner zieht diese beiden ersten Tapes mit deutlichem Zug, während Sie tief ausatmen, schräg nach oben und unten. Tape 3 ist genau wie vorher beschrieben.

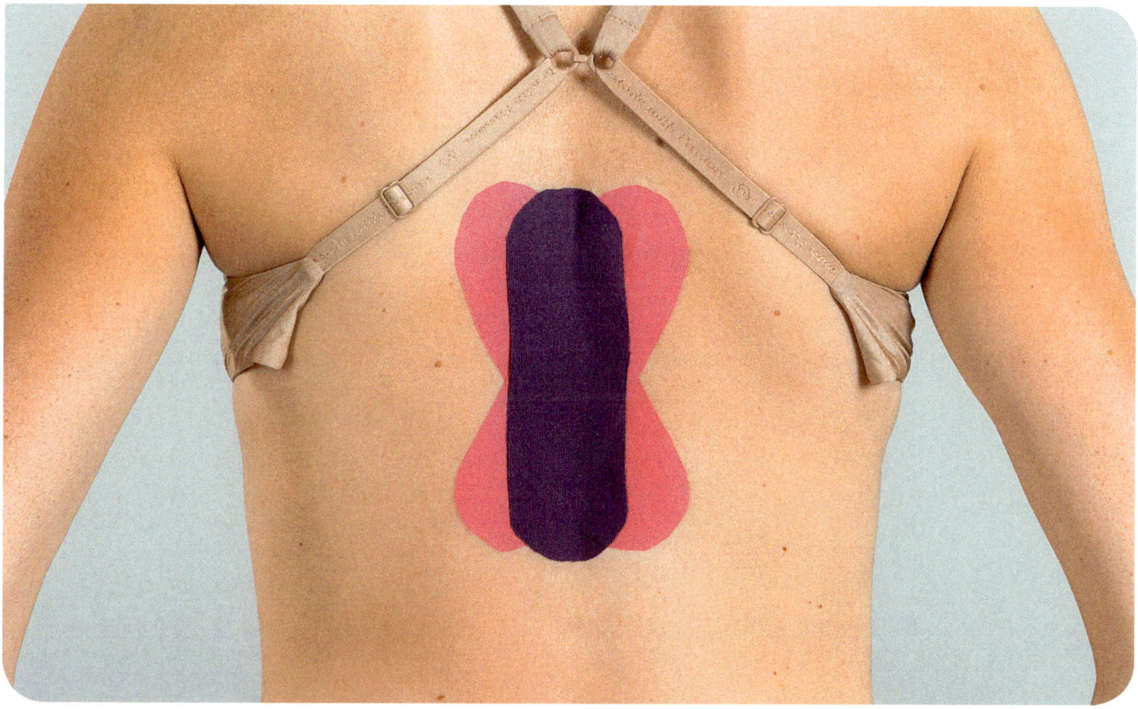

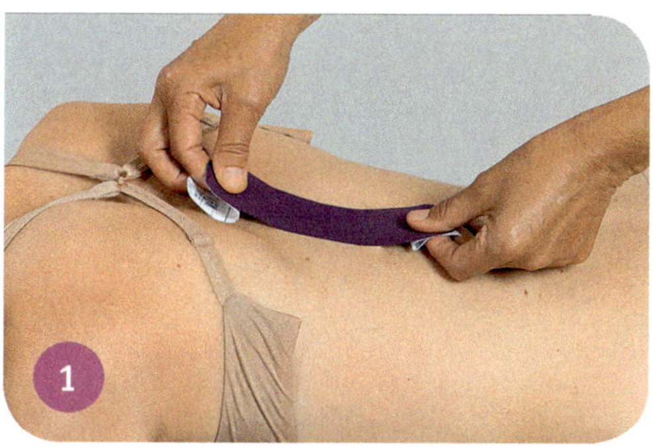
1

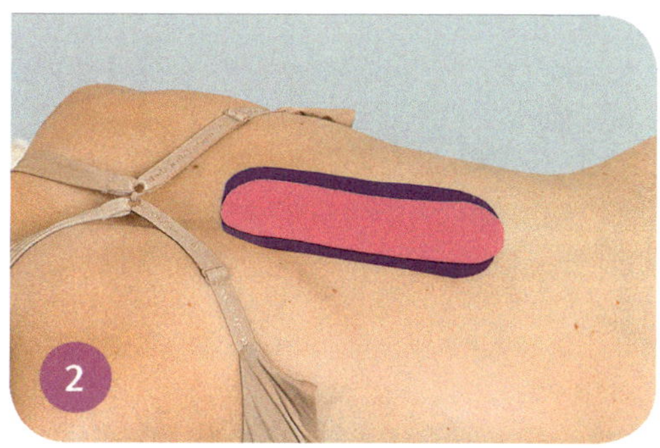
2

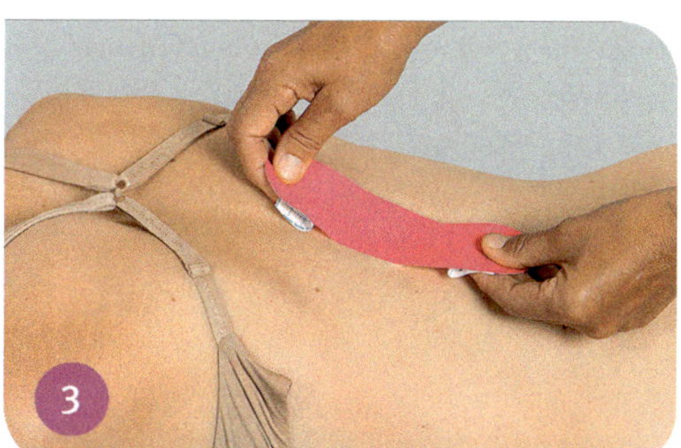
3

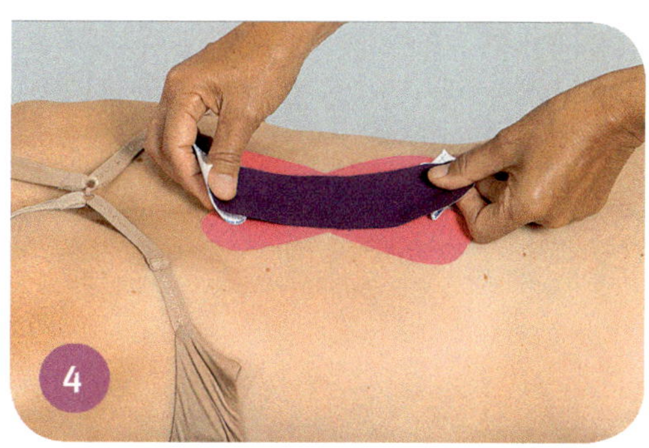
4

Übergang Hals- zu Brustwirbelsäule

Der Übergang von der HWS zur BWS, der zervikothorakale Übergang, ist ebenfalls häufig zu rund und zu unbeweglich.

Dieser Hals-Brust-Übergangsbereich mit den ersten beiden Rippen ist schwieriger zu beeinflussen und bedarf oft der Therapie und der präzisen Anleitung zur Selbsttherapie. Wichtige Nervenstränge, nicht nur für CMD- und Stresspatienten, verlaufen am Hals vorne und in Längsrichtung hinunter zur Brusthöhle und dringen an der Innenseite der ersten Rippe vorbei in den Brustkorb ein – wie der Vagusnerv – oder aus dem Brustkorb heraus – wie der sympathische Grenzstrang. Beide Nervenstränge sind Bestandteil des autonomen Nervensystems und könnten bei nicht optimalem Funktionieren eine Rolle bei Beschwerden im Kopfbereich und bei Stress spielen.

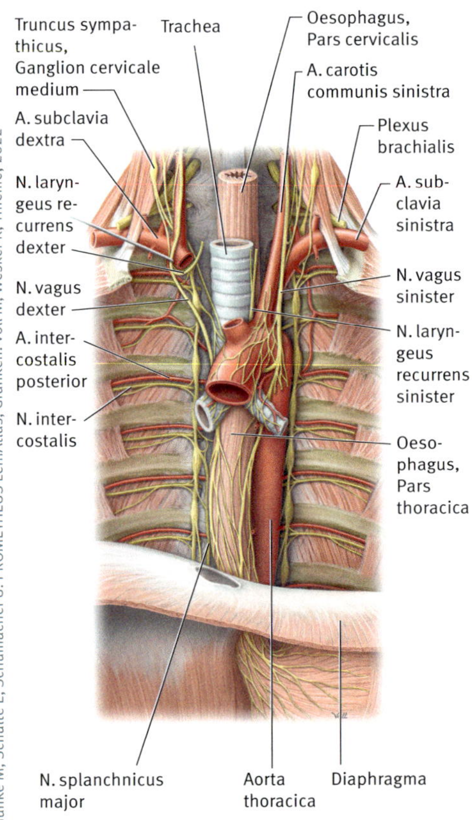

Schünke M, Schulte E, Schumacher U. PROMETHEUS LernAtlas, Grafiken: Voll M, Wesker K; Thieme; 2022

» Der zervikothorakale Übergang von Hals- zu Brustwirbelsäule

Übung 1

Für die erste Übung legen Sie sich in Rückenlage über eine Bettkante, ein stabiles Tischende oder über die Armlehne Ihres Sofas. Kopf und Nacken sind vollständig über der Kante. Halten Sie, wenn Sie möchten, Ihre Hände verschränkt hinter Ihrem Kopf.

Machen Sie ein Doppelkinn und halten Sie diese Position während der Übung. Lassen Sie Kopf, Nacken und obere Brustwirbel langsam über die Bett-, Tisch- oder Armlehnkante in Streckrichtung sinken. ❶

Variante mit Partner: Eine zweite Person kann hier behilflich sein: Sie hält mit einer Hand und einem Unterarm Ihren Kopf und Nacken unter Kontrolle. Mit der anderen Hand drückt sie den oberen Teil des Brustbeins nach unten. Die Finger dieser Hand halten den Unterkiefer in Position. ❷

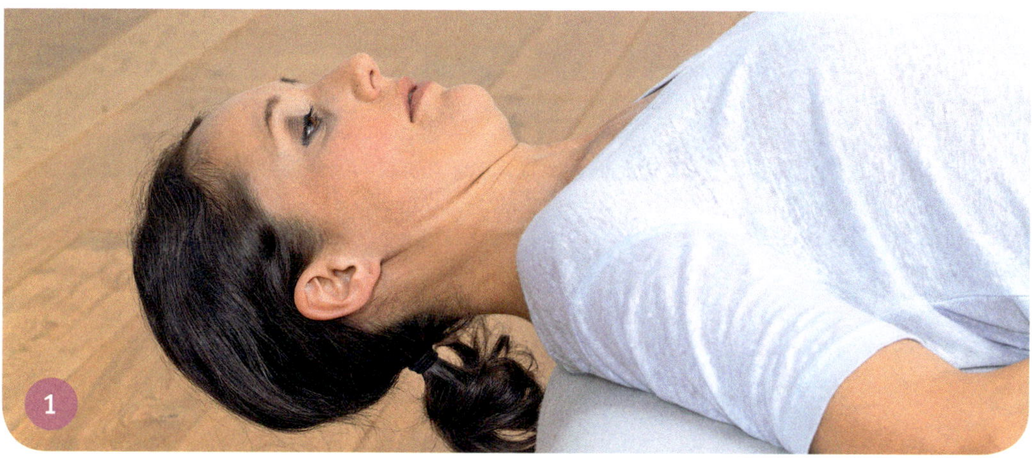

1

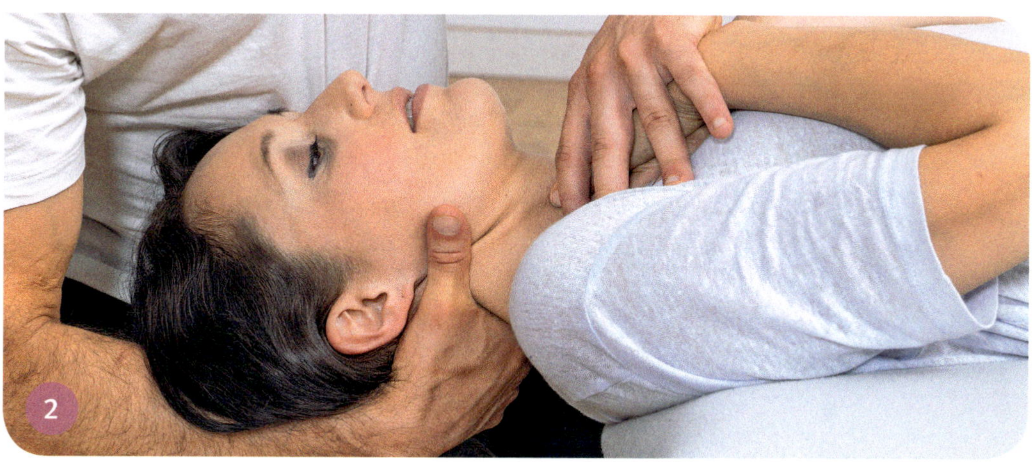

2

Übung 2

Wenn dies anfänglich zu schwierig ist, kehren Sie zurück zur ersten Übung für die tiefen Nackenbeuger im Stehen an der Wand (Seite 48).

Während Sie die Doppelkinn-Stellung halten, verlagern Sie Ihr Gewicht nach vorne, damit sich beide Schultern von der Wand lösen. Nun spüren Sie ein Ziehen, eine Dehnung im hinteren Nacken-Brust-Übergangsbereich. ❶ Diese Empfindung sollten Sie auch beim Üben im Liegen hervorrufen können. Halten Sie die Doppelkinn-Position und heben Sie Ihr Brustbein etwas. Es ist schwerer, weil die tiefen Nackenbeuger sich gegen die Schwerkraft behaupten müssen. Jetzt zeigt sich, ob Sie diese Muskeln schon ausreichend trainiert haben.

Variante 1: Wenn Ihnen diese Übung schwerfällt, können Sie sich in Rückenlage ein kleines Kissen unter die runde Brustwirbelsäule legen. Nehmen Sie auch hier die Doppelkinn-Stellung ein. ❷ Spüren Sie das leichte Ziehen hinten im Nacken? Bleiben Sie einige Zeit liegen, bis das Ziehen nachlässt.

Variante 2: Um den Effekt der Übung zu verstärken, können Sie mit zusätzlichem federnden Druck arbeiten. Verschränken Sie Ihre Hände im Nacken, Ihre Daumen liegen vorne am Hals und zeigen in Richtung Schlüsselbeine. Spüren Sie den unteren Halswirbelknochen unten dem Daumen und drücken Sie ihn sanft. Leichte Schmerzen sind vollkommen in Ordnung, tut die Übung allerdings zu sehr weh, sollten Sie einen Arzt aufsuchen. ❸

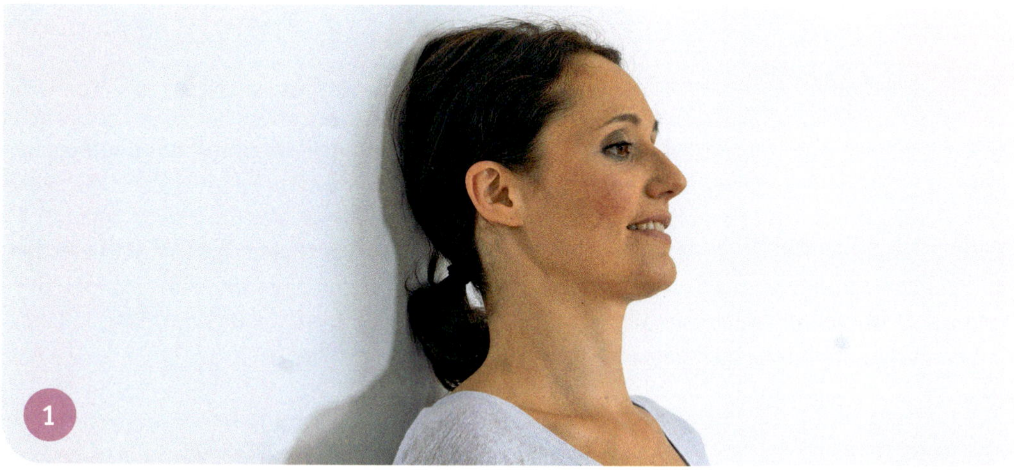

1

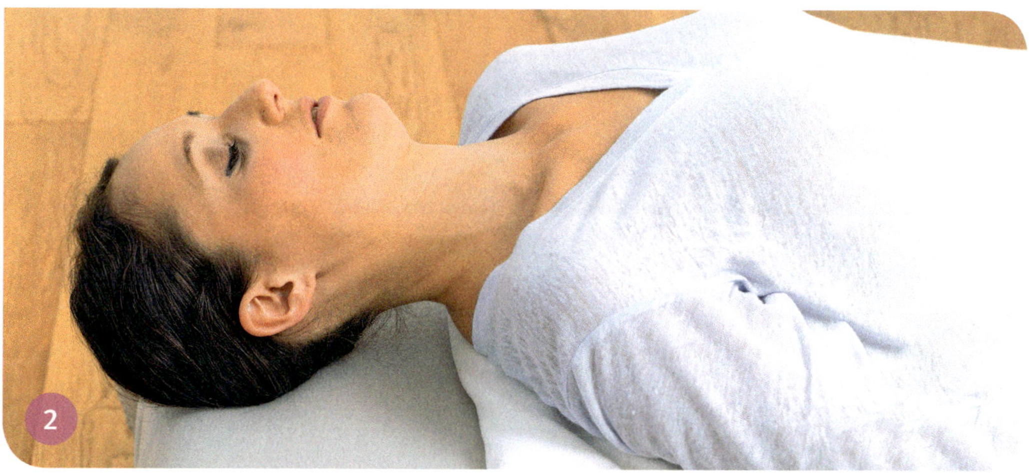

2

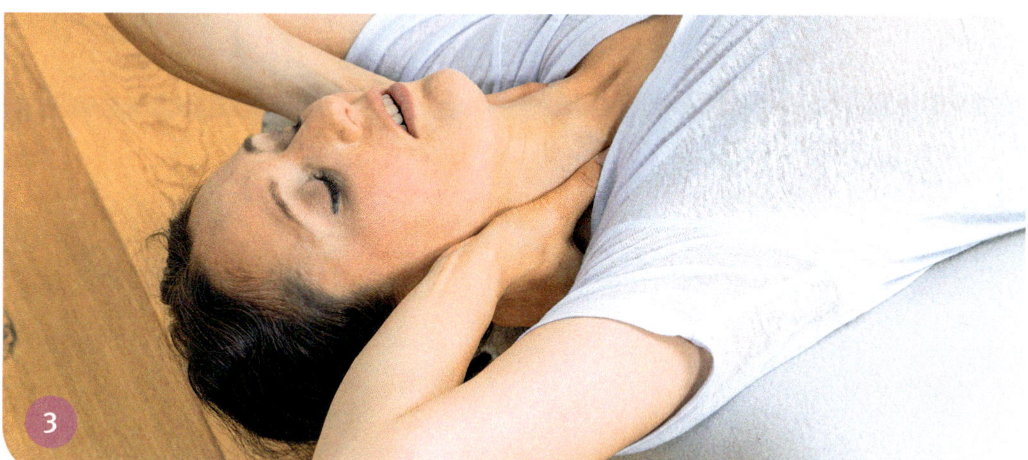

3

H3-Tape: Halswirbelsäulen-Beugung und -Streckung

Wir Menschen verhalten uns unserer Halswirbelsäule (HWS) gegenüber nicht gerade liebevoll. Eine Überlastung durch eine dauerhafte Fehlhaltung im Arbeitsalltag ist üblich. Vor allem akuten Schmerzen behindern das Beugen. Anhaltende Nackenbeschwerden bereiten öfters Schmerzen beim Strecken.

Tape

- Anzahl: 2–3
- Form: I
- Breite: 5 cm
- Zug: deutlich (oder leicht)
- Dauer: bis 7 Tage

Anleitung Von den H3-Tapes gibt es mehrere Variationen, je nachdem, welche Schmerzen vorherrschend sind. Zum Abmessen und Anlegen durch Ihren Tape-Partner stützen Sie Ihren Kopf so ab, dass Sie gerade keine Schmerzen verspüren.

1. wenn vor allem das Kopfbeugen schmerzt: Ein Tape-Ende wird zwischen dem rechten Schulterblatt und den Knochen der Brustwirbelsäule angelegt und mit deutlichem Zug nach oben bis kurz vor die Haargrenze gezogen. Im Nacken nimmt die Zugstärke etwas ab. Das zweite Tape wird in gleicher Weise auf der anderen Seite angelegt. Der Tape-Anfang wird auf den Anfang des ersten Tapes geklebt.
2. Zur Verstärkung des Effekts können Sie noch ein horizontales Tape anlegen. Die Mitte ist die Basis des Tapes, die ohne Zug auf den Anfang der beiden vertikalen Tapes geklebt wird. Das Tape wird dann mit deutlichem Zug zur rechten bzw. linken Schulterecke gezogen.
3. Wenn das Nach-oben-Schauen Schmerzen bereitet: Basis, Verlauf und Ende: Basis und Anfangsverlauf sind wie bei 1 beschrieben. Das Tape wird jedoch über den Nacken-Schulter-Winkel nach vorne gezogen und das Ende wird ohne Zug vorne unten auf der Halswirbelsäule geklebt.
4. Zur Stabilisierung der Anlage und für (noch) mehr Aufrichtung wird ein Tape mittig über die Brustwirbelsäule mit Zug von unten nach oben angelegt.

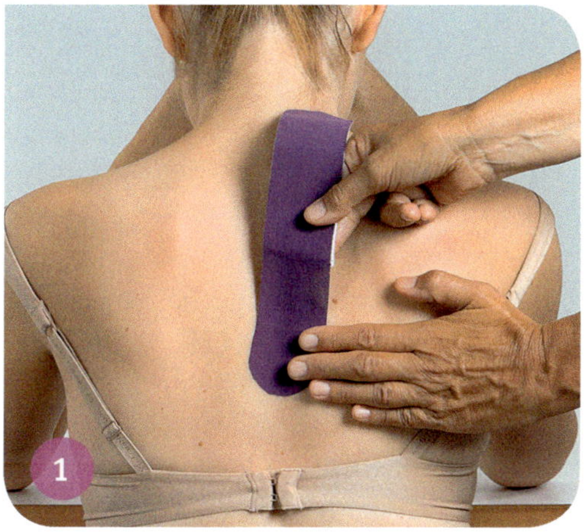
1

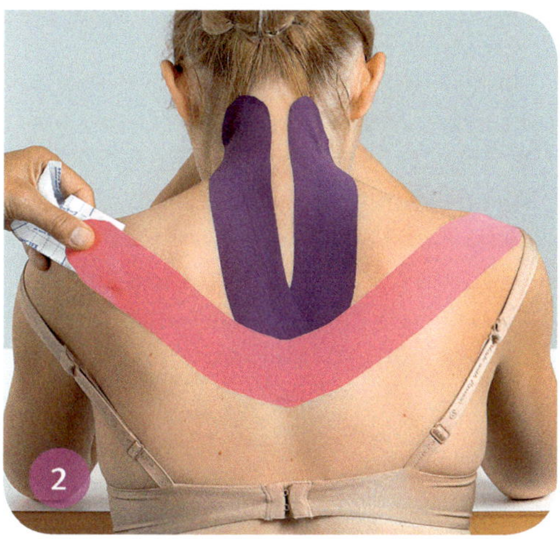
2

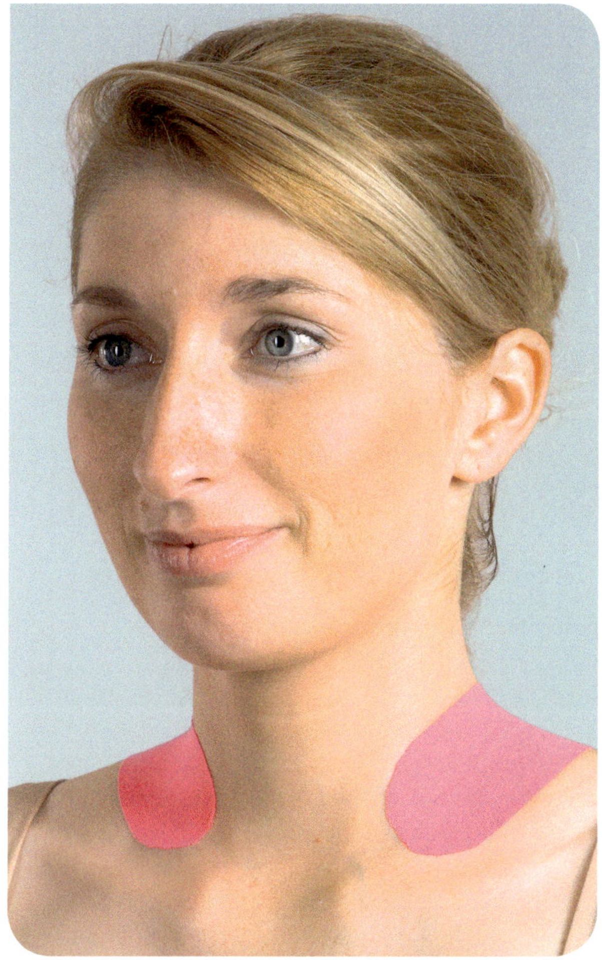

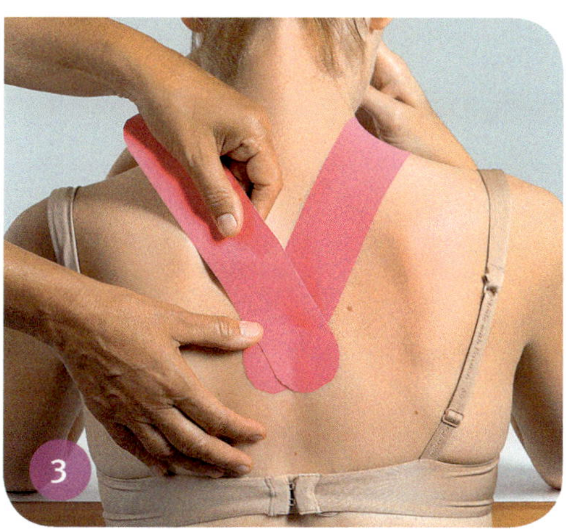
3

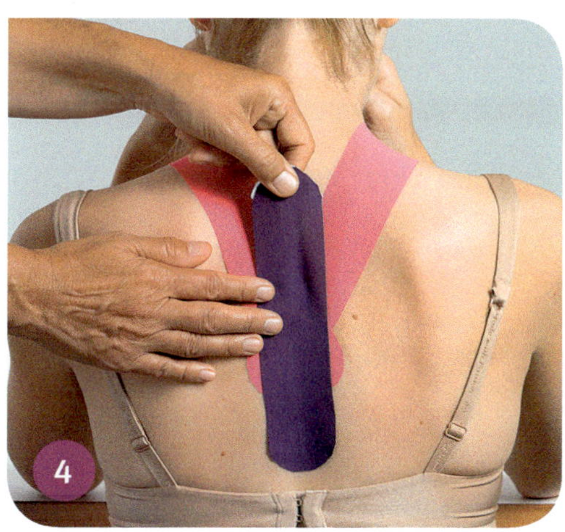
4

E3-Tape: erste Rippe

Die ersten Rippen legen sich wie eine Halskette beidseitig um unseren Nacken. Sie bilden den Übergang vom Hals zum Brustkorb und schließen diesen nach oben hin wie ein Deckel ab. Die erste Rippe kann durch falsche Haltung, z. B. am Schreibtisch, Beschwerden verursachen wie Kopfschmerzen, Nackenschmerzen oder Kribbeln in den Fingern.

Tape

- Anzahl: 2 (einseitig) oder 4 (beidseitig)
- Form: I
- Breite: 5 cm
- Zug: deutlich
- Dauer: bis 7 Tage

Anleitung Ihr Partner misst für Tape 1 die Länge von der Brustwirbelsäule zur Höhe des unteren Teils des Schulterblatts über den Nacken-Schulter-Winkel zum Dreieck des inneren Schlüsselbeins und vorderen schrägen Halsmuskels. Und für Tape 2 die Länge vom oberen Bereich des Brustbeins, am Hals entlang nach hinten bis zum ersten Knochen unterhalb des Nackens. Schneiden Sie beide Tapes ¼ kürzer als gemessen ab.

1. Basis 1: Ihr Partner klebt ein Tape-Ende ohne Zug mittig zwischen den Schulterblättern. Das Tape zeigt dabei zum Winkel der Nacken-Schulter-Linie. Halten Sie ab jetzt den Kopf etwas zur Seite geneigt.
2. Verlauf und Ende 1: Dann wird das Tape während einer tiefen Ausatmung mit deutlichem Zug von der Brustwirbelsäule über den oberen Kapuzenmuskel, so nah wie möglich an der Nackenlinie, zum Dreieck Schlüsselbein und vorderem schrägem Halsmuskel geklebt.
3. Basis 2: Ein Ende wird mittig auf das Brustbein geklebt und, während des Ausatmens, das Tape hoch zum Schlüsselbein an der betroffenen Seite gezogen.
4. Verlauf und Ende 2: Das Tape wird mit deutlichem Zug weiter hochgezogen und über den herausragenden Wirbelknochen am Übergang vom Nacken zum Brustkorb (der letzte Halswirbel und der erste Brustwirbel) geklebt.

Wenn Sie beidseitig Beschwerden an der ersten Rippe haben, können Sie das gleiche Tape auch auf der anderen Seite anlegen lassen.

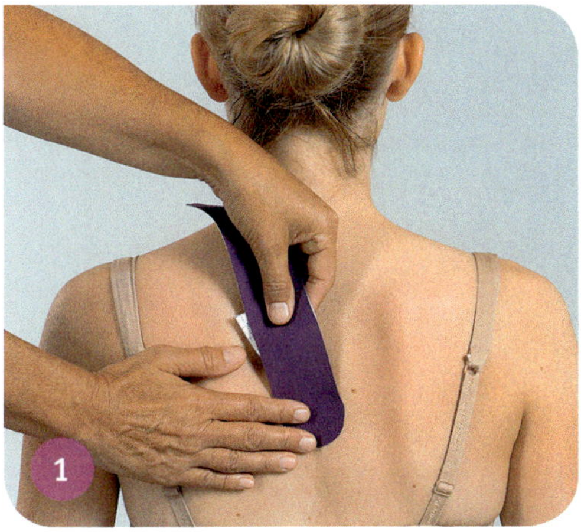

1

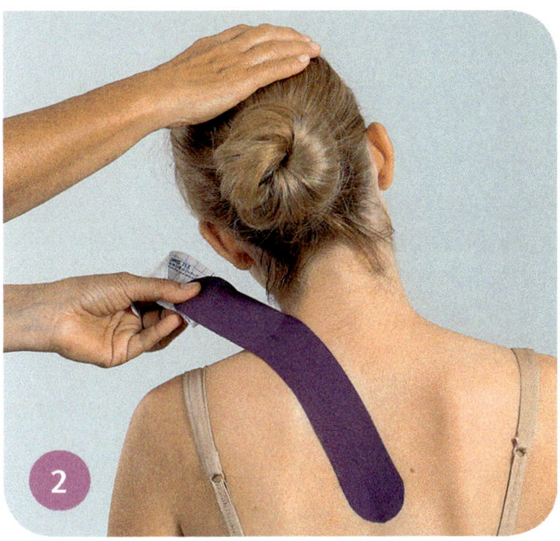

2

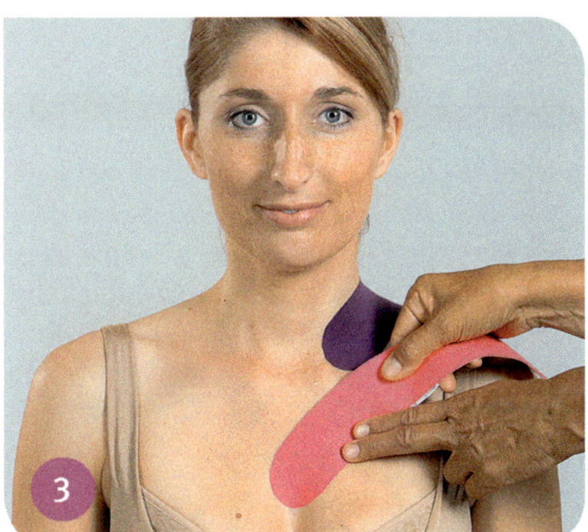

3

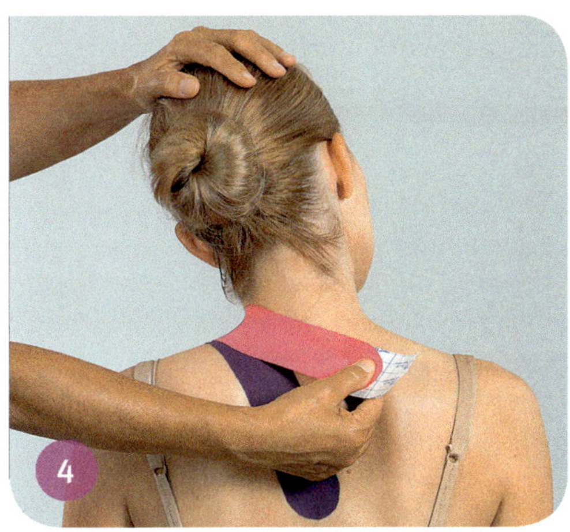

4

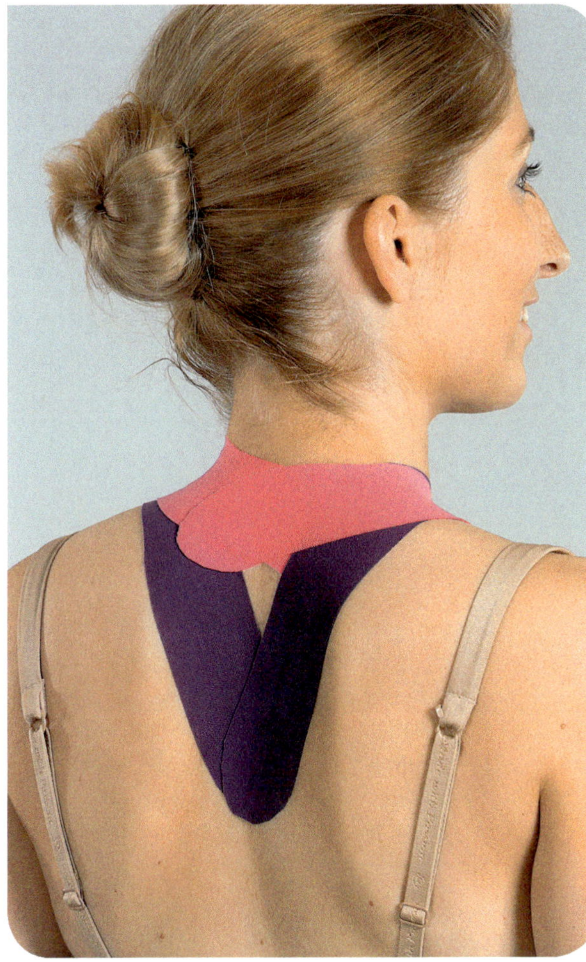

Muskeln

Die vielen kleinen und größeren Muskeln im Kopf-Nacken-Bereich brauchen Behandlungen, Entspannung bzw. Training. Viele Muskelgruppen zeigen Schmerzen, Verspannungen, Schwächen und Dysbalancen.

Muskelbeschwerden treten bei CMD viel häufiger als Kiefergelenkbeschwerden auf und Muskeln sollten in den allermeisten CMD-Fällen in das Selbsthilfeprogramm aufgenommen werden. Mit den Maßnahmen (Techniken, Übungen, Taping) für das Kiefergelenk haben Sie vor allem am passiven Subsystem gearbeitet. Mit den Übungen und Tape-Anlagen für die Wirbelsäule sind Sie schon voll im Kontrollsubsystem: Beeinflussung der Abläufe im peripheren und zentralen Nervensystem. Nun kümmern wir uns um Ihre verspannten und schmerzhaften Muskeln und Faszien: um die Strukturen des aktiven Subsystems.

Die Muskeln lassen sich in Bezug auf eine craniomandibuläre Dysfunktion in bestimmte Gruppen einteilen. Das ermöglicht eine systematische Untersuchung und Behandlung. Einige Muskeln wurden schon bei vorherigen Übungen erwähnt. Das zeigt, dass die drei Subsysteme integral miteinander zusammenspielen.

Muskelgruppen, die bei CMD-Beschwerden eine Rolle spielen können:

- Kaumuskeln
- Hals- und Nackenmuskeln
- mimische Muskeln
- Zunge, innere Zungenmuskeln
- Zunge, äußere Zungenmuskeln
- Zungenbeinmuskeln
- Rachen- und Kehlkopfmuskeln

Kaumuskulatur

Muskelschmerzen treten bei der craniomandibulären Dysfunktion am häufigsten auf. Studien belegten, dass vier von fünf CMD-Patienten muskuläre Beschwerden haben. Die Kaumuskeln sind in den allermeisten Fällen die schmerzhaftesten Muskeln. Diese vier paarigen Muskeln, alle mit mehreren Anteilen, sind für den Akt des dreidimensionalen Kauens (Mahlen) zuständig und sind dazu kräftige Mundschließmuskeln.

Die Ursachen sind meistens einfach herauszufinden.

Längeres Kauen ist selten oder nie die Ursache für muskuläre Beschwerden. Langes Kauen (30- bis 50-mal je Bissen) ist in unserer Gesellschaft sowieso selten geworden. Allerdings ist es sehr gesund. Langes Kauen beruhigt, das Essen schmeckt besser, wenn die Speicheldrüse länger arbeitet, und langes Kauen hilft der Verdauung und dem Hormonsystem. Hierauf gehen wir später noch genauer ein.

Häufige Ursachen von Kaumuskelschmerzen sind eher Zahn- und Kauflächenkontaktstörungen oder nächtliches, übermäßiges Knirschen und Pressen (Bruxismus). Zahnärzte und Kieferorthopäden stellen hier die Diagnose und initiieren die geeignete Therapie, beispielsweise Zähne abschleifen bzw. aufbauen, eine Entspannungsschiene für die Nacht (Bissführungs- und Entspannungsschiene, BFE-Schiene). Hilfreich sind aber immer auch ergänzende Entspannungsmaßnahmen.

Zähneknirschen und-pressen hat primär eine physiologische Funktion. Die Zähne nach vorne zu schieben oder aufeinanderzudrücken, verhindert das Zurückfallen des Unterkiefers im Schlaf. Dadurch verhindert oder vermindert es das Schnarchen oder, im Extremfall, Atemaussetzer im Schlaf.

Nur wenn Bruxismus exzessiv ist und Zähne stark abgeknirscht werden, die Kaumuskeln schmerzen, beim Aufwachen ebenfalls Kopf-

Die vier gepaarten (beidseitigen) Kaumuskeln im Unterkiefer

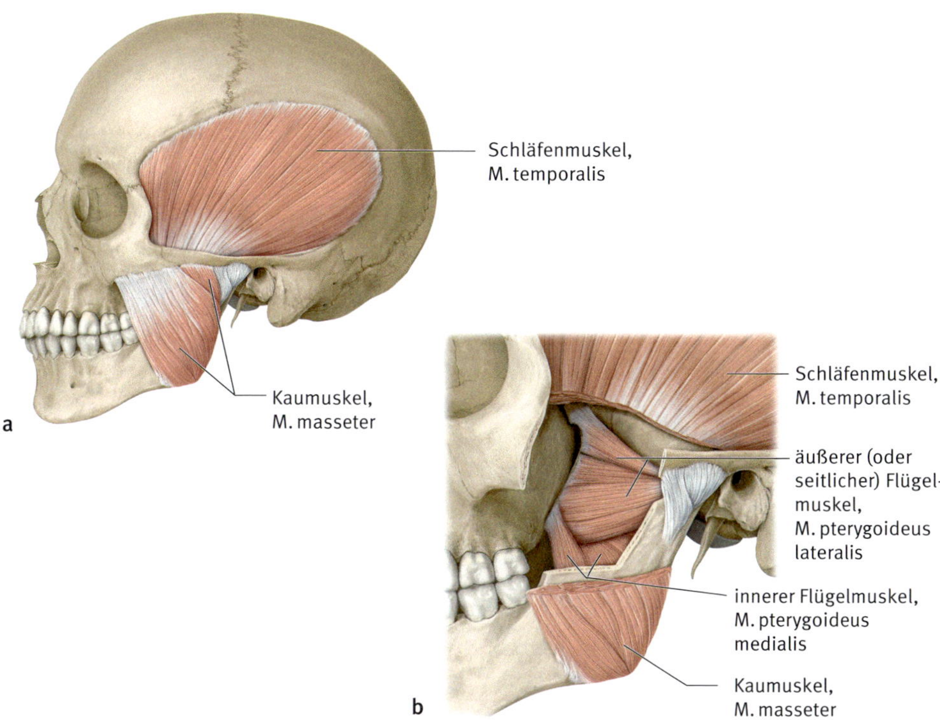

bzw. Nackenschmerzen bestehen oder auf die Zunge bzw. Wangen-Innenseite gebissen wird, spricht man von einer Parafunktion, einem krankhaften und unwillkürlichen Übergebrauch der Kaumuskeln.

Manche Patienten haben starke Kaumuskel-Verspannungen und können dadurch ihren Mund nicht normal weit öffnen. Testen Sie es selbst: Wenn Sie Ihren Mund so weit wie möglich öffnen: Wie weit geht es? Bekommen Sie drei Fingerbreiten (nicht Fingerspitzen) zwischen die Zahnreihen oder nur zwei? Wo spüren Sie am Ende der Mundöffnung einen Druck oder Zug? Wenn Sie den Zug auf der Wange und am Unterkiefer spüren, sind es (höchstwahrscheinlich) die Kaumuskeln, die so aktiv sind, dass sie nicht loslassen, nicht entspannen können.

Zur Kaumuskulatur gehören:

- Kaumuskel, M. masseter
- Schläfenmuskel, M. temporalis
- innere Flügelmuskel, M. pterygoideus medialis
- äußerer (oder seitlicher) Flügelmuskel, M. pterygoideus lateralis

Der Kaumuskel

Wenn es, meistens beidseitig, am Unterkiefer drückt, spannt oder sticht, sind es sehr wahrscheinlich Anteile der Masseter-Muskeln (M. masseter), die die Schmerzen verursachen. Auch wenn das aktive Anspannen oder Beißen nicht immer wehtut, so lassen sich die schmerzhaften Muskelstellen dennoch ertasten (palpieren). Das ist die sicherste Befundmethode.

Tasten Sie vom Kiefergelenk, direkt vor dem äußeren Gehörgang, 2–3 cm bis zum Kieferwinkel nach unten. Der Masseter ist oftmals unnatürlich nach außen gewölbt, geschwollen (konvex). Das deutet auf vermehrte Muskelmasse hin, die durch nächtliches Knirschen und Pressen, über Monate oder sogar Jahre hinweg, entstanden ist. Auch unnatürliche, störende Kontakte der Kauflächen der großen Backenzähne können das verursachen.

In Ruhe, mit geschlossenem Mund und geschlossenen Lippen, liegen die Zähne normalerweise geradeso nicht aufeinander: Das ist die sogenannte Ruheschwebelage, die für relative Ruhe der Kaumuskeln sorgt. Wenn jedoch dauerhaft Kauflächenkontakt besteht, eventuell auch bei Unterkieferbewegungen nach vorne und seitlich, werden die Kaumuskeln automatisch aktiviert. Das Gehirn interpretiert den Kontakt als Startsignal zum Kauen.

Häufig treten beim Ertasten der Problemstellen Schmerzen auf, die auch ausstrahlen: Dabei handelt es sich um Triggerpunkte. Diese Schmerzverbreitungsmuster sind erforscht, bekannt und helfen die Beschwerden zu verstehen.

Typische Schmerzverbreitungsmuster des Kaumuskels

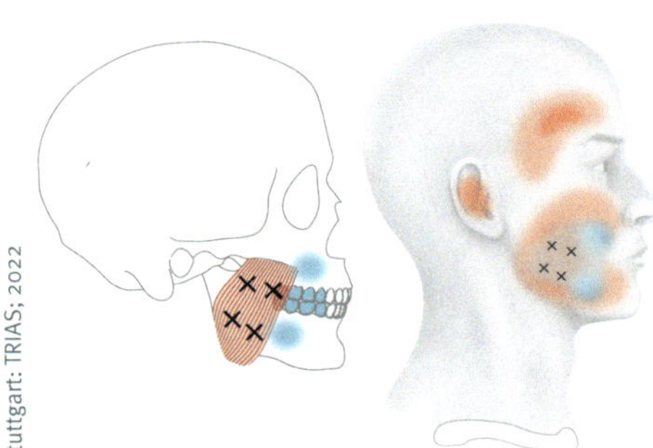

Gautschi R. Triggerpunkte & Faszien. 1. Aufl. Stuttgart: TRIAS; 2022

Neben örtlichen Muskelschmerzen im Kiefer treten auch häufiger Kopfschmerzen (sogar Migräne), Ohrgeräusche (Tinnitus), Sehstörungen (Lichtblitze) oder eben auch Zahnschmerzen auf.

Der Masseter besteht aus drei Anteilen. Der oberflächige Anteil ist auf der Wange, auch von innerhalb des Mundes, zu ertasten. Viele Patienten weisen eine gewölbte Wange auf: Der Muskel ist durch unbewusste und unerwünschte Überaktivität gewachsen. Den tieferen Anteil des Muskels findet man am unteren Rand des Jochbogens. Der dritte und tiefste Teil lässt sich nicht ertasten.

Der Masseter lässt sich gut und mit vielen verschiedenen Griffen und Techniken massieren, tapen und mit dem Entspannungsmassageprogramm eines Elektrotherapiegeräts (Compex, Cefar) behandeln. ❶

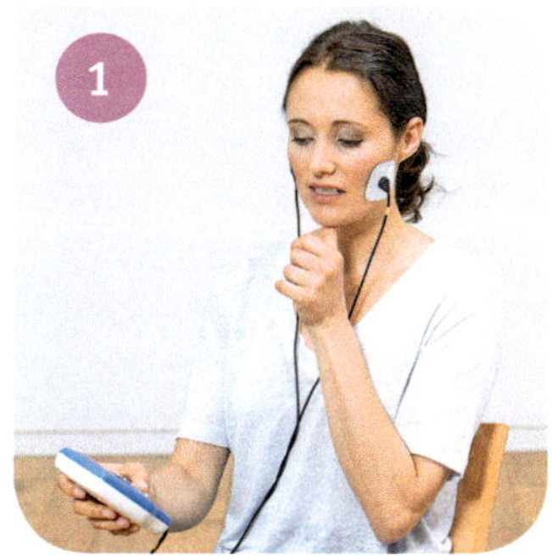

Massage

Drücken und Kneten des schmerzhaften Masseter-Muskels mit mehreren Fingern an der Wangenaußenseite. Die Zungenspitze ist am harten Gaumen platziert. Mit dem Kinn gegen den Daumen zu drücken, hilft dabei, die Kaumuskeln zu entspannen. ❷

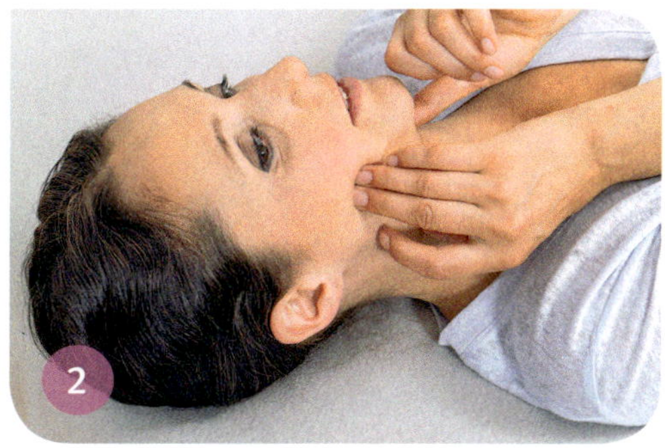

Sie können den Muskel auch mit der Daumenkuppe von innen und den anderen Fingern von außen massieren. ❸

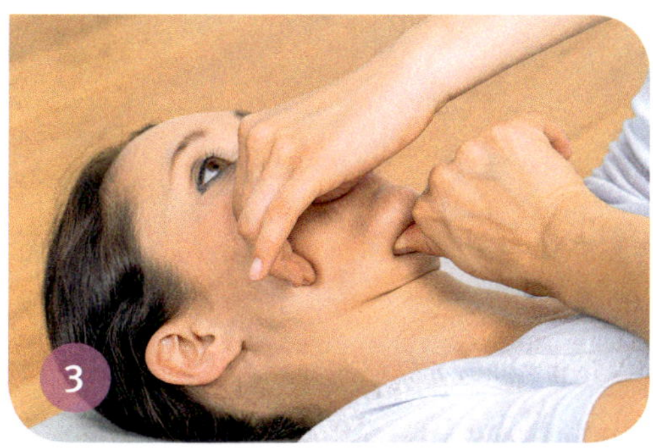

Sowohl die reine Massage von außen als auch die Behandlung von innen kann selbstverständlich auch von einem Partner ausgeführt werden. ❹

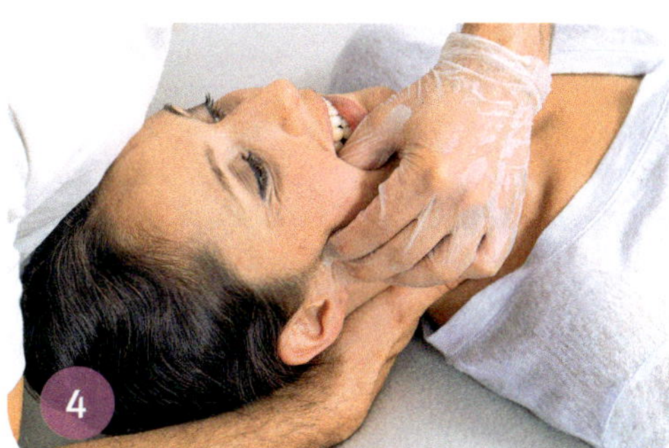

K4-Tape: Kaumuskeln

Neigen Sie dazu, nachts mit den Zähnen zu knirschen? Das kann in stressigen Zeiten, wenn Sie den Kiefer nachts intensiv und lange anspannen, dazu führen, dass Ihnen morgens oder beim Essen die Kaumuskeln wehtun. Das ist zwar nicht gefährlich – die Muskeln sind nicht verletzt, sondern nur überarbeitet und übersäuert –, aber äußerst unangenehm und störend. Eine Zahnschiene, Entspannung und Tapes können helfen. Zusätzlich könnten Sie Magnet- oder Gittertapes auf schmerzhafte Muskelstellen auf der Wange kleben.

Tape

- Anzahl: 2
- Form : i
- Breite: 2,5 cm
- Zug: ohne
- Dauer: bis 7 Tage oder nur nachts

Anleitung Setzen Sie sich vor einen Spiegel. Machen Sie Ihren Mund auf und zu und fühlen Sie, beidseitig, direkt vor dem äußeren Gehörgang, die Bewegung des Köpfchens des Unterkiefers. Vom oberhalb gelegenen Knochen, 1 cm höher, messen Sie die Tapelänge schräg zur unteren Seite der Kinnspitze und schneiden diese Tapelänge ab. Schneiden Sie das 5 cm breite Tape längs mittig durch, denn Sie brauchen 2 Tapes von 2,5 cm Breite.

1. Basis: Legen Sie ein Tape-Ende auf dem Knochen oberhalb des Unterkiefer-Köpfchens an. Das Tape zeigt dabei Richtung Kinn. Ihren Mund halten Sie dabei geschlossen oder nur 1 cm geöffnet.
2. Verlauf: Legen Sie das Tape schräg nach unten und vorne – ohne Zug! – an. Zwei Aspekte sind sehr wichtig. Das Tape darf nicht zu nah an Augenwinkel und Mundwinkel angelegt werden, da das unangenehm ziehen würde.
3. Ende: Seitlich der Kinnspitze kleben Sie das Tape bereits an der unteren Seite und das Ende ist dann gerade über der Mittellinie.
4. Kleben Sie genauso ein zweites Tape auf der anderen Gesichtshälfte. Die beiden Tape-Enden liegen unter der Kinnspitze aufeinander, wodurch die Anlage effektiver und stabiler ist.

Mit einem Trick ist die Tape-Anlage auch bei Gesichtsbehaarung möglich. Am Jochbogen kann normalerweise beidseitig einige Zentimeter auf der Haut geklebt werden. Dort ist das Tape nur 2,5 cm breit, also gehälftet. Dazwischen, über beide Wangen und Kinn, wo die Haut behaart ist, wird das Tape nicht gehälftet, sondern gefaltet und aufeinandergeklebt. »Tape-auf-Tape« erhält die Elastizität des Tapes, klebt aber nicht auf der Gesichtsbehaarung. Der Widerstand des Tapes beim Mundöffnen sorgt für die gewünschte Entspannung der Kaumuskeln.

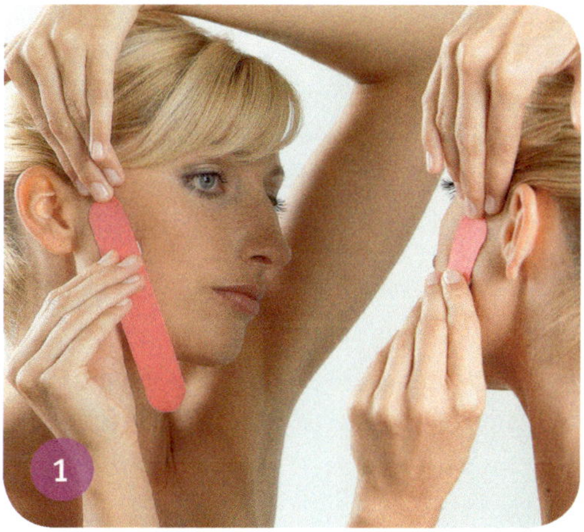
1

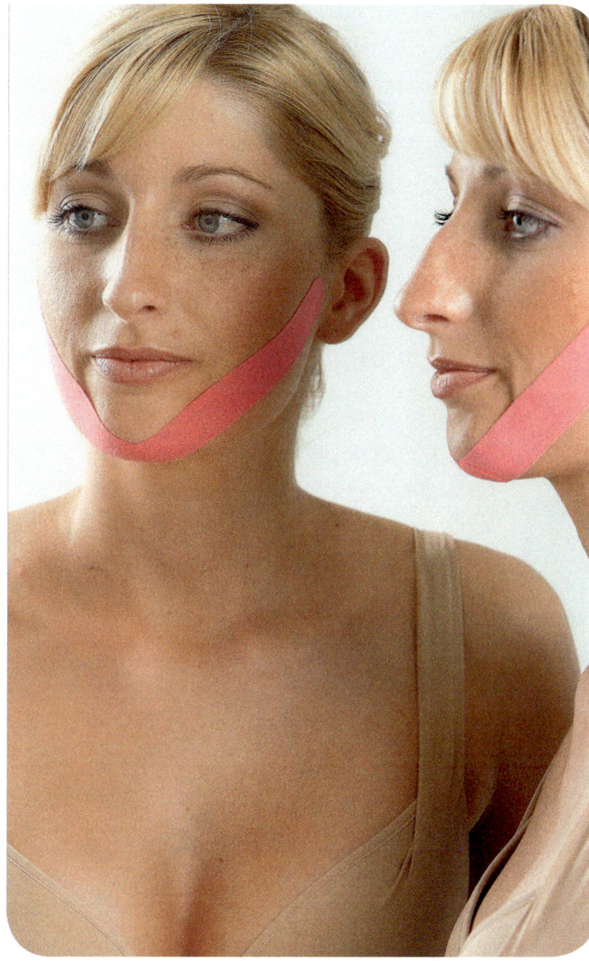

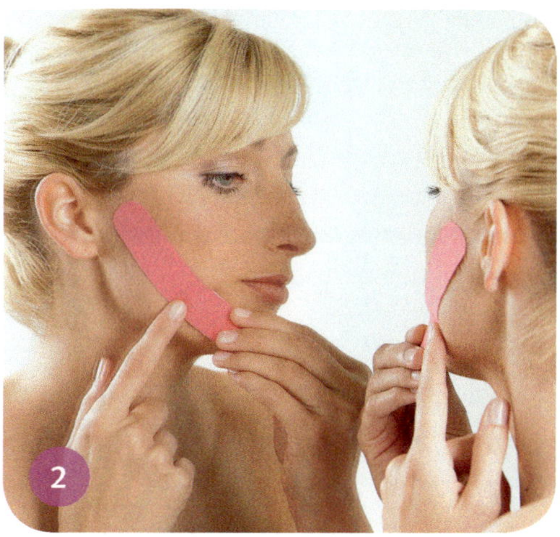
2

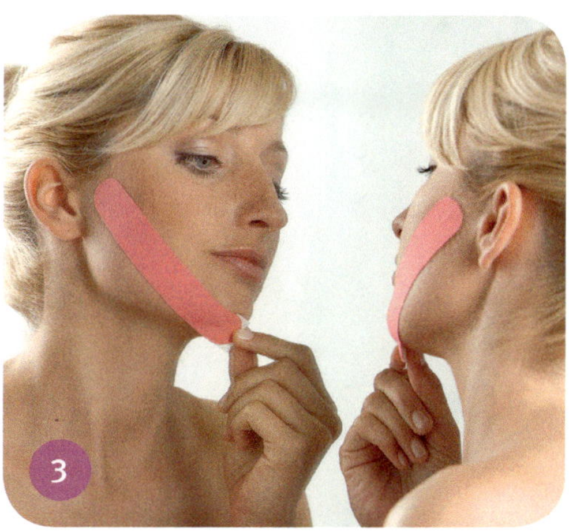
3

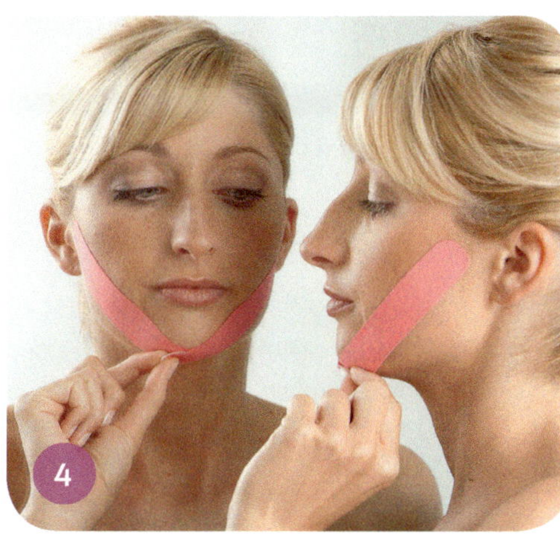
4

Der Schläfenmuskel

Der große, flache und fächerförmige Schläfenmuskel (Musculus temporalis) ist auf dem Schädel herunter bis zum Jochbogen gut zu finden, zu fühlen und zu massieren. Der Muskel ist weit größer als das Schläfenbein. Und im Verhältnis zu seinem Volumen der kräftigste Muskel unseres Körpers.

Die Problemstellen konzentrieren sich meist in einem Bereich des Muskels. Dieser Bereich ist aus irgendeinem Grund überlastet: durch störenden Zahnkontakt, durch Vor- und Rückwärtsknirschen, oder durch Pfeiferauchen. Schmerzen, die sich im Kopfbereich, zum Kiefergelenk oder zu Zähnen der oberen Zahnreihe verbreiten, sind durchaus möglich.

Massage

Die Massage zur Entspannung der Problemstellen machen Sie, normalerweise beidseitig und symmetrisch, mit zwei oder drei Fingerkuppen: Zeige- und Mittelfinger, eventuell nehmen Sie auch den Ringfinger dazu.

Noch einfacher geht das, vor allem zu Beginn, um auch weniger Schmerzen auszulösen, mit den Handwurzeln.

Dazu lehnen Sie mit den Ellenbogen auf einem Tisch und drücken mit beiden Handwurzeln von der Seite auf den Schläfenbeinmuskel. Gerne können Sie auch leicht kreisende Bewegungen ausführen.

Wie bei allen Übungen drückt auch hier die Zungenspitze an den harten Gaumen. Gerne können Sie Ihren Mund leicht öffnen und den Unterkiefer entspannt hängen lassen.

Typische Schmerzverbreitungsmuster des Schläfenmuskels

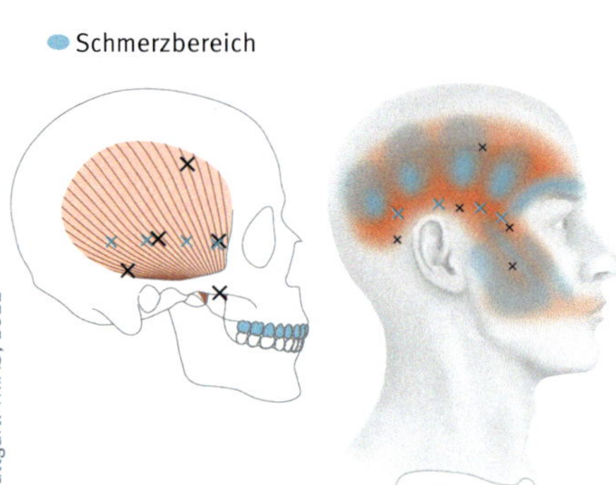

Gautschi R. Triggerpunkte & Faszien. 1. Aufl. Stuttgart: TRIAS; 2022

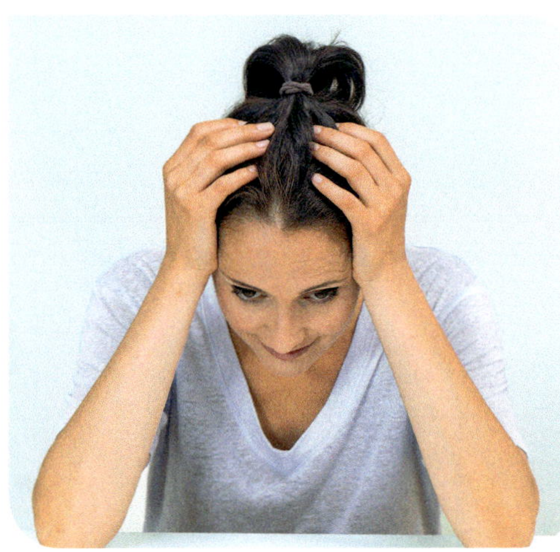

Die Flügelmuskeln

Der innere, mediale Flügelmuskel ist an seiner Ansatzstelle an der Innenseite des Kieferwinkels zu ertasten. Er liegt auf der Innenseite des Unterkiefers und verläuft parallel zum auf der Außenseite liegenden M. masseter. Auch dieser Muskel könnte beim Beißen und Kauen in der unteren Zahnreihe Schmerzen auslösen – auch bei gesunden Zähnen. Eine Massage an dieser Ansatzstelle des Muskels kann Linderung verschaffen.

Der äußere Flügelmuskel verläuft von innen-vorne (Flügelbein) nach außen-hinten (Unterkiefer unterhalb des Gelenkköpfchens). Der Muskel ist durch die Mundhöhle schwierig zu ertasten, da er von anderen Kaumuskeln überlagert wird. Schmerzausstrahlungen in Kopf und Kiefergelenk sind möglich. Da der Muskel aber selbst kaum zu ertasten ist, ist eine Eigenbehandlung nicht zu empfehlen.

Typische Schmerzverbreitungsmuster des inneren (linkes Bild) und des äußeren (rechtes Bild) Flügelmuskels

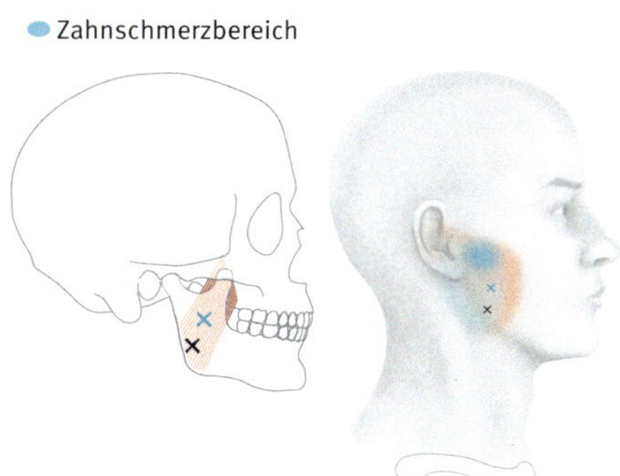

Gautschi R. Triggerpunkte & Faszien. 1. Aufl. Stuttgart: TRIAS; 2022

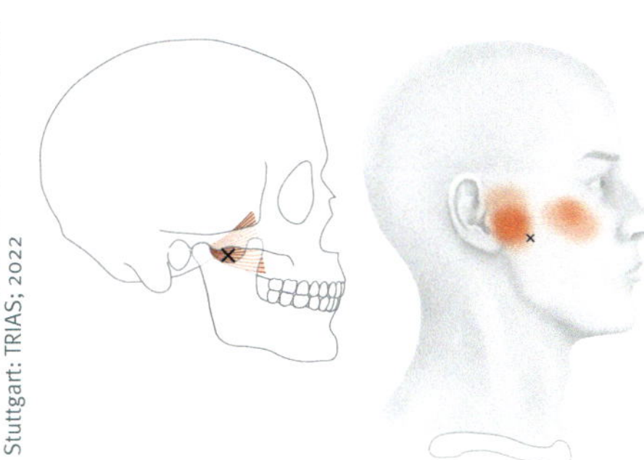

Gautschi R. Triggerpunkte & Faszien. 1. Aufl. Stuttgart: TRIAS; 2022

Massage innerer Flügelmuskel
Mit einer oder mehreren Fingerspitzen wird der untere Teil und Ansatz des Muskels bearbeitet. Drücken und kneten Sie die Weichteile zur Innenseite des Unterkieferknochens. Nach etwa 1 Minute machen Sie eine kleine Erholungspause. Wenn Sie die Massage selbst ausführen, können Sie beide Muskeln links und rechts gleichzeitig behandeln. Sollte die Massage schmerzhaft sein, können Sie auch einen Partner um Unterstützung bitten: Er kann abwechselnd linke und rechte Seite bearbeiten und mit der anderen Hand jeweils einen leichten Widerstand zur Mundöffnung geben, das entspannt die Kaumuskulatur.

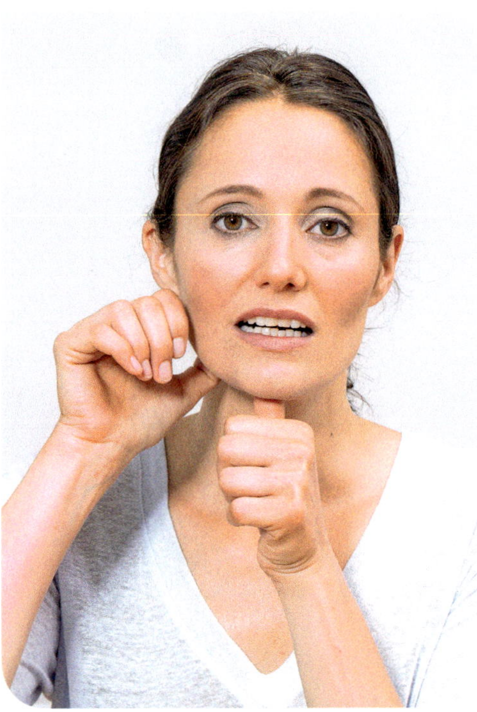

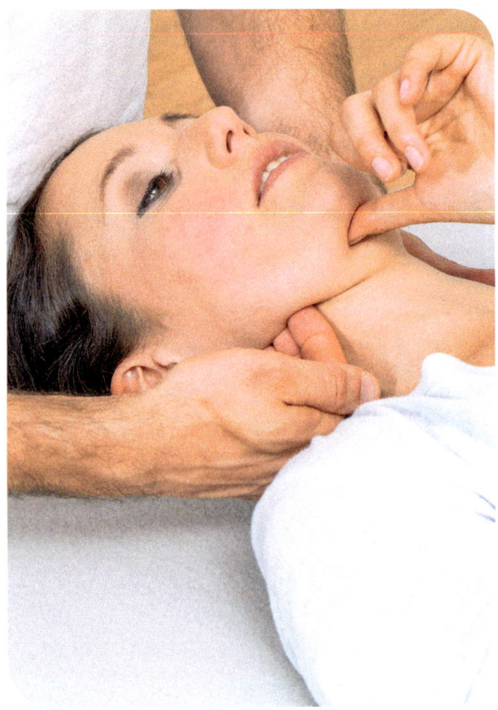

Hals- und Nackenmuskulatur

Auf die Kaumuskulatur folgen nun die Hals- und Nackenmuskulatur. Das hat einen einfachen Grund: Beim Kauen soll der Unterkiefer mahlen, der Kopf soll ruhig und stabil bleiben. Diese Aufgabe übernehmen die Hals- und Nackenmuskeln. Das erklärt auch, dass Sie nach übermäßigem nächtlichem Knirschen und Pressen am Morgen danach nicht nur Kaumuskel-, sondern auch Nackenschmerzen haben können. Behandlungen an der Halswirbelsäule können bei diesen Beschwerden ergebnislos bleiben oder nur kurzfristig helfen. Ihr Therapeut wird Ihnen empfehlen, sich mit Ihren Beschwerden beim Zahnarzt vorzustellen.

Vordere, seitliche Hals- und hintere Nackenmuskeln werden bei übermäßigem Knirschen und Pressen und auch bei Fehlhaltungen in Mitleidenschaft gezogen und verspannt. Die Zungenbeinmuskeln sind dagegen häufig schwach.

Vorne im Halsbereich:

- Kopfwender (M. sternocleidomastoideus)
- obere und untere Zungenbeinmuskeln (Mm. supra-/infrahyoidales)

Hinten im Nackenbereich:

- kurze HWS-Muskeln (Mm. semispinalis capitis, semispinalis cervicis, multifidi)
- Schulterblattheber (M. levator scapulae)
- Riemenmuskel des Kopfs (M. splenius capitis)
- oberer Kapuzen- oder Trapezmuskel (M. trapezius descendens)

Korrelierende Muskelaktivität in Hals- und Nackenmuskeln bei Kaumuskelaktionen der Masseter- und Schläfenmuskeln (Beißen, Kauen, Knirschen): All diese Muskeln können Kopf- und Gesichtsbeschwerden verur-

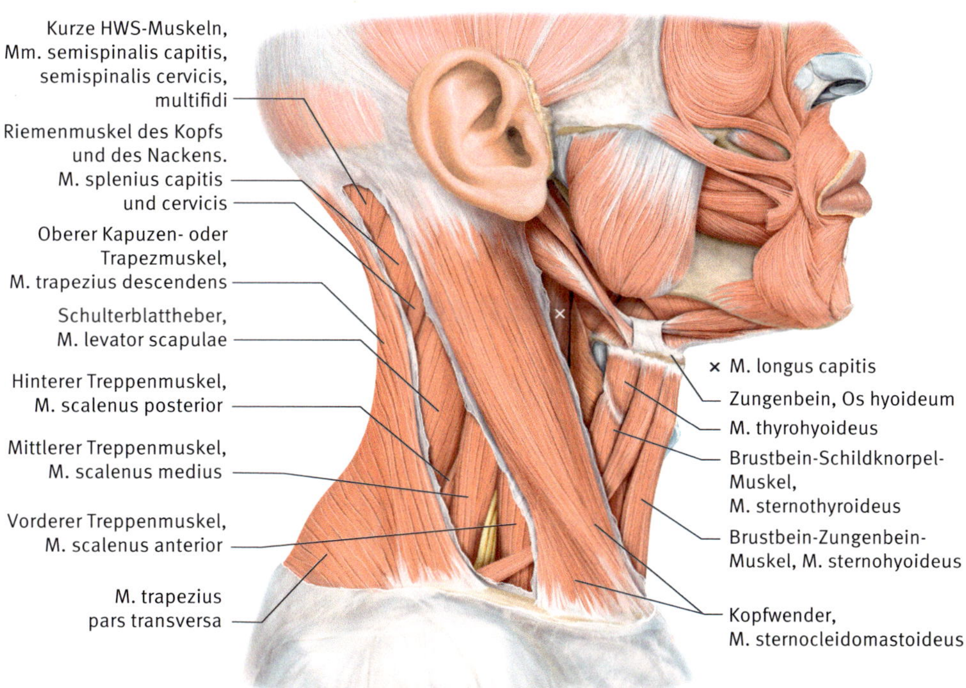

sachen. Deshalb ist eine Untersuchung dieser Muskeln unerlässlich und Behandlungen üblicherweise erforderlich.

Überlastete Hals- und Nackenmuskeln können wiederum Triggerpunkte und Verspannungen aufweisen, die im Kopfbereich Schmerzen verursachen. Ein Teufelskreis!

Neben einer erfolgreichen symptomatischen Behandlung beim Zahnarzt bzw. Therapeuten ist es für einen Dauererfolg wichtig, die möglichen Ursachen herauszufinden und ebenfalls zu behandeln. Die häufigste Ursache für Triggerpunkte ist nicht eine reine Überbelastung, sondern vielmehr eine Störung an der Wirbelsäule, die eine leichte oder stärkere Reizung der ein- und austretenden Nerven aufweisen kann oder im Rückenmark eine erhöhte Empfindlichkeit verursacht hat. Das hört sich kompliziert an, ist aber von einem spezialisierten Therapeuten einfach zu finden. Es betont die Wichtigkeit zu wissen, welche Nerven von welchen Wirbelsäulenabschnitten aus die Muskeln versorgen, und diese dann entsprechend zu behandeln.

Typische Schmerzverbreitungsmuster der beiden Bäuche des Kopfwenders

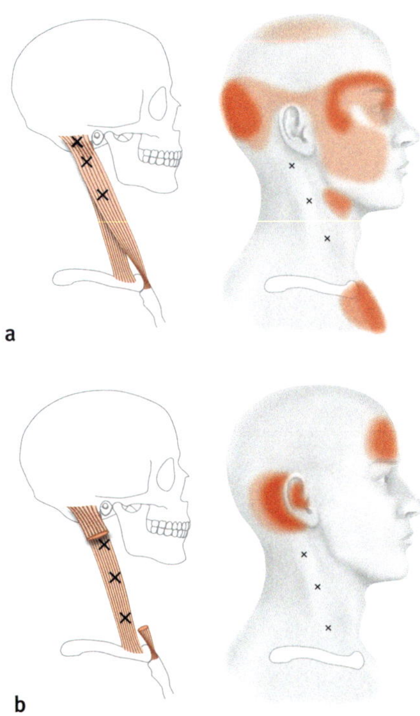

Der Kopfwender

Der Kopfwender, auch Kopfnicker genannt, steht an erster Stelle. Er ist sehr häufig überaktiv, verspannt und mitverantwortlich für Beschwerden.

Ursächlich können sein:

- übermäßiges Zähneknirschen und -pressen
- schwache tiefe Nackenbeuger
- vorgeschobene Kopfposition, z. B. durch eine Fehlhaltung bei der Arbeit
- Zahn- und Kauflächenkontaktstörungen
- Reizung verschiedener Halswirbel, z. B. nach einem Trauma durch einen Auffahrunfall
- Reizung des versorgenden Nervs

Der M. sternocleidomastoideus hat oft Triggerpunkte und Schmerzverbreitungsmuster, die einer Migräne ähneln.

Der Muskel hat zwei Bäuche (einer vom Schlüsselbein, einer vom Brustbein) und beide können mehrere Triggerpunkte aufweisen. Beide Muskelbäuche sind einfach zu ertasten und zu befunden. Geben Sie sich nicht damit zufrieden, dass Sie einen Triggerpunkt gefunden haben. Es gibt mit Sicherheit mehrere, sowohl im oberflächlichen Muskelbauch vom Brustbein als auch im tieferen Muskelbauch vom Schlüsselbein. Beide Teile treffen sich vor dem Ansatz am großen Knochenfortsatz hinter dem Ohr.

Massage

Den Muskel zwischen Daumen und Zeigefinger zu greifen ist meistens der beste Massagegriff. Sie können mit dem Griff kneifen, kneten, ziehen (dehnen), reiben. Wechseln Sie Ihre Technik ab, damit Sie nicht zu schnell müde werden. Es ist empfehlenswert, die Stellung des Kopfs zu variieren. So können manche Stellen besser erreicht und beeinflusst werden. Es kann sein, dass bei der Behandlung leichte Zugschmerzen in Richtung Kopf auftreten. Behandeln Sie nicht zu intensiv, es sollten keine anhaltenden Kopfschmerzen entstehen. Sie können den Muskel gerne auch von einem Therapeuten oder einem Partner massieren lassen. Streichungen im Muskelverlauf komplettieren die Muskelbearbeitung, sind normalerweise aber schmerzhaft und sollten in dieser Region weniger intensiv durchgeführt werden.

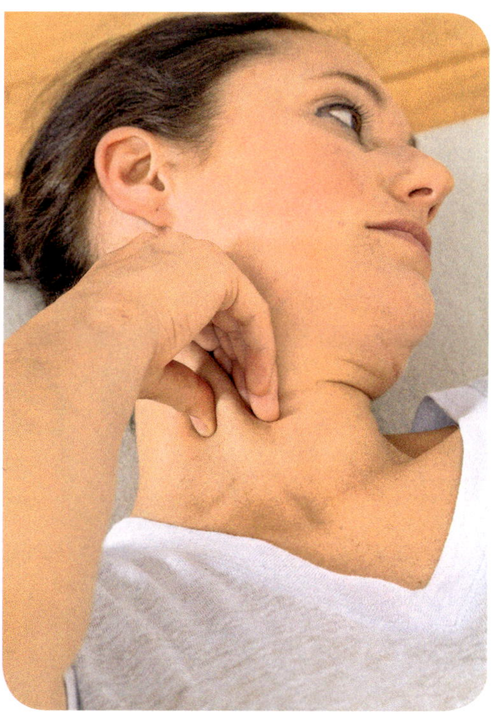

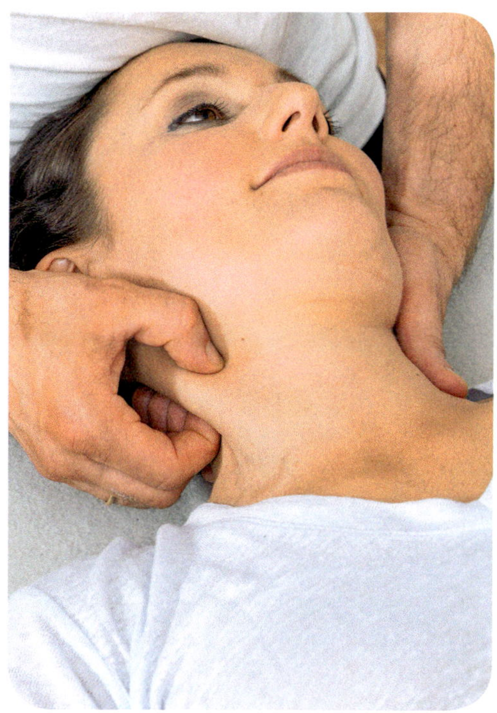

H4-Tape: Hals-Kopfwendermuskel

Der Nerv, der den M. sternocleidomastoideus und auch den nachfolgenden oberen Kapuzenmuskel versorgt, ist der 11. Hirnnerv, der Accessorius-Nerv. Dieser Hirnnerv hat zwei Anteile. Der spinale (Wirbelsäulen-)Anteil entspringt aus dem Rückenmark in Höhe der oberen sechs Halswirbel. Es sollte also stets die gesamte Halswirbelsäule untersucht und gegebenenfalls mitbehandelt werden. Taping kann dabei unterstützen.

Der Hals ist vorne sehr empfindlich. Hier wird prinzipiell ohne Zug und in halber Breite (2,5 cm) geklebt. Das Tape kann, in Kombination mit Tape-Anlagen an der Rückseite des Körpers, einen großen Beitrag zur Linderung von Kopf- und/oder Armschmerzen leisten. Wenn schmerzhafte Punkte im Muskelverlauf zu ertasten sind, können Sie diese zuerst mit Magnet- oder Gitterpflastern versorgen.

Tape

- Anzahl: 2
- Form: I
- Breite: 2,5 cm
- Zug: ohne
- Dauer: bis 7 Tage

Anleitung Setzen Sie sich entspannt vor einen Spiegel. Tasten Sie den vorderen prominenten schrägen Muskel am Hals ab. Schmerzhafte Stellen können Sie zuerst mit Magnet- oder Gitterpflaster bekleben. Messen Sie die Tapelänge vom unbehaarten Knochen direkt hinter dem Ohr über den schrägen Verlauf des Muskels zum Brustbein. Schneiden Sie das 5 cm breite Tape längs durch, denn Sie brauchen 2 Tapes von 2,5 cm Breite.

1. Basis: Kleben Sie ein Ende oben auf Ihr Brustbein, etwas schräg ausgerichtet, damit das Tape zum Halsmuskel zeigt.
2. Verlauf: Legen Sie das Tape schräg ohne Zug und während einer Ausatmung nach oben auf dem Muskel an. Schauen Sie in den Spiegel, aber halten Sie Ihren Kopf an der Seite des Tapes leicht nach oben weggedreht. Kleben Sie das Tape sorgfältig über die Kurve des Schlüsselbeins.
3. Ende: Kleben Sie das Ende des Tapes auf den Knochen hinter dem Ohr – ohne das Ohrläppchen mitzukleben. Falls Ihr Kopf nun unangenehm nach vorne gezogen wird, haben Sie doch mit Zug geklebt. – Entfernen Sie das Tape und kleben Sie noch einmal neu.
4. Kleben Sie nun auf der anderen Seite das zweite Tape genauso.

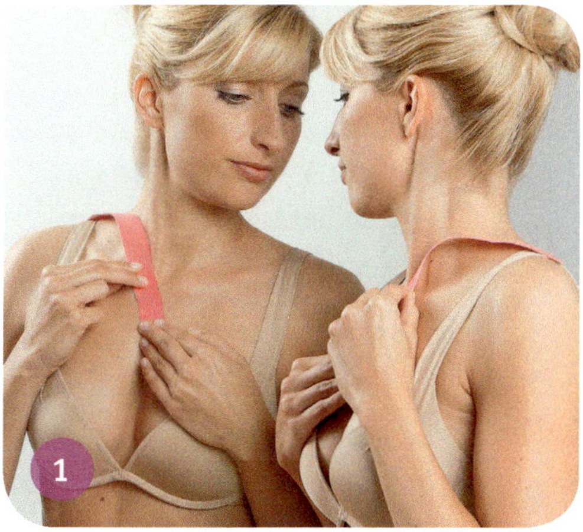
1

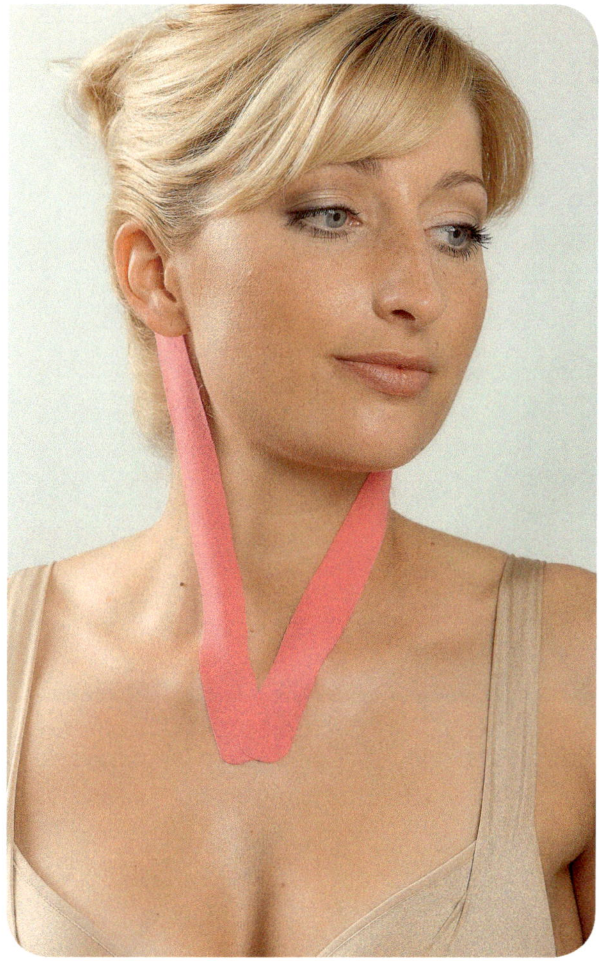

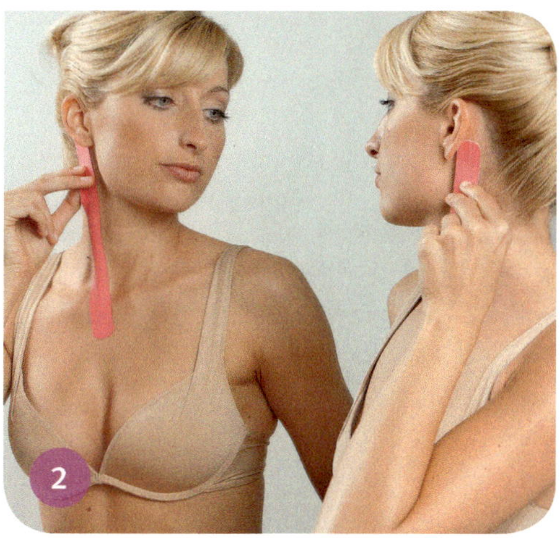
2

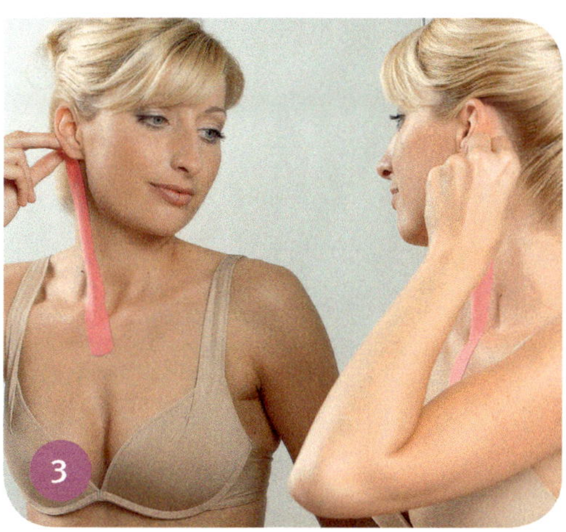
3

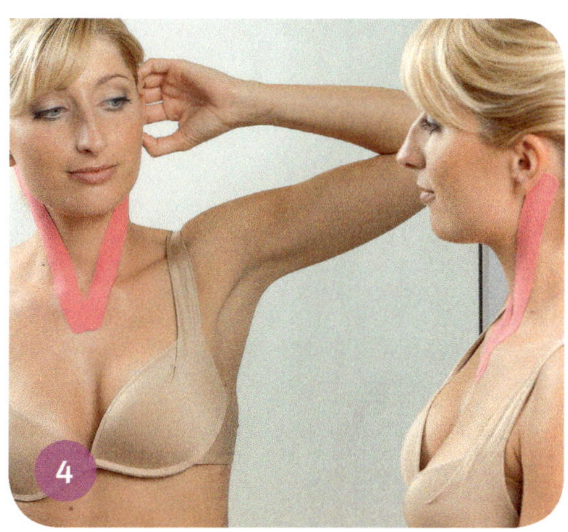
4

H4 bis-Tape: Hals-Kopfwendermuskel

Die Haut am Hals ist sehr empfindlich. Deshalb wird hier das H4-Tape vorsorglich ohne Zug angelegt. Wenn das Tape dennoch als unangenehm empfunden wird oder die Beschwerden sich verstärken bzw. weitere Beschwerden auftreten, sollte das H4-Tape entfernt und durch nachfolgendes ersetzt werden.

Tape

- Anzahl: 2
- Form: Y
- Breite: 5 cm
- Zug: deutlich
- Dauer: bis 7 Tage

Anleitung Im Stehen oder im Sitzen misst Ihr Tape-Partner die Länge vom vorderen Rippenbogen über den unteren Winkel des Schulterblatts zur gegenüberliegenden Nackenseite bis zum Knochen hinter dem Ohr. Schneiden Sie zwei Tapes ¼ kürzer als gemessen ab. Ein Ende wird ca. 10 cm tief längs eingeschnitten.

1. Basis: Ihr Tape-Partner klebt das ungeschnittene Ende vorne auf dem Rippenbogen. Das Tape zeigt dabei zum Rücken. Setzen Sie sich richtig gerade hin.
2. Verlauf: Ihr Partner zieht das Tape mit deutlichem Zug und, während Sie ausatmen, schräg nach hinten hoch zum unteren Winkel des Schulterblatts. Von dort wird das Tape schräg hoch über die Wirbelsäule zur gegenüberliegenden Nackenseite gezogen.
3. Ende: Die Streifen des geschnittenen Endes werden nacheinander neben der Nackenbehaarung an der Seite des Halses zum Knochen hinter dem Ohr hochgezogen. Beide Streifen liegen aufeinander. Diese Enden werden ohne Zug geklebt.
4. Ihr Partner wiederholt diese Prozedur auf der anderen Seite (normalerweise wird H4 oder die H4bis-Variante beidseitig angelegt).

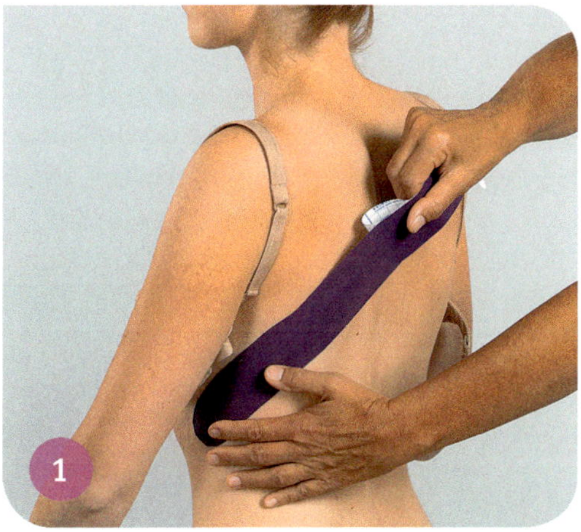
1

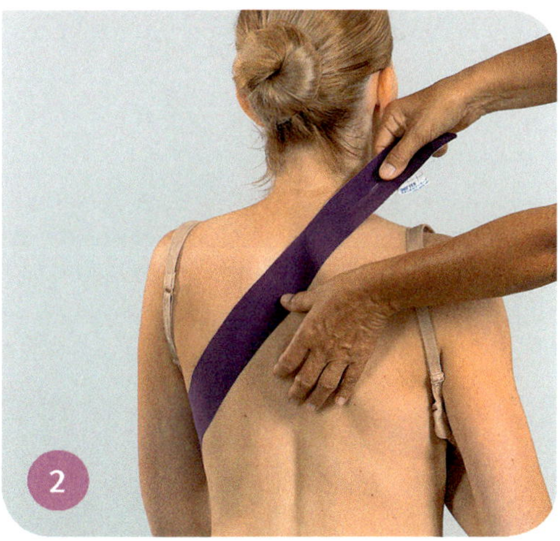
2

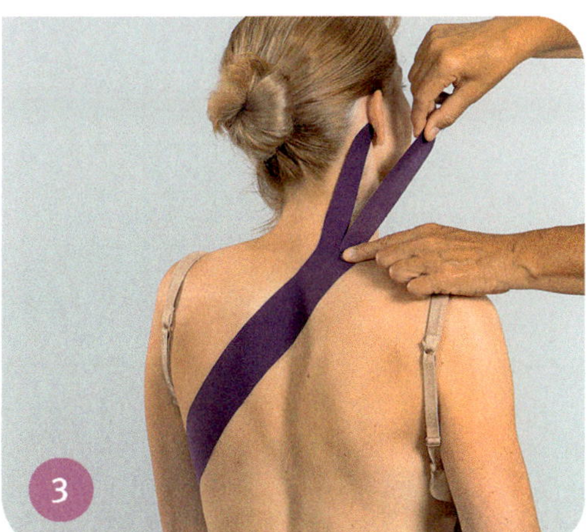
3

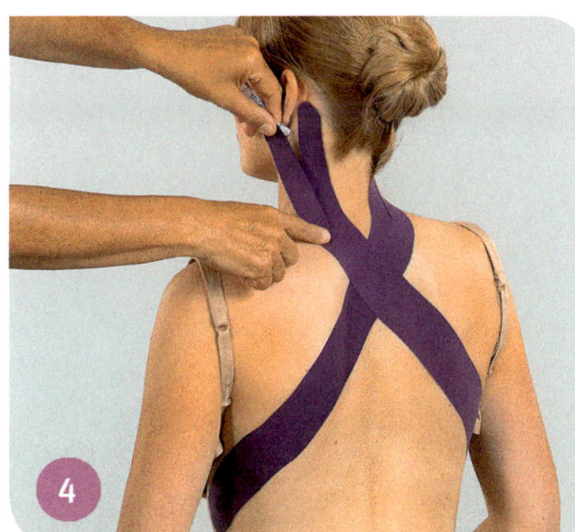
4

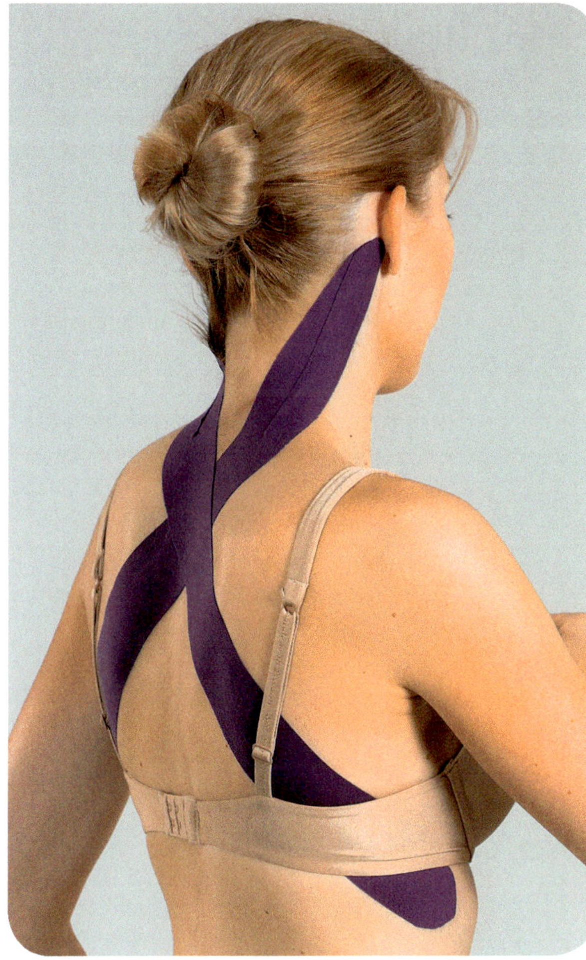

Der Trapezmuskel

Der M. trapezius wird nicht nur von Nerven aus der Halswirbelsäule versorgt, sondern hat seine Ursprünge (oder Ansätze, je nach Funktion!) direkt am Hinterkopf und am Nackenband an den Dornfortsätzen der gesamten Halswirbelsäule.

Der Trapezmuskel ist genauso häufig betroffen wie der M. sternocleidomastoideus. Auch hier finden Sie ohne Mühe mehrere Triggerpunkte, die ebenso zum Kopf ausstrahlen können. Diese Schmerzen ähneln dann Spannungskopfschmerzen. Eine Selbstbehandlung ist etwas mühsam, lassen Sie sich hier gerne helfen. Ihr Therapeut wird den Muskel und die betroffenen Halswirbel als zusammengehörendes Paket behandeln.

Typische Schmerzverbreitungsmuster des oberen Kapuzenmuskels

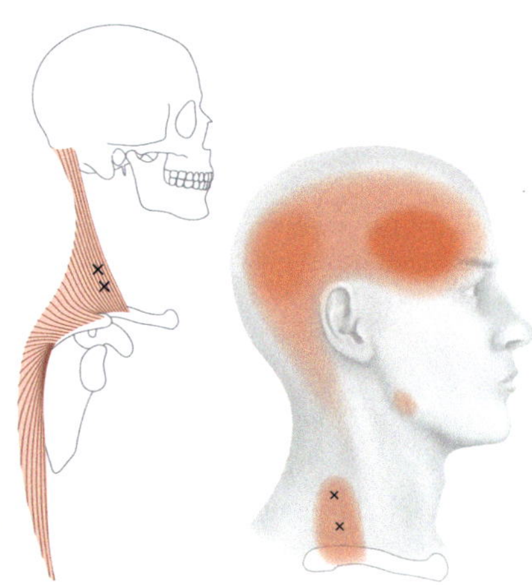

Gautschi R. Triggerpunkte & Faszien. 1. Aufl. Stuttgart: TRIAS; 2022

Massage

Am besten umgreift man den Muskel von der einen Seite mit dem Daumen und von der anderen Seite mit Zeige- und Mittelfinger (evtl. auch Ringfinger dazu). Das gelingt wunderbar, wenn Sie sich auf den Bauch oder Rücken legen und Ihre Schulter-Nacken-Region entspannen. Tiefe Streichungen im Muskelverlauf sind sehr schmerzhaft, gehören dennoch dazu.

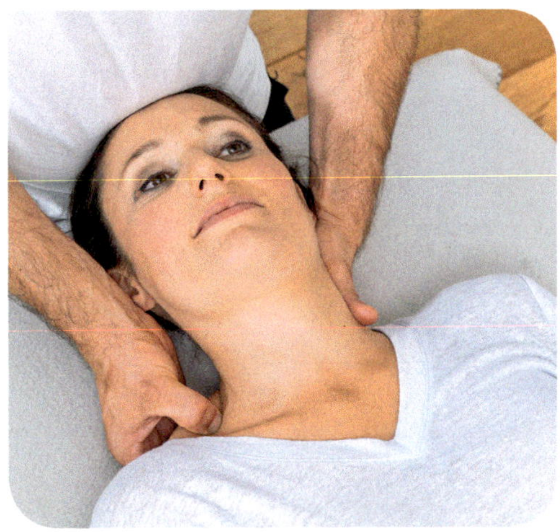

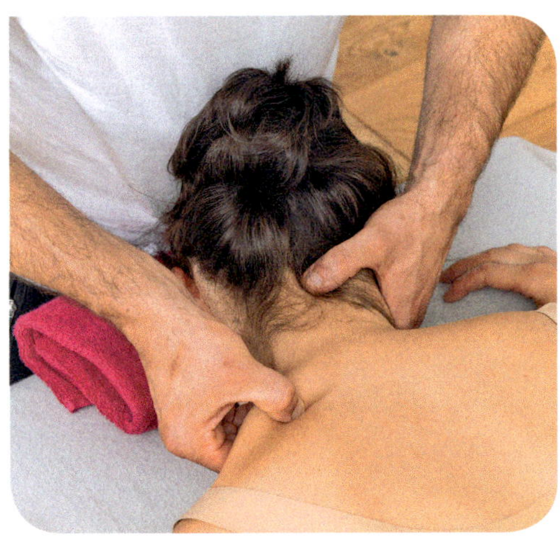

K1-Tape: Kapuzenmuskel

Trapezmuskel-Tapes sind fast unerlässlich, um die Zeit zwischen Behandlungen ohne Rückfall zu überbrücken. Oder Sie führen täglich Elektrotherapie durch.

Die Tapes können in zwei Varianten angelegt werden, auch in Kombination miteinander.

Beispiel 1. Die rechte Muskelseite macht Probleme und die Kopfdrehung nach rechts ist schmerzhaft eingeschränkt. In dem Fall wird Tape K1 vom rechten Schultereck über den Muskelverlauf zur linken Nackenseite angelegt.

Beispiel 2. Die rechte Muskelseite macht Probleme und die Seitneigung des Kopfs nach links ist schmerzhaft eingeschränkt. Dann wird Tape K1, 2. Variante, an der rechten Seite angelegt.

Beispiel 3. Die rechte Muskelseite macht Probleme und sowohl die Seitneigung des Kopfs nach links als auch die Kopfdrehung nach links sind beide schmerzhaft eingeschränkt. Dann wird Tape K1, 2. Variante, an der rechten Seite und K1 vom linken Schultereck über den Muskelverlauf zur rechten Nackenseite angelegt. Beide Tapeenden kommen in etwa zusammen.

Trapezmuskel-Tapes bei Nackenproblemen werden normalerweise mit weiteren Tapes kombiniert. Tapes zur Entspannung der Sternocleidomastoideus-Muskeln (H4), Tapes für die untere Halswirbelsäule (H3) und die erste Rippe (E1) bieten sich hier an.

K1-Tape: Kapuzenmuskel, oben

Die obere Linie vom Nacken zur Schulterecke stellt den oberen Rand des Kapuzenmuskels dar. Dieser Muskelteil ist häufig schmerzhaft, meist verspannt, manchmal auch schwach. Taping dieses Muskelteils unterstützt häufig andere Tape-Anlagen. Sie können das Tape mit etwas Geschick selbst anlegen, jedoch ist es auch ein einfaches Partner-Tape. Die 1. Variante empfiehlt sich, wenn die Kopfdrehung (z. B. der Schulterblick beim Einparken) schmerzhaft ist.

Tape

- Anzahl: 1 (einseitig) oder 2 (beidseitig)
- Form: I
- Breite: 5 cm
- Zug: deutlich
- Dauer: bis 7 Tage

Anleitung Setzen Sie sich mit beiden Ellbogen auf einen Tisch gestützt hin. Stützen Sie Ihren Kopf mit Ihren Händen. Ihr Partner misst die Tapelänge von der Seite des Nackens, unterhalb der Haargrenze, zur anderen Schulterecke. Schneiden Sie ein oder zwei Tapes ¼ kürzer als gemessen ab.

1. Basis: Ihr Partner klebt ein Tape-Ende auf die knöcherne Schulterecke.
2. Verlauf und Ende: Und weiter über die obere Nacken-Schulter-Muskellinie und Halswirbelsäule zur anderen Nackenseite. Halten Sie dabei den Kopf leicht von der Tapeseite weggedreht. Das Ende ist unterhalb der Haargrenze hinten seitlich am Nacken.
3. Bei beidseitigen Nacken- oder Schulterbeschwerden bzw. Kopfschmerzen wird das Tape beidseitig angelegt. Beide Tapes kreuzen sich über der unteren Halswirbelsäule. Auf dem großen Foto sehen Sie die Kombination mit dem beidseitigen K3-Tape für den unteren Kapuzenmuskel.

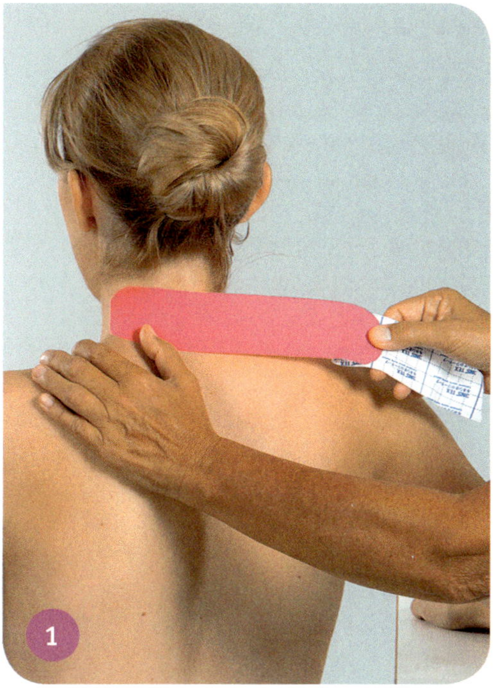
1

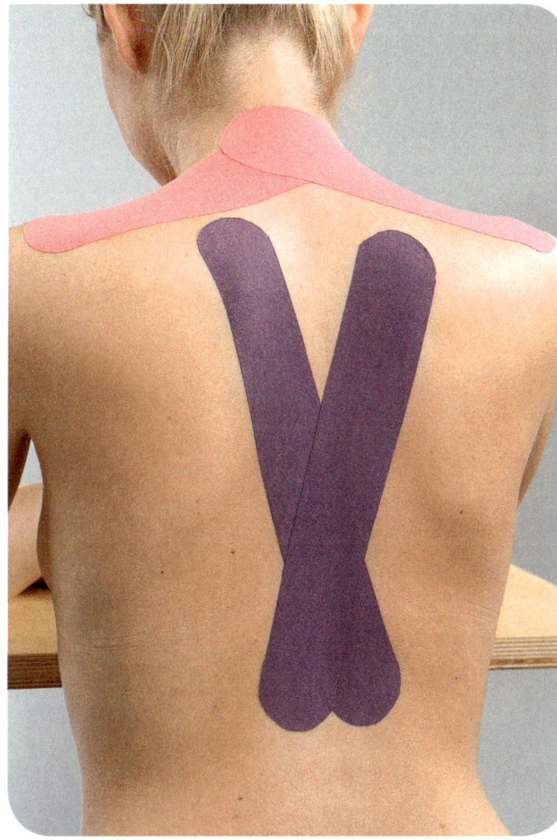

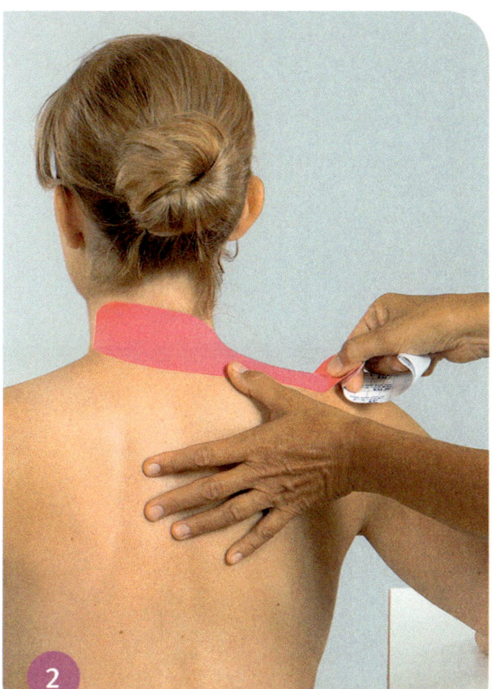
2

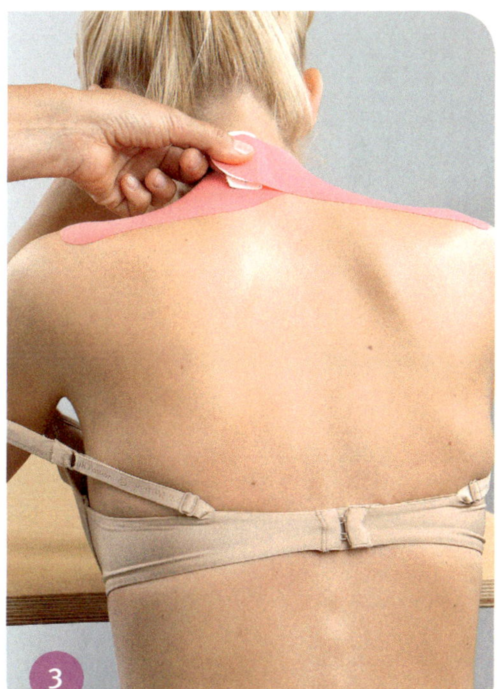
3

K1-Tape: Kapuzenmuskel, oben, Variante

Die Verspannungen im Nacken-Schulter-Bereich bestehen oft auch ohne Drehbewegung. Dann kann die seitliche Neigebewegung einen sehr unangenehmen ziehenden Schmerz verursachen. Auch wenn Sie das im Alltag nicht machen, probieren Sie es. Tut es mehr weh als die Kopfdrehung, lassen Sie diese Variante ein- oder beidseitig anlegen.

Anleitung Setzen Sie sich mit beiden Ellbogen auf einen Tisch gestützt hin. Stützen Sie Ihren Kopf mit Ihren Händen. Ihr Partner misst die Tapelänge von der Seite des Nackens, neben der Nackenbehaarung, zur gleichen Schulterecke. Schneiden Sie ein oder zwei Tapes ¼ kürzer als gemessen ab.

1. Basis: Ihr Partner klebt ein Tape-Ende auf die knöcherne Schulterecke.
2. Verlauf und Ende: Ihr Partner zieht das Tape über die obere Nacken-Schulter-Linie zur gleichen Nackenseite hoch. Halten sie dabei den Kopf leicht von der Tapeseite weggeneigt. Das Ende wird seitlich am Nacken ohne Zug geklebt. Bei beidseitigen Nacken- oder Schulterbeschwerden bzw. Kopfschmerzen kann das Tape beidseitig angelegt werden. Bei einseitigen Beschwerden können beide Varianten für eine Seite kombiniert werden. In seltenen Fällen, z. B. bei extremen Verspannungen, werden beide Varianten beidseitig kombiniert.

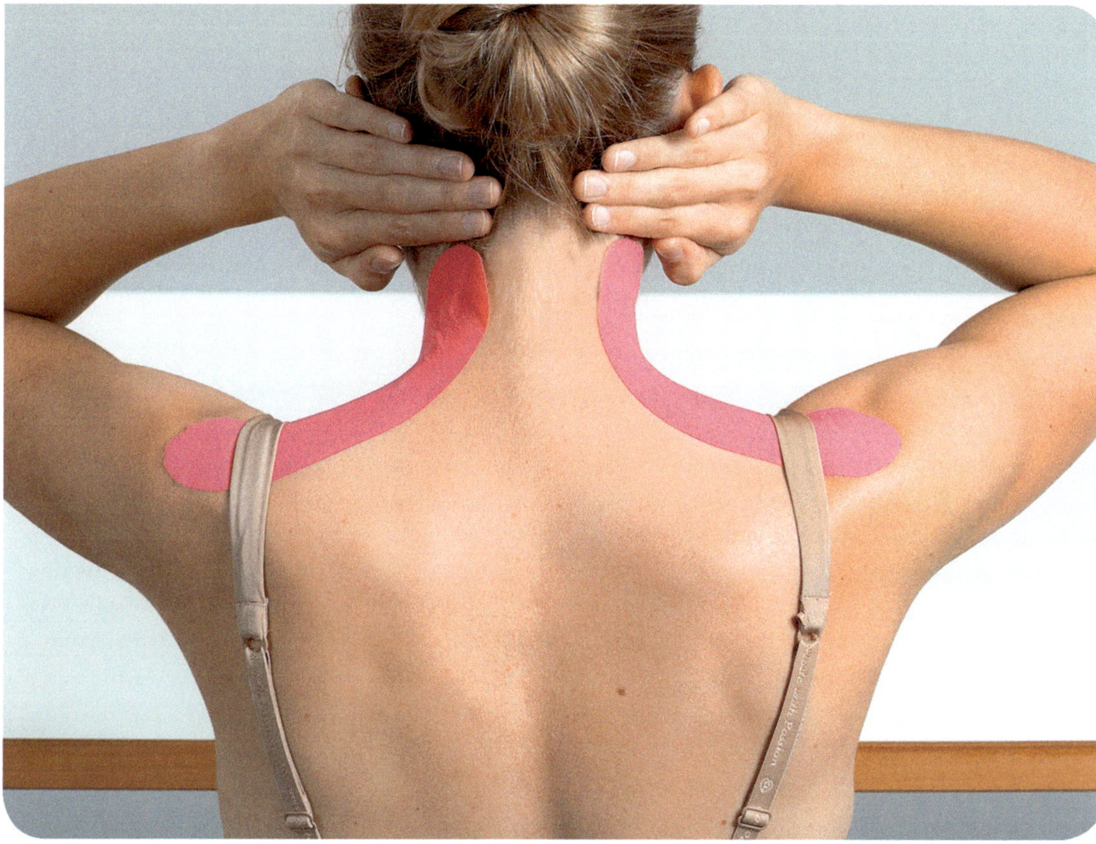

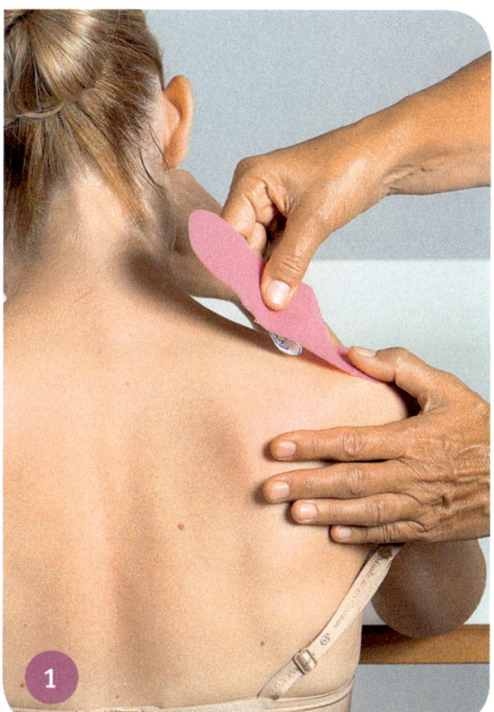
1

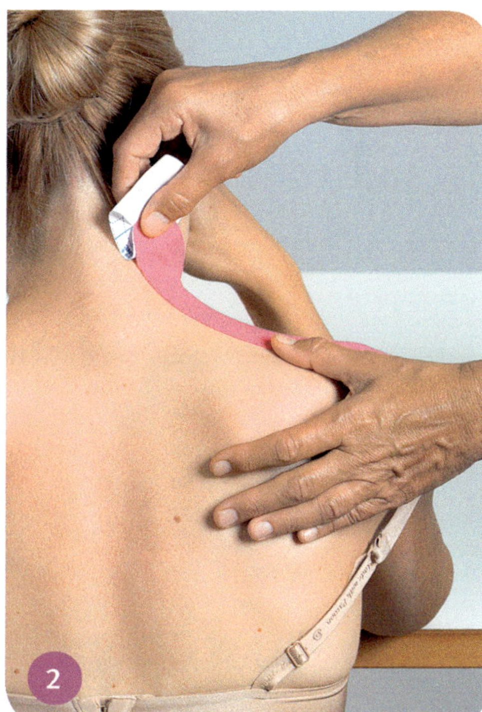
2

Der Riemenmuskel des Kopfs

Der Riemenmuskel ist zweigeteilt.

Der obere Teil (M. splenius capitis) kommt vom großen Knochenfortsatz hinter dem Ohr und verläuft fächerförmig zu den Dornfortsätzen vom dritten Halswirbel bis zum dritten Brustwirbel. Beidseitige Anspannung sorgt für Stabilität. Eine einseitige Kontraktion des Muskels neigt den Kopf zur Seite. Wenn der Kopfwender verspannt ist, leidet der Splenius unter seiner Dehnstellung ebenfalls.

Der kleinere Bruder des oberen Riemenmuskels ist der untere oder zervikale Spleniusmuskel (M. splenius cervicis). Er ist an den ersten drei Halswirbeln sowie den Brustwirbeln 3–6 fixiert.

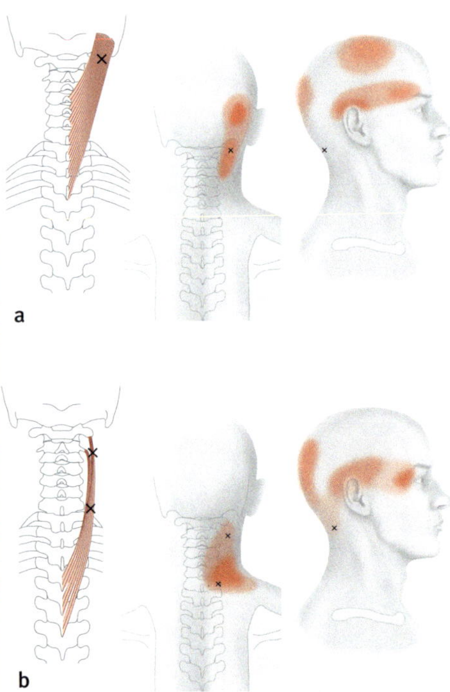

Massage

Die Behandlung erfolgt am einfachsten durch einen Partner und in Bauchlage. Der gesamte Verlauf des Muskels wird ertastet und eine vollständige Behandlung mit Druck, Knetungen und tiefe Streichungen ist erforderlich.

Die Hilfsperson kann beim Ertasten zwischen den beiden Riemenmuskeln nicht genau unterscheiden. Das macht nichts, denn es sollten sowieso beide behandelt werden. Fast immer lässt sich mit dem Daumen und der Zeige- und Mittelfingerkuppe ertasten, dass ein Dornfortsatz nach links oder rechts aus der Reihe tanzt. Vor allem, wenn der Kopf gedreht liegt. Dieser Wirbel bewegt sich dann mit seinem oberen oder unteren Nachbarwirbel nicht richtig mit und ist schmerzhaft eingeschränkt. Direkt nebenan finden sich meist schmerzhafte Muskelstellen. Sehen Sie sich die Übungen für die obere Brustwirbelsäule im letzten Kapitel noch mal an. Mit festen und tiefen, kurzen und langen Streichungen kann der Partner die Problemstellen bearbeiten.

Taping

Als Tape eignet sich hier das Anlegen von H4-bis (Seite 84).

« Typische Schmerzverbreitungsmuster der beiden Riemenmuskeln, oben: M. splenius capitis, unten: M. splenius cervicis

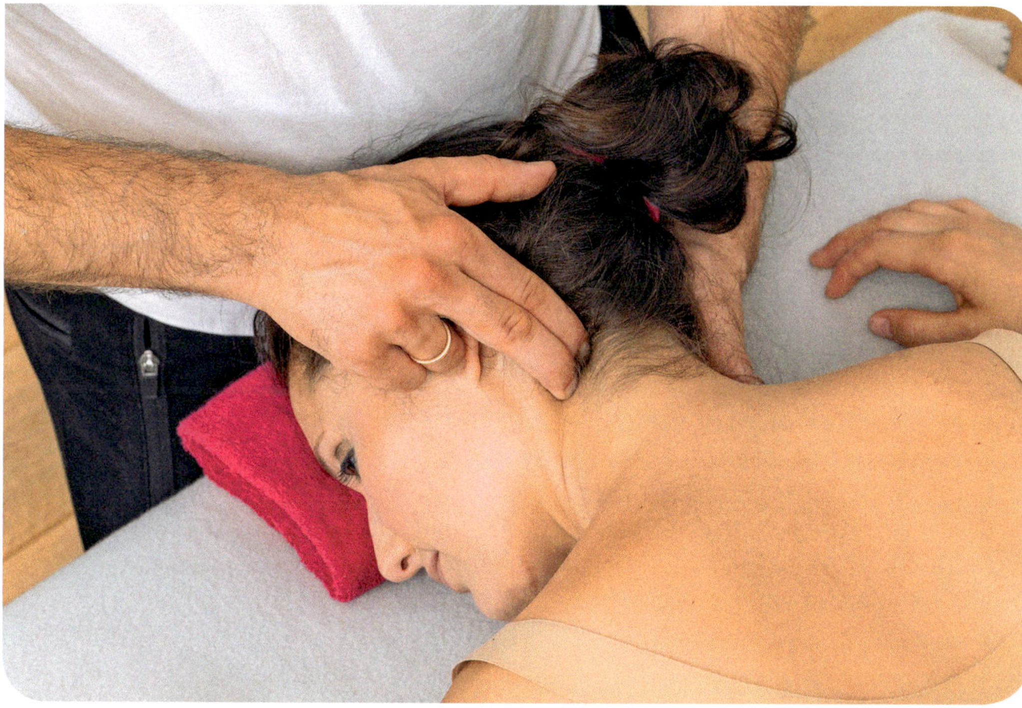

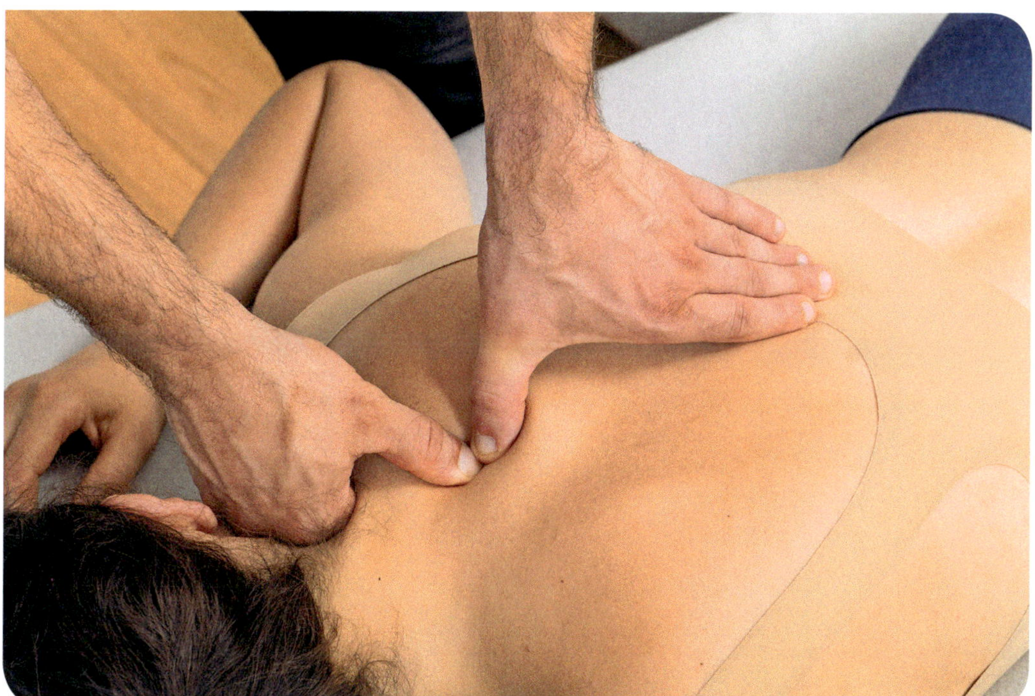

Der Schulterblattheber

Der nächste Problemmuskel ist recht schlank und wird von den Riemenmuskeln und dem Trapezmuskel verdeckt: Der Schulterblattheber entspringt seitlich an den oberen vier Halswirbeln und setzt am inneren oberen Winkel des Schulterblatts an. Der kleine dünne Muskel ist schnell überlastet und braucht viele Behandlungen. Klein, aber gemein! Der Hauptschmerz konzentriert sich meist um den Schulterblattwinkel herum und so wird der obere Bereich des Muskels leicht vergessen. Die obere Halswirbelsäule sollte ebenfalls behandelt werden. Sehen Sie dazu das Kapitel »Obere Halswirbelsäule« (Seite 44). Immer wieder werden wir damit konfrontiert, wie eng Kopf, Nacken und Kiefer zusammenhängen.

Massage

Am besten erfolgt die Behandlung wieder durch einen Partner. Wenn Sie in Rückenlage liegen, kann er den Muskel, vor allem den oberen Teil des Muskels, erstasten und behandeln, wenn Sie in Bauchlage liegen, den unteren Teil.

Typische Schmerzverbreitungsmuster des Schulterblatthebers

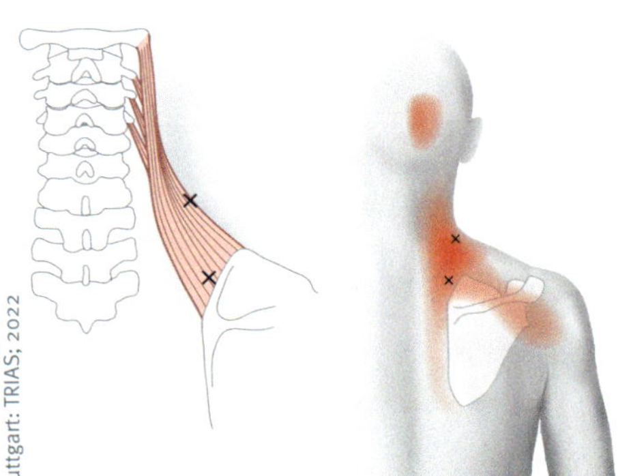

Gautschi R. Triggerpunkte & Faszien. 1. Aufl. Stuttgart: TRIAS; 2022

Taping

Die empfehlenswerten Tape-Anlagen sind K1, Variante (Seite 90), E3 (Seite 68) und H3 (Seite 66) – beide Teile.

Die kürzeren und tieferen Muskeln erfordern fachmännische Behandlungen.

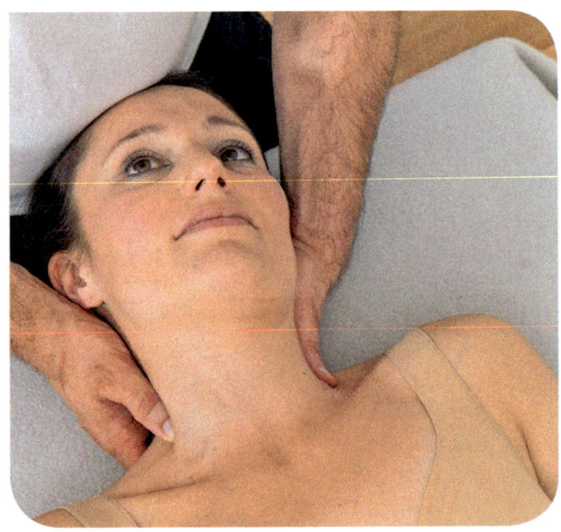

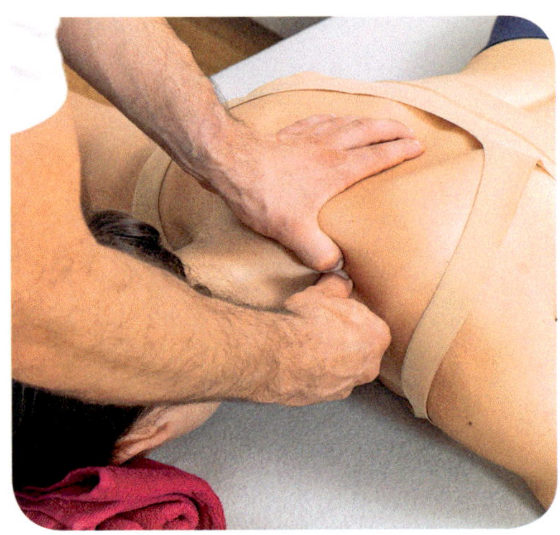

Gesichtsmuskeln

Die Kau- und die Gesichtsmuskeln (mimische Muskeln) werden von verschiedenen Nerven versorgt, arbeiten jedoch beim Beißen, Kauen, Schlucken zusammen. Auch Zunge, Zungenbein-, Rachen- und Kehlkopf- und Nackenmuskeln gehören zu diesem Team dazu. Bei Stress, Angst und Sorgen werden vor allem die beiden großen Kau- und Gesichtsmuskelgruppen unbewusst aus dem zentralen Nervensystem angesteuert. Deshalb können bestimmte mimische Muskeln verspannt (überaktiv) und andere abgeschwächt (unteraktiv) sein. Das Muster zeigt sich, wenn zum Beispiel besorgt geschaut wird. Körperliche Eigenschaften und Verhaltensmuster sind zu einem größeren Teil vererbt. Manche Menschen können unzählige Gesichtsausdrücke und Grimassen machen, andere dagegen nur wenige. Menschen und andere Säugetiere zeigen Emotionen direkt im Gesicht. Babys sind dabei genial: Alle Grimassen sind von der Geburt an da!

Die mimischen Muskeln im Gesicht.

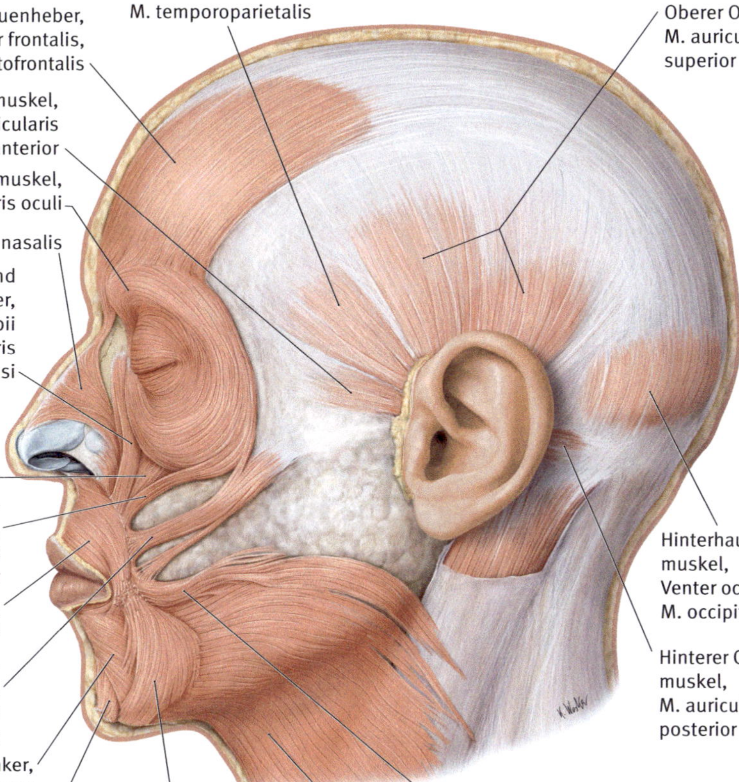

Im Laufe des Lebens, durch Stress, Schmerz (körperlich oder seelisch), fehlende Lebensfreude oder auch Krankheiten verlieren viele Menschen ihre mimischen Qualitäten. Fehlender Gebrauch der Gesichtsmuskeln kann diese allmählich verspannen lassen.

Triggerpunkte mit ausstrahlenden Schmerzen sind in den Gesichtsmuskeln selten. Bis auf den Wangenmuskel, den Buccinator-Muskel, haben die mimischen Muskeln keine Faszien.

Muskeln des Schädeldachs und Halses:

- Kopfhautmuskeln (Mm. epicranii)
- Hinterhauptmuskel (M. occipitalis)
- Augenbrauenheber bzw. Stirnmuskel
- (M. frontalis), beide manchmal mit einem Triggerpunkt
- Schläfen-Scheitel-Muskel (M. temporoparietalis)
- Halshautmuskel (Platysma)

Muskeln des äußeren Ohrs:

- vordere, obere, hintere Ohrmuskeln (Mm. auriculares anterior, superior, posterior)

Muskeln der Lidspalte:

- Augenringmuskel (M. orbicularis oculi), manchmal mit Triggerpunkt
- Augenbrauensenker (M. depressor supercilii)
- Augenbrauenrunzler (M. corrugator supercilii)
- Augenlidheber (M. levator palpebrae superioris)

Nasenmuskeln:

- Nasenmuskel (M. nasalis) mit Nasenlochverenger (M. compressor nasi) und Nasenlocherweiterer (M. dilatator naris)
- Schlanker Muskel (M. procerus)
- Niederzieher der Nasenscheidewand (M. depressor septi nasi)
- Oberlippen- und Nasenflügelheber (M. levator labii superioris alaeque nasi)

Mund- und Kinnmuskeln:

- Lachmuskel (M. risorius)
- Oberlippenheber (M. levator labii superioris)
- Mundwinkelheber (M. levator anguli oris)
- Unterlippensenker (M. depressor labii inferioris)
- Mundwinkelsenker (M. depressor anguli oris)
- großer und kleiner Jochbeinmuskel (Mm. zygomaticis major et minor)
- Mundring- oder Lippenspannmuskel (M. orbicularis oris)
- Wangenmuskel (M. buccinator), hat keine Faszie
- Kinnmuskel (M. mentalis)

Über zwei Dutzend mimische Muskeln! Alle werden vom Gesichtsnerv, dem 7. Hirnnerv, versorgt. Einzige Ausnahme: Der Oberlidheber, M. levator palpebrae superioris, wird vom 3. Hirnnerv versorgt.

Welche mimischen Muskeln bieten sich speziell zur Selbstbehandlung an? Die, die bei Sorgen und Kummer verspannen und Falten bilden! Sie können tatsächlich Kopf- und Gesichtsschmerzen verursachen.

Diese Muskeln verursachen Falten und Verspannungen:

- Falten zwischen den Augenbrauen: der Schlanke Muskel (M. procerus) und der Augenbrauenrunzler (Procerus- und Corrugator-supercilii-Muskeln)
- Der Falten auf der Stirn macht: der Augenbrauenheber (Frontalis-Muskel)

- Der an der Außenseite der Augen für Krähenfüße sorgt: der Augenringmuskel (Orbicularis-oculi-Muskel)
- Der die Nase rümpft: der Oberlippenheber des Nasenflügels (Levator-labii-superioris-alaeque-nasi-Muskel). So ein kleines Muskelchen mit dem kompliziertesten Name aller Muskeln. Ein bisschen Spaß muss sein!
- Der den Mundwinkel nach unten zieht: der Mundwinkelherabzieher (Depressor-anguli-oris-Muskel)
- Die Falte zwischen Nase und Mundwinkel wird durch die Lachmuskeln (Zygomaticus-major- bzw. minor- und Risorius-Muskeln) vertieft (Kummerfalte oder Marionettenmund). Haha, bitte hören Sie, wegen so eines charmanten Fältchen nicht auf zu lachen! Lachen ist viel gesünder, als die Falte stören kann! Die Falte wird mit zunehmendem Alter ausgeprägter. In jungen Jahren bekommt man diese Falten, wenn die ersten kleinen Backenzähne (»die Vierer«) gezogen werden müssen. Meistens, weil der Oberkiefer so eng ist, dass es keinen Platz für alle Zähne gibt. Charmant ist auch das Grübchen in der Wange.

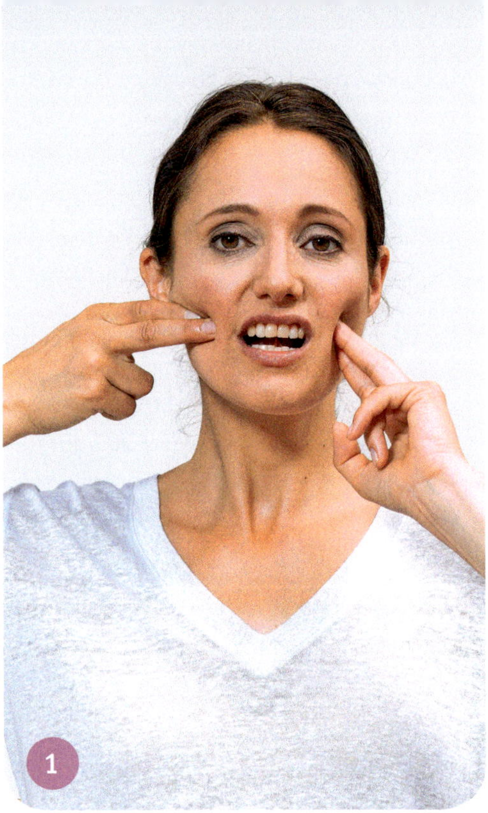

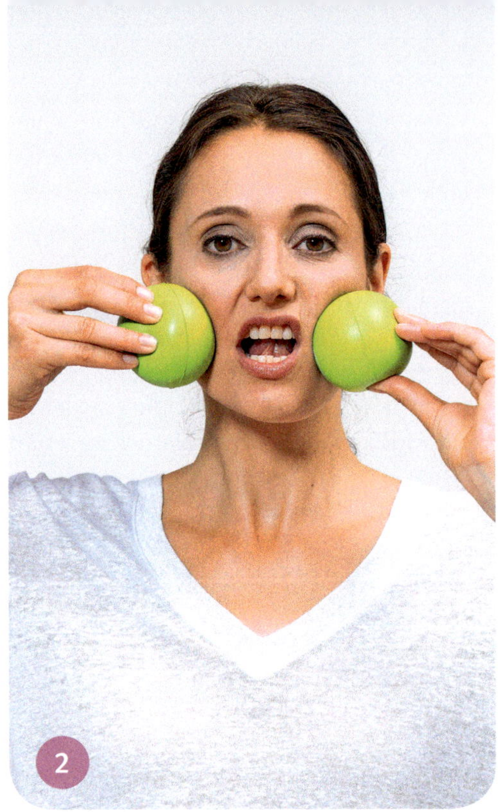

Übungen für die großen und kleinen Jochbeinmuskeln

Streichen Sie mit beiden Zeigefingern (evtl. auch Mittelfingern) mit sanftem Druck von den Mundwinkeln über die unteren Kanten der Jochbeine in Richtung Ohren. Achten Sie darauf, dass Ihre Zunge wie immer oben am harten Gaumen ruht. ❶ Statt der Finger können Sie auch hier kleine weiche Bälle verwenden.

In der Position unterhalb der Jochbeine können Sie auch einen Moment verweilen und kleine gegenseitige Drehbewegungen ausführen. ❷

Wenn Sie dabei noch Ihren Mund öffnen, steigert das den Dehneffekt der Übung.

Während Sie sanften Druck auf die Jochbeinmuskel ausüben, können Sie Ihren Kiefer auch nach rechts und links bewegen.

Nach der Eigenbehandlung folgt eine weitere aktive Übung: Lachen!

Eine spezielle Variante ist das sogenannte Lach-Yoga, auf das wir am Ende des Buchs noch genauer eingehen (Seite 228).

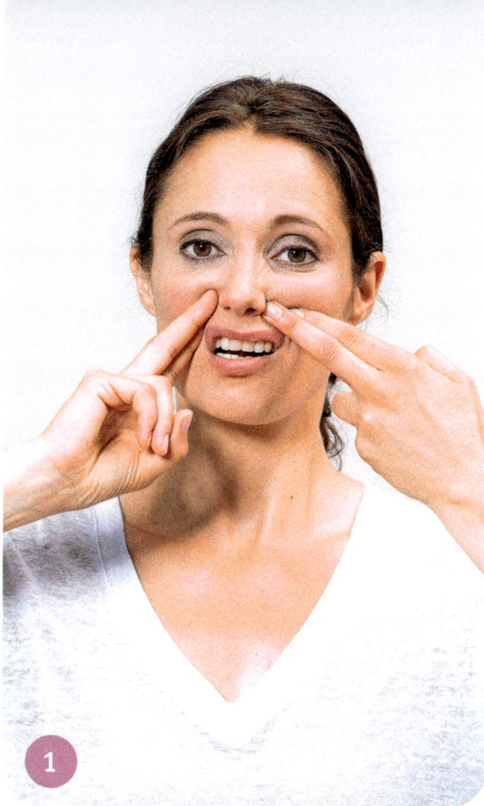

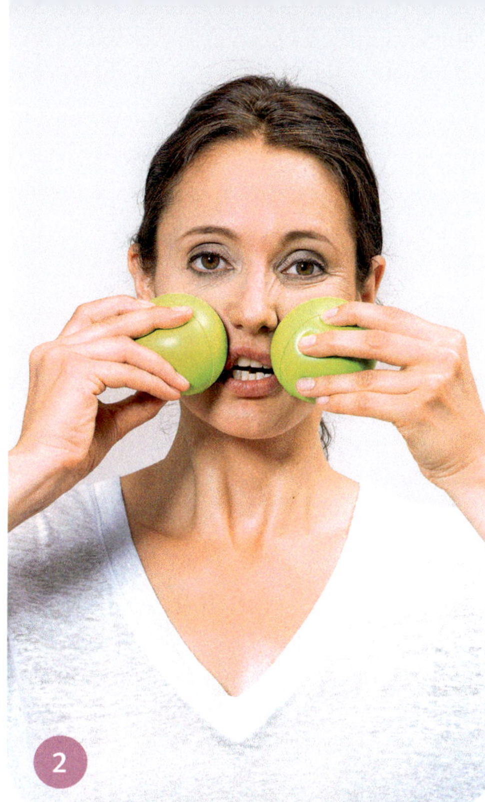

Übungen für die Oberlippen- und Nasenflügelheber

Die allererste und einfache Übung: Rümpfen Sie die Nase!

Danach drehen Sie mit sanftem Druck mit den Zeigefingern oder zwei weichen Bällen die Nasenflügel – in eine Richtung oder entgegengesetzt. Wenn Sie den Kopf leicht nach vorne beugen, ist die Drehung etwas angenehmer. ❶

Auch die Selbstmassage im Bereich der Nasen-Lippen-Falte mit zwei Fingerkuppen ist sehr angenehm und entspannt die Oberlippenmuskulatur. Hier können Sie einfach sanft massieren oder ebenfalls die Haut mit den Fingerkuppen oder mit den beiden Bällen sanft hin- und herschieben. Während der Massage können Sie auch Ihren Mund öffnen und schließen, das verstärkt die Dehnung zusätzlich. ❷

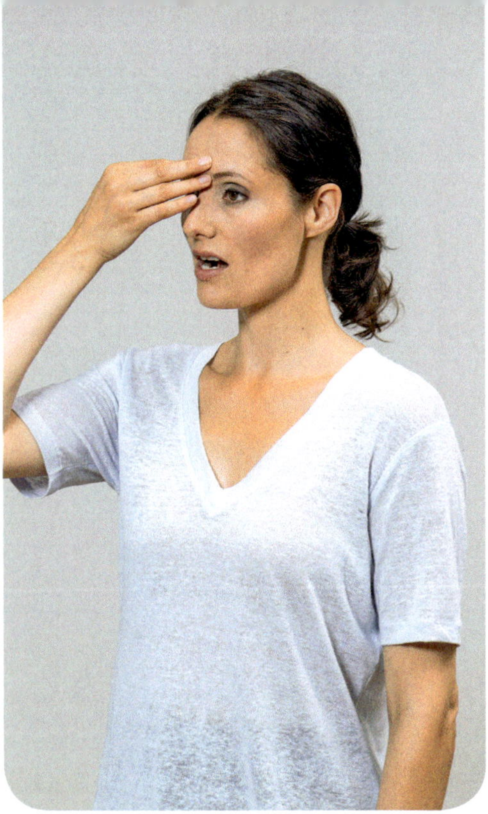

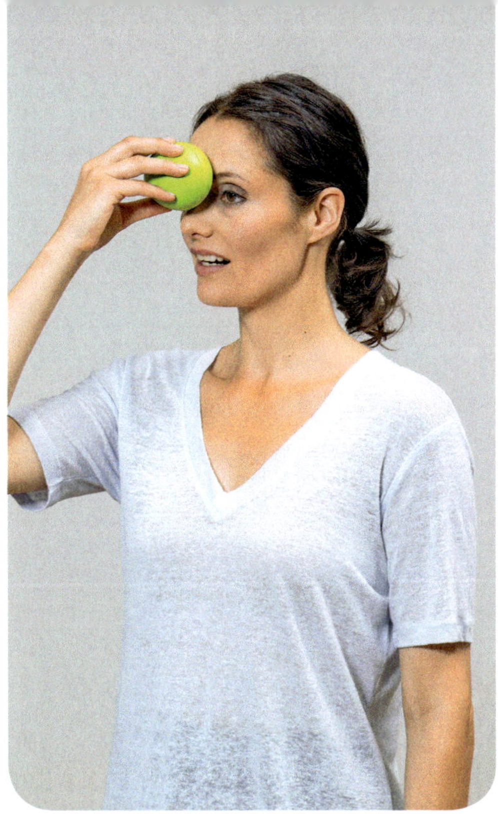

Übung für den schlanken Muskel und den Augenbrauenrunzler

Mit den Fingerkuppen einer Hand drehen und schieben Sie mit sanftem Druck die Haut zwischen den Augenbrauen hin und her. Weicher und angenehmer ist es mit einem kleinen weichen Ball. Atmen Sie ruhig und tiefer durch. Lächeln Sie und entspannen Sie während der Übung und Atmung Ihre Stirn.

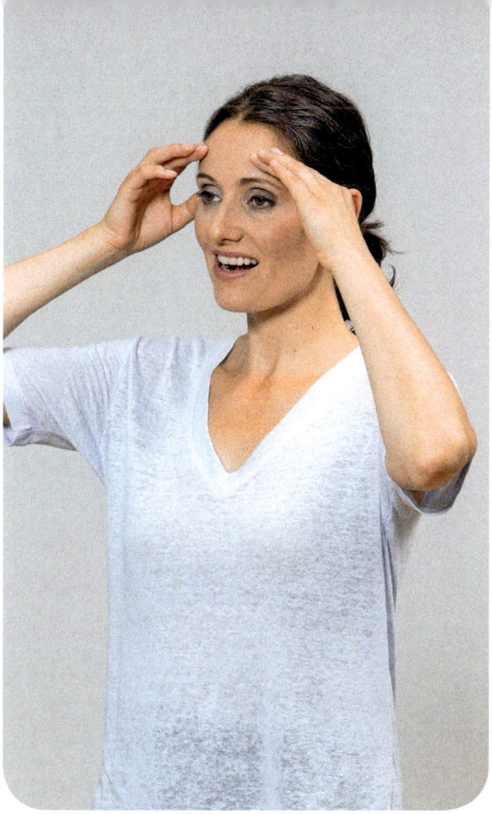
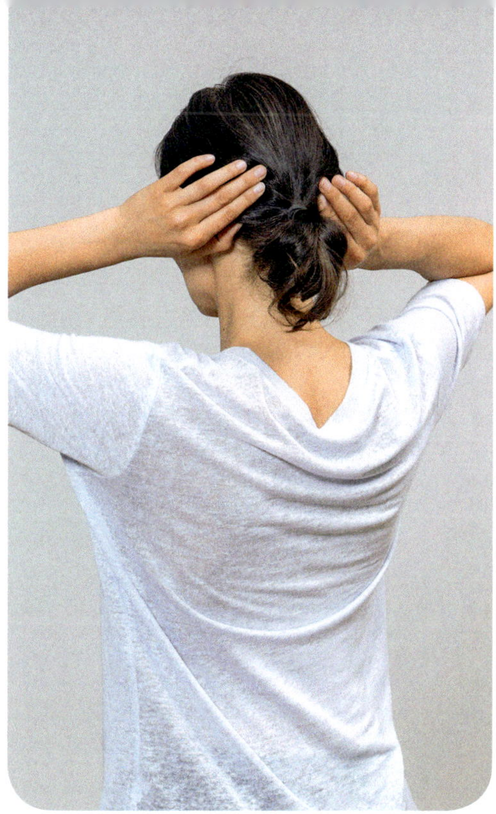

Übung für den Stirn- und Hinterhauptmuskel

Sie tasten selbst sorgfältig beidseitig Ihren Stirnbereich ab und massieren mit kreisenden, drückenden Bewegungen die auffälligen Stellen. Anschließend massieren Sie auf dem Schädel, beidseitig und oberhalb des Schläfenmuskels, beide Seiten des Hinterkopfs. Hier findet man zwar selten Triggerpunkte und verspürt auch selten Schmerzen, trotzdem sollten Sie auch diesen Bereichen eine Massage gönnen.

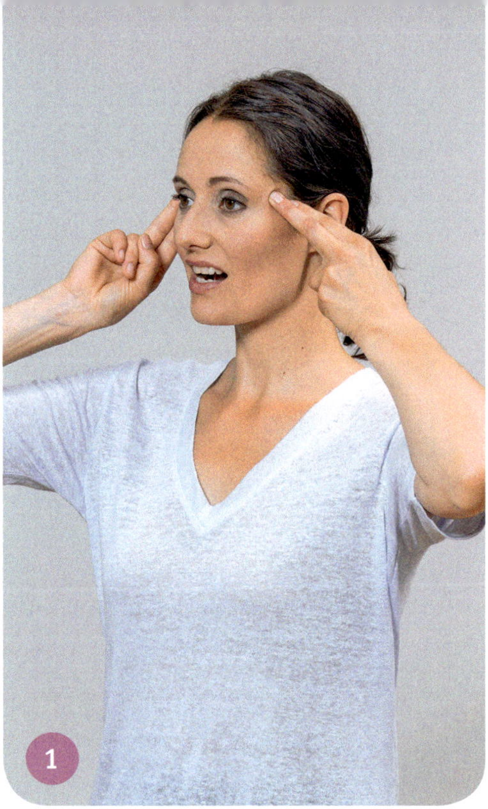

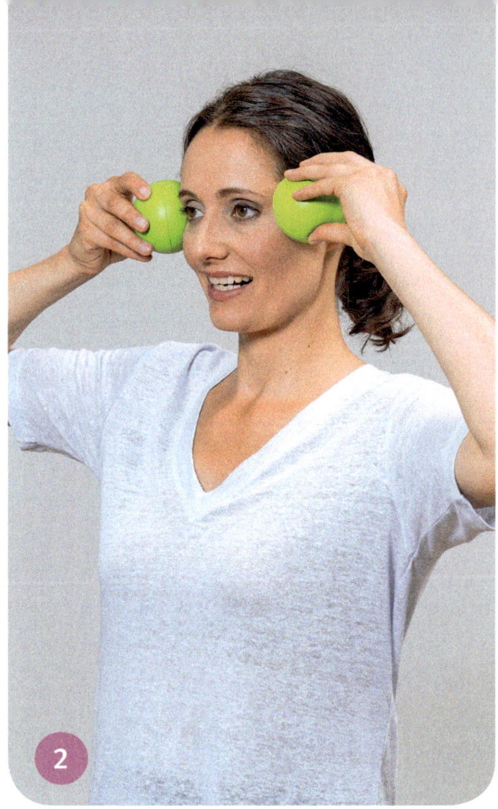

Übungen für Augenringmuskel

Ziehen Sie die beiden Augenwinkel mit sanftem Zug von ein oder zwei Fingerkuppen jeweils nach hinten.

In der Dehnung drehen Sie Ihre Fingerkuppen in entgegengesetzte Richtungen. ❶ Sollte bei dieser Massage Schwindel, Übelkeit oder Brechzeit entstehen, beenden Sie sie umgehend und lassen Sie sich sicherheitshalber von einem Arzt untersuchen.

Während der Drehbewegungen können Sie zusätzlich den Mund öffnen und schließen. Die Zunge bleibt auch bei dieser Bewegung am Gaumen, öffnen Sie den Mund also nicht zu weit.

Alle diese Schritte können Sie selbstverständlich auch wieder mit weichen Massagebällen ausführen.

Alternativ zu den Zug- und Drehbewegungen können Sie die Haut links und rechts der Augenwinkel auch sanft vom Kopf wegzupfen. Auch hierbei können Sie den Mund öffnen und schließen, um die Wirkung zu verstärken. ❷

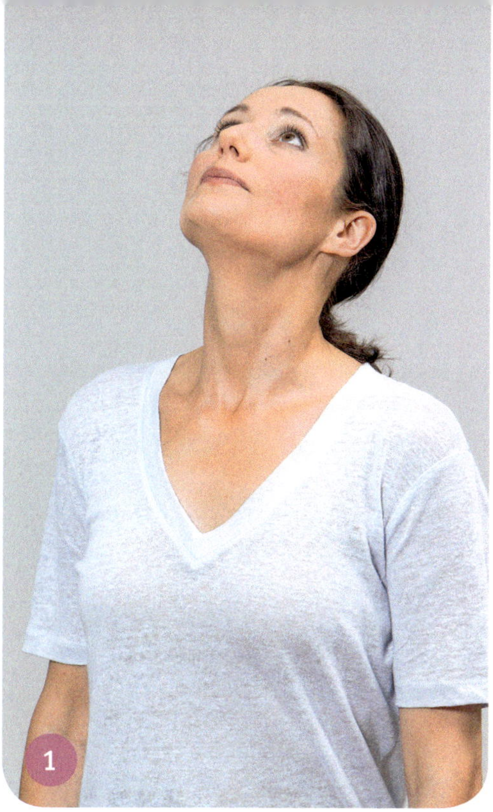

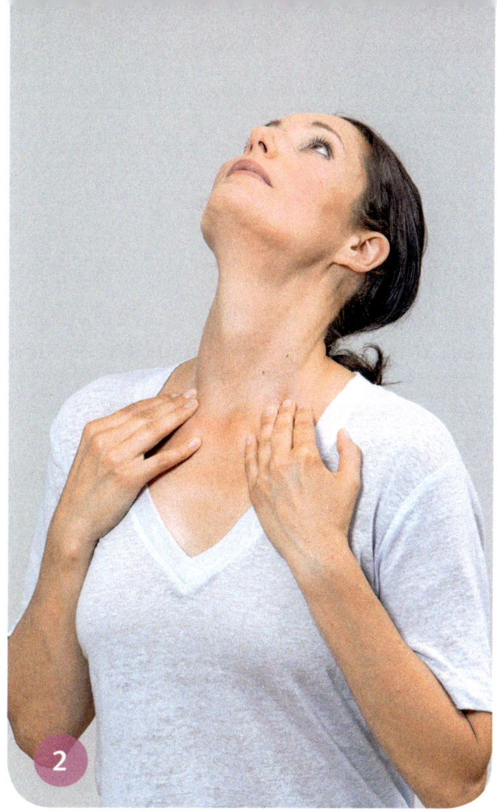

Platysma-Dehntechniken

Schauen Sie mit einer langsamen Streckbewegung der Halswirbelsäule nach oben zur Decke. Die Zungenspitze drückt an den Gaumen. Eine Zeigefingerspitze liegt an Ihrem Kinn. Legen Sie den Kopf nur so weit in den Nacken, dass Sie keine Schmerzen in der HWS verspüren. Dann öffnen und schließen Sie den Mund. ❶

Alternativ können Sie in der Position auch einen Kussmund machen, auch das dehnt die Muskulatur.

Nach einigen Mundöffnungen und -schließungen kommen Sie zurück in die neutrale Position des Kopfs und der Halswirbelsäule und öffnen Ihren Mund mit einem lauten Laut (mmmaaah).

Um die Wirkung der Dehnung zu verstärken, ziehen Sie mit Ihren Fingerkuppen die Haut am Hals sanft nach unten zu den Schlüsselbeinen. Dann strecken Sie Ihre Halswirbelsäule. In dieser Position können Sie den Mund geschlossen halten oder ebenfalls wieder öffnen. ❷

Taping Mundwinkelheber und Nasen-Lippen-Falte

Beginn des Tapes: zwischen Augenwinkel und äußerem Gehörgang (auf unbehaarter Haut)

1. Verlauf des Tapes: schräg nach unten zum Mundwinkel ❶
2. Ende des Tapes: Kleben Sie das Ende gerade oberhalb des Mundwinkels, den Sie etwas anheben. Die Mundwinkel sollten mindestens horizontal sein und nicht nach unten hängen. ❷

Versuchen Sie, beide Tapes möglichst symmetrisch anzulegen. Leichte Unterschiede können unangenehm stören.

Vorgehensweise: Messen Sie die benötigte Tape-Länge vom Beginn bis Ende zuerst aus. Beim Ausmessen wird der Mundwinkel bereits angehoben.

Das Tape wird ohne Zug angelegt. Schneiden Sie wie abgemessen ab und danach längs durch. Sie kleben beidseitig mit halber Breite. Runden Sie die Ecken ab.

Nach dem gleichen Prinzip kleben Sie beidseitig vom Unterkiefer horizontal zum Beginn der Nasen-Lippen-Falte an der Nase.

Das Ziel ist die Verringerung des Spannungsgefühls an dieser Stelle.

Zwei kurze, halbbreite Tapes zur Entspannung des Nase-Stirn-Übergangs. Kleben Sie ein Tape auf den Nasenrücken, von der Nasenspitze nach oben in Richtung Nasenfalte. ❸ Das andere Tape kleben Sie vom Haaransatz nach unten zwischen die Augenbrauen, wenn an der Stelle Verspannung gespürt wird. Der Bereich zwischen beiden Tape-Enden bleibt frei. Ein leichter Zug des Tapes kann wohltuend sein. In dem Fall schneiden Sie das Tape 10–20 % kürzer als gemessen ab und ziehen Sie das Tape beim Anlegen etwas aus. ❹

Sehen Sie hierzu auch der Massagegriff bei der Gesichts- und Kopfmassage (Seite 199).

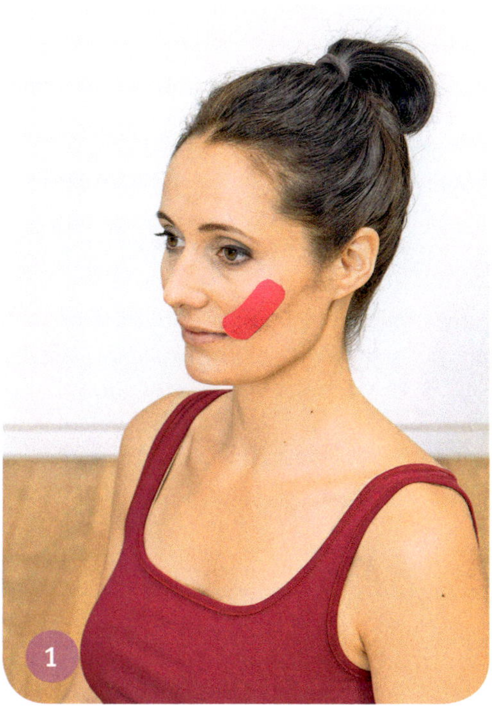
1

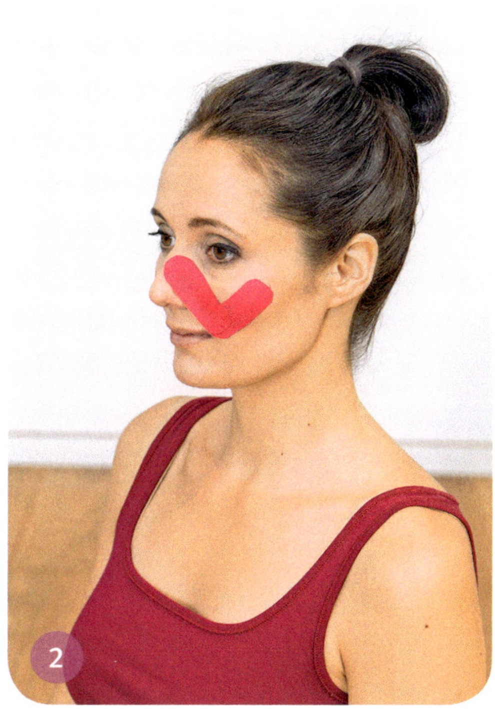
2

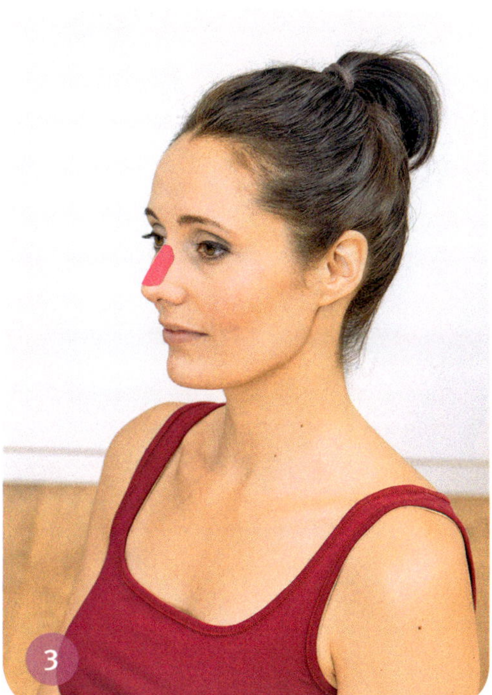
3

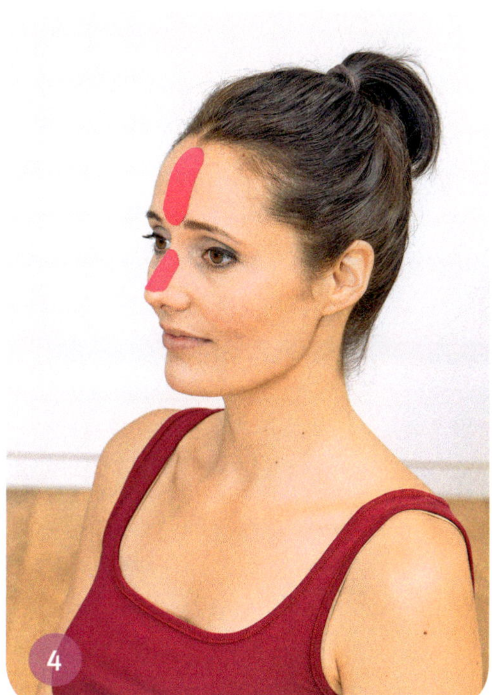
4

Lippenschlusstraining

Ein wichtiger Aspekt ist der Mund- beziehungsweise Lippenschluss. Ist der Mund entspannt geschlossen, liegen die Lippen entspannt aufeinander und die Zähne eine Spurbreite auseinander. In Ruhe sollten die obere und untere Zahnreihe nirgends Kontakt haben. Das wird »Ruheschwebelage« genannt. Wenn dennoch ein, zwei Zähne Kontakt haben oder großflächiger Zahnkontakt besteht, ist zahnärztliches, kieferorthopädisches oder sogar kieferchirurgisches Eingreifen erforderlich. Durch innere Anspannung kann es auch sein, dass erhöhte Aktivität der Kaumuskeln die Zähne aufeinanderhält.

Durch Kieferwachstumsstörungen ist es manchen Leuten auch nicht möglich, die Lippen zu schließen. Oder nur mit sehr viel Mühe und Kraftaufwand. Eine Mund- statt Nasenatmung ist die Folge und das ist, laut aktueller neurophysiologischer Forschung, sehr unvorteilhaft und ungesund – für den Infektionsschutz, die Sauerstoffsättigung des Bluts, das Riechen, das Sprechen (Singen), die innere Ruhe. Kieferorthopädie, vielleicht sogar -chirurgie, bzw. Lippenschlusstraining sind hier angebracht.

Lippenschluss-, Zungen- und Schlucktraining ist häufig bei Kindern in kieferorthopädischer Behandlung angezeigt. Wenn Muskeln im Mund- und Gesichtsbereich und die Sensibilität sich schwach entwickelt haben, kann dies zu Störungen führen. Wegen der damit einhergehenden Sprechstörungen wird dieses Training der Logopädie zugeordnet. Die Therapie oder das Training wird myofunktionelle Therapie genannt, kurz MFT, oder »Myo«.

Störungen, die mit myofunktioneller Therapie behandelt werden:

- offene Mundhaltung, Mundatmung Zahnstellungsveränderungen
- Aussprache-, Artikulationsstörungen
- Zungenstoß
- falsche Schluckmuster
- Saugprobleme und Lutschgewohnheiten

Nach Analyse der Sprechstörung, der mundmotorischen Fähigkeit und des Schluckens sind Korrektur oder Verbesserung der Fehlfunktionen von Zungen- und Gesichtsmuskulatur das Ziel der Therapie. Das Einüben des korrekten Schluckens braucht längeres Training über viele Wochen, manchmal Monate. Regelmäßiges Selbstüben, das heißt mehrmals täglich, ist unerlässlich.

Wenn keine oder kaum Artikulationsstörungen vorliegen, wird die myofunktionelle Therapie in der kieferorthopädischen Praxis durchgeführt.

Wenn Sie oder Ihr Kind ebenfalls beim Physiotherapeuten in Behandlung sind, kann der geschulte Therapeut ebenfalls die Übungen kontrollieren und korrigieren. Und gegebenenfalls mit der kieferorthopädischen oder logopädischen Praxis Rücksprache halten.

Manchmal kommt es vor, dass der Physiotherapeut bei der Behandlung eines Kindes die Eltern darauf aufmerksam macht, dass bestimmte Störungen zahnärztlich bzw. daraufhin kieferorthopädisch untersucht werden sollen. Generell sollten Kinder vor dem Wachstumsspurt kieferorthopädisch untersucht sein, damit, wenn erforderlich, eine erfolgversprechende Behandlung über längere Zeit rechtzeitig begonnen werden kann.

Um Sie für dieses Thema zu sensibilisieren, folgen auserwählte Übungen, zunächst für die Lippen.

Strohhalm-Übung

Training des Mundring- oder Lippenspannmuskels (M. orbicularis oris): Sie können mit einem Strohhalm trinken oder auch blasen.

Knopf an einer Schnur

Platzieren Sie einen Knopf an einer Schnur im Mund hinter den Lippen (nicht hinter den Zähnen).

Schließen Sie die Lippen und ziehen Sie am Schnürchen. Je mehr Lippenkraft Sie aufwenden, desto fester können Sie an der Schnur ziehen.

Statt des Knopfs an der Schnur können Sie auch ein Wattestäbchen oder ein Blatt Papier zwischen die Lippen nehmen und daran ziehen.

Achten Sie bitte darauf, dass Sie nicht auch den Kopf nach vorne ziehen. Deshalb der Tipp: Beginnen Sie diese Übung im Stehen mit dem Kopf an der Wand, so können Sie sicherstellen, dass der Kopf stets Kontakt zur Wand behält.

Variante: Sie können die Übung auch zu zweit ausführen, indem an jedem Ende der Schnur ein Knopf befestigt wird und man einen Gegenzug aufbaut. Achten Sie auch hier darauf, dass sich der Kopf nicht mitbewegt.

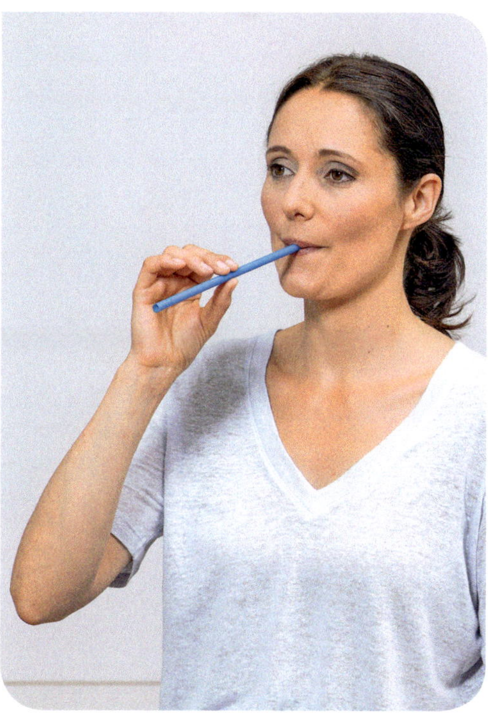

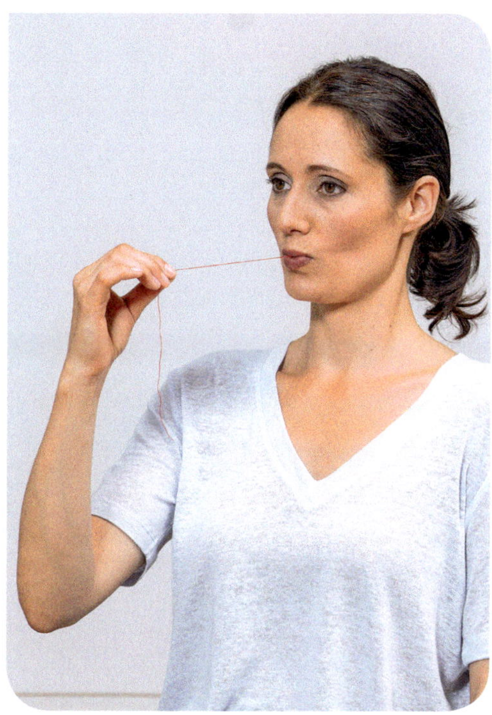

Lippenschluss-Koordinationsübungen
Mit geschlossenen Lippen führen Sie folgende Bewegungen aus:

- Kussmund
- Fischmund
- Opamund (Lippen aufeinanderpressen)
- Bonbonmund (links und rechts auf einem Bonbon lutschen und dabei den Mund geschlossen halten)
- geschlossener Lachmund
- Windmund (pusten, aber den Mund geschlossen halten)

Eine spielerische Gestaltung mit schnellem, unerwartetem Wechsel der verschiedenen Lippenaktionen trainiert die Koordinationsfähigkeit.

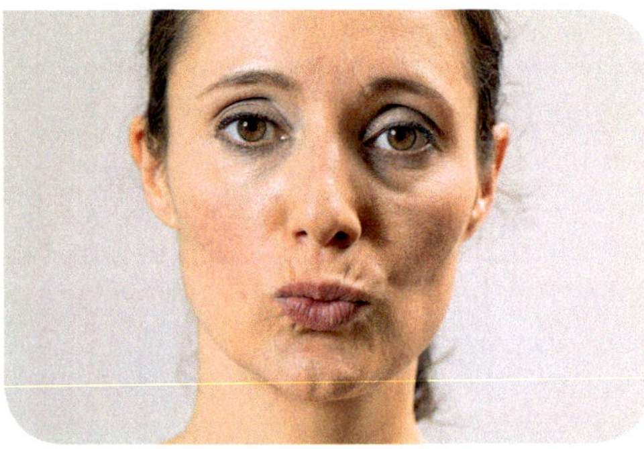
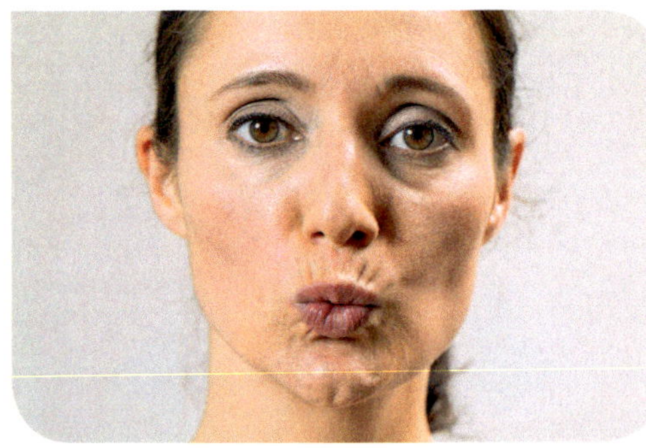
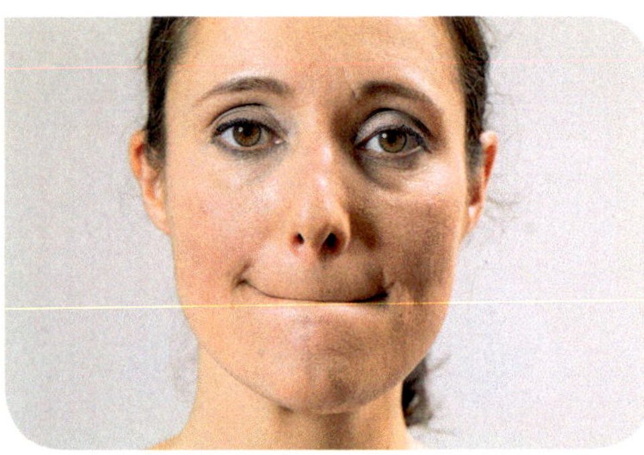
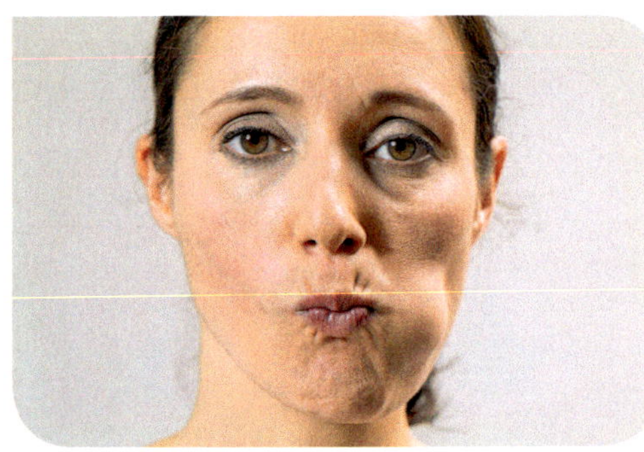
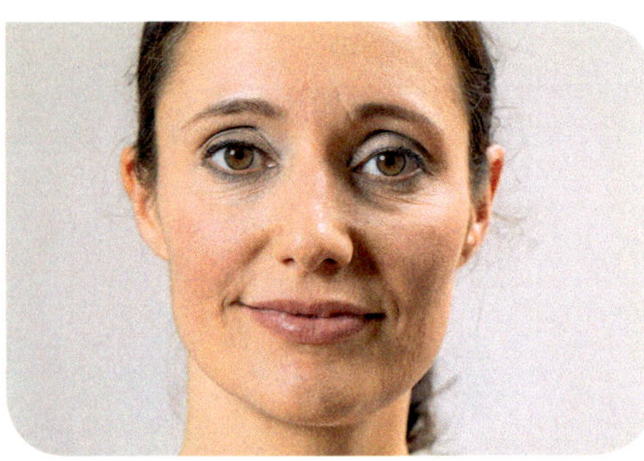
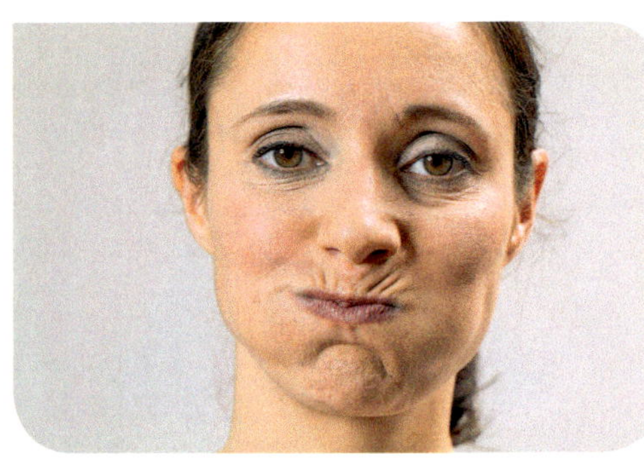

Lippenkoordinations-Training
Das Training kann mit weiteren Übungen – mit geöffnetem Mund – fortgesetzt werden.

Auch diese Übungen werden in jeglicher beliebigen und wechselnden Reihenfolge ausgeführt:

- offener Lachmund, entspanntes natürliches Lachen bzw. breites oder »dreckiges« Grinsen
- Mundwinkeldehnung mit den Zeigefingern, damit der M. orbicularis oris sich nicht vom vielen Üben verspannt
- Pfeifen
- Salzstangen oder Spaghetti essen – mit den Lippen, nicht mit den Zähnen
- Seifenblasen machen
- Ballon aufblasen

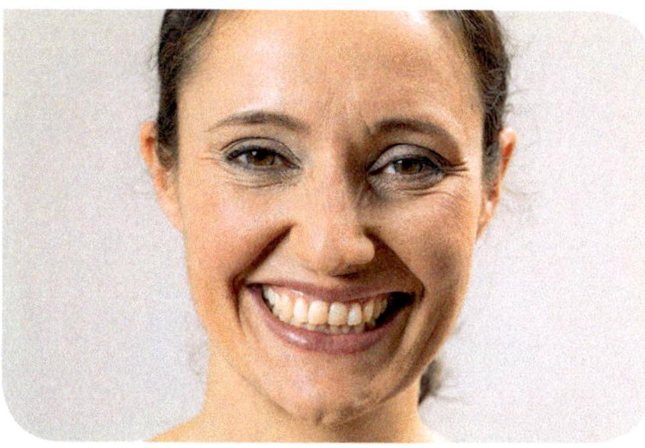
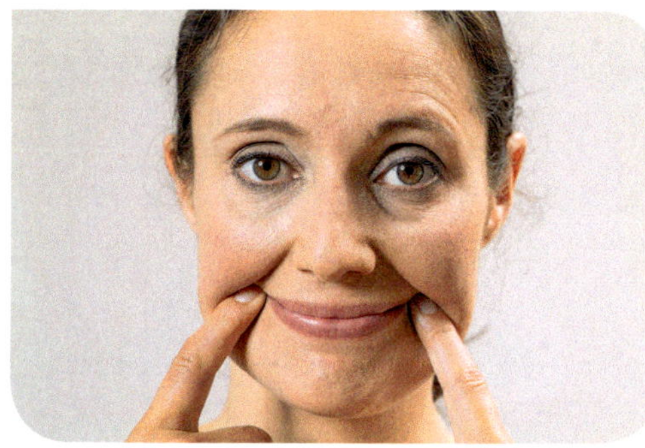
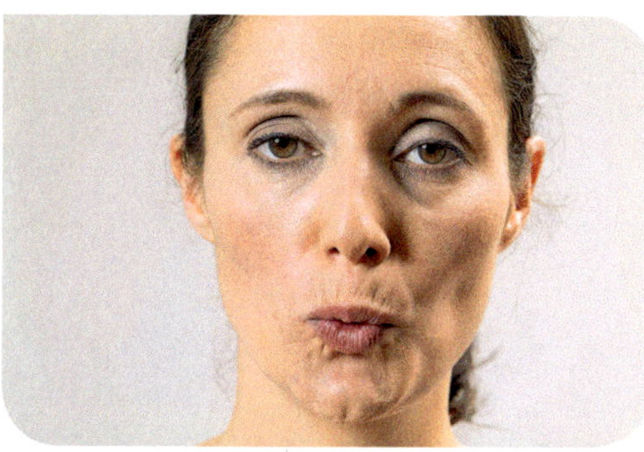
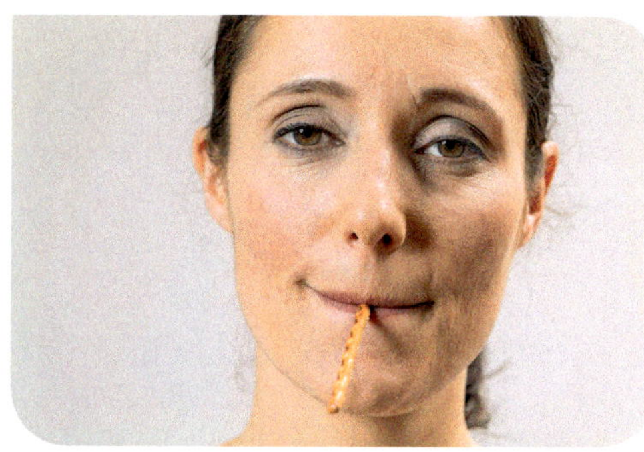
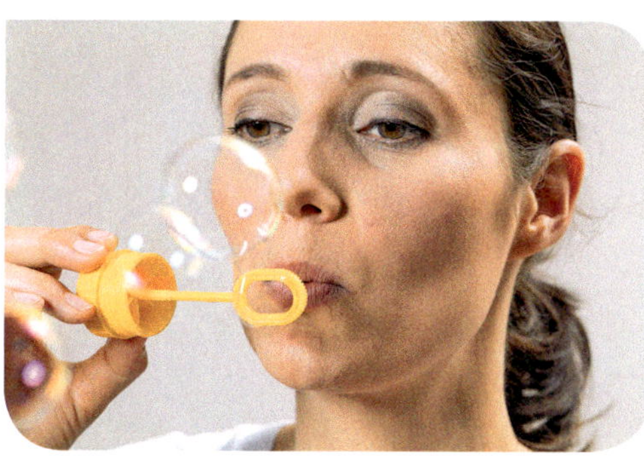
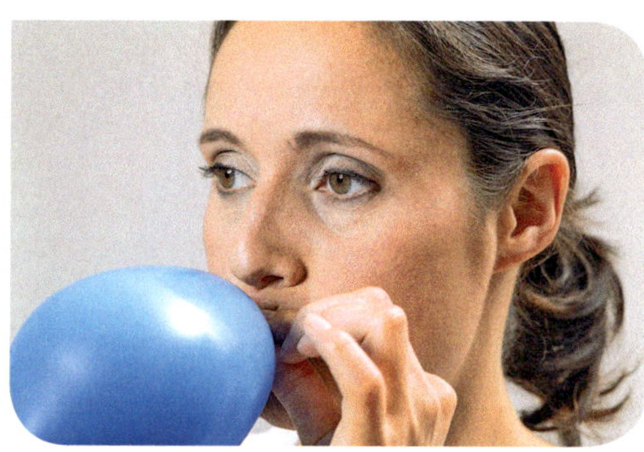

Taping
Bei einem ungenügenden Lippenschluss und nächtlichem Atmen durch den Mund ist es hilfreich, ein Tape anzubringen.

Messen Sie den Abstand von der Unterseite der Nase bis zur Unterkante des Kinns. Schneiden Sie ein Tape in dieser Länge ab.

Schneiden Sie das Tape längs durch. Eine Breite von 2,5 cm reicht völlig.

Messen Sie die Distanz von der Nase bis zur Oberlippe und vom unteren Ende des Kinns bis zur Unterlippe. Das Stückchen dazwischen verläuft über die Lippen und sollte nicht kleben. Deshalb bekleben Sie die Klebeseite dieser Strecke mit Tape. Dieses Tape-on-Tape-Teil behält seine Elastizität und Wirkung.

Kleben Sie das obere Ende des Tapes präzise von der unteren Seite der Nase nach unten bis an die Oberlippe. Die Lippen sind geschlossen und werden nicht geklebt (Tape-on-Tape-Technik).

Ab Unterkante Unterlippe kleben Sie das Tape auf das Kinn. Das Tape endet unter dem Kinn. Die (erforderliche) Mundatmung ist weiterhin möglich.

Für einen kleineren Mund nehmen Sie ein etwas schmaleres Tape (1,5 bis 2 cm).

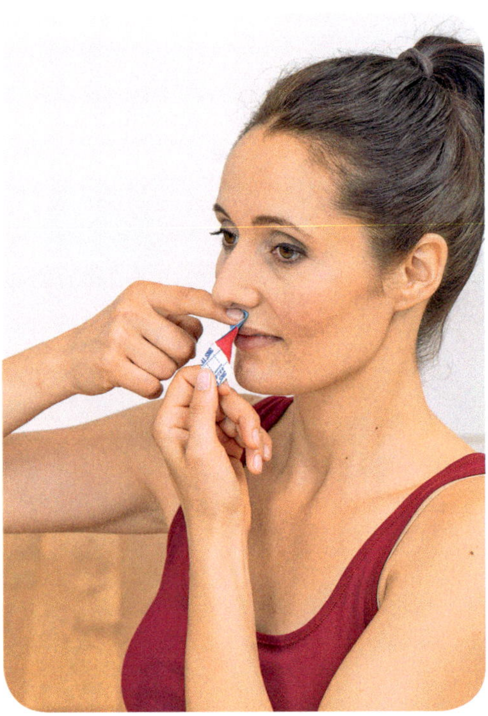

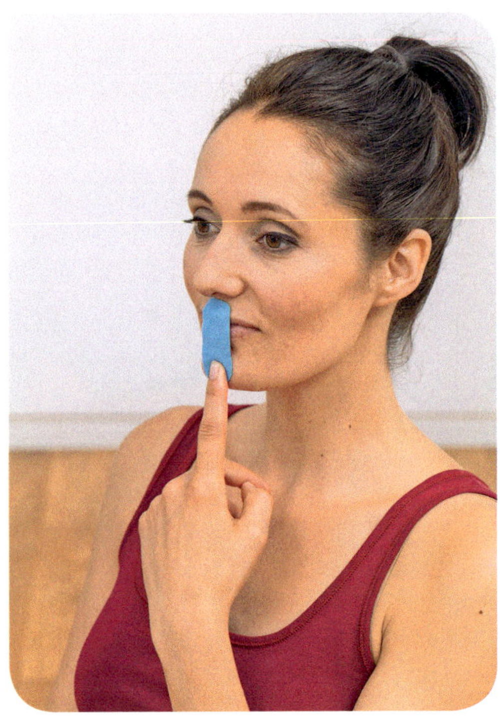

Innere und äußere Zungenmuskeln

Neben Lippenschluss und damit einhergehender Nasenatmung sind Zungen- und Schlucktraining Kernelemente der myofunktionellen Therapie.

Insgesamt ist die Zunge an vielen Funktionen beteiligt:

- Sie ist für die Artikulation von Zungenlauten (L, D oder T) zuständig.
- Auf ihr liegen die Geschmacksknospen. Über den 7., 9. und auch den 10. Hirnnerv liefert sie dem Gehirn Informationen über die Nahrung.
- Sie befördert Nahrung zu den Kauflächen der Backenzähne und anschließend den Brei von dort in den Rachen.
- Sie zerdrückt Nahrung und vermischt diese mit verschiedenen Enzymen für mehr Geschmack und eine leichtere Verdauung.
- Die Zunge wird in vielen Kulturen kommunikativ genützt: Das Herausstrecken kann einen Ausdruck von Ärger oder Ekel, oder auch eine Begrüßung oder erotische Einladung sein. Das sollte man bei Reisen in ferne Länder vorab wissen.
- Zungenküsse und Zungenpraktiken am Körper stimulieren sexuelle Erregung.

Die Zungenspitze ist ungefähr 200-mal feinfühliger als die Fingerbeeren und dadurch eine wichtige Unterstützung bei den Zungenfunktionen.

Die inneren Zungenmuskeln

Die vier inneren Zungenmuskeln verformen die Zunge und in Zusammenarbeit kann sich jeder Muskel an mehreren Bewegungen beteiligen.

Die Zunge mit seinen inneren und äußeren Muskeln

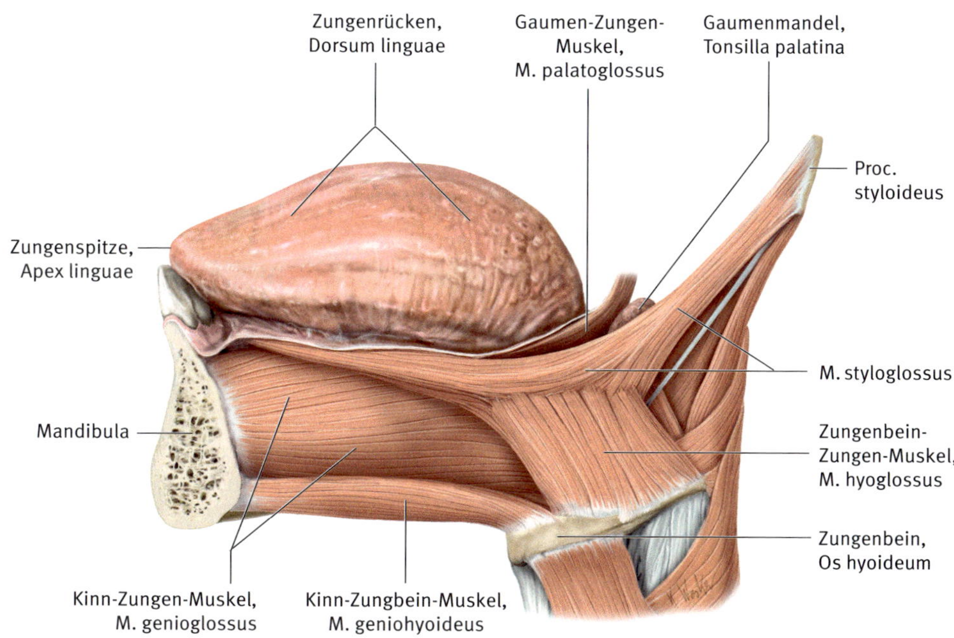

Schünke M, Schulte E, Schumacher U. PROMETHEUS LernAtlas, Grafiken: Voll M, Wesker K; Thieme; 2022

Die inneren oder intrinsischen Zungenmuskeln und ihre Arbeitsrichtungen:

- längseitiger oberer Muskel der Zunge (M. longitudinalis superior linguae): bringt die Zungenspitze zum harten Gaumen oder rollt die Zunge ein, kann die Zunge verkürzen und verbreitern
- längseitiger unterer Muskel der Zunge (M. longitudinalis inferior linguae): drückt die Zungenspitze nach unten, kann die Zunge verkürzen und verbreitern
- querer Zungenmuskel (M. transversus linguae): macht die Zunge schmal oder lang, kann die Seiten hochdrücken
- vertikaler Zungenmuskel (M. verticalis linguae): verbreitert die Zunge und flacht sie ab

Aktion des oberen Längsmuskels

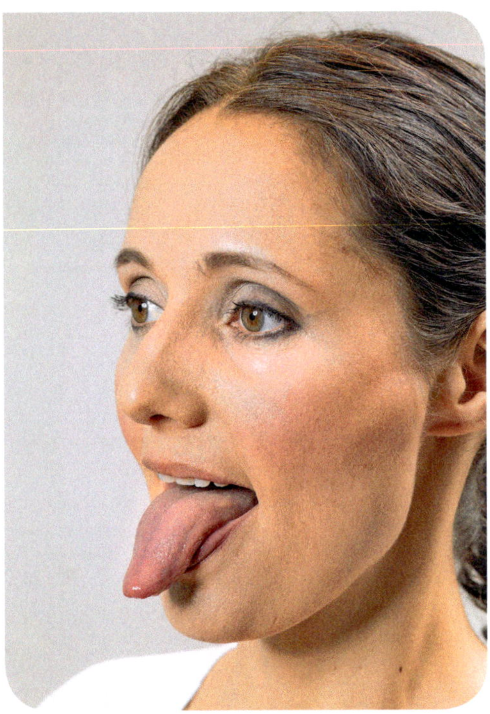

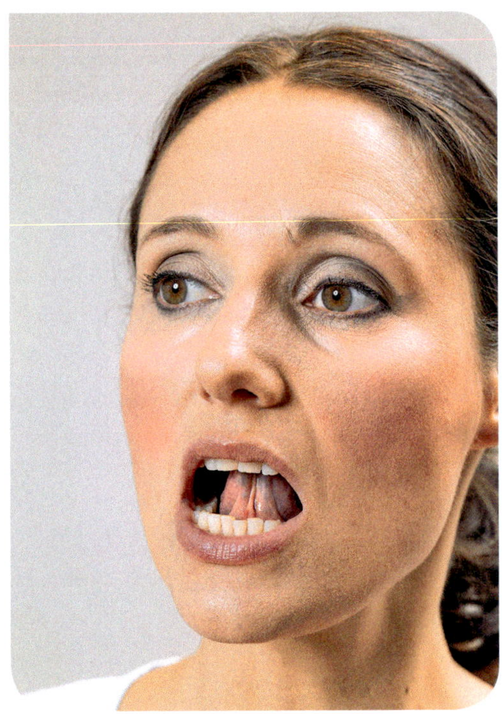

Diese Binnenmuskeln sind essenziell für das Sprechen, Kauen und Schlucken und sie werden alle vom 12. Hirnnerv, dem Unterzungen- bzw. Hypoglossusnerv, versorgt. Die Kaumuskeln bewegen den Unterkiefer, damit Nahrung zwischen den Zähnen zermahlen werden kann. Die Zunge ist dafür zuständig, dass die Nahrung zu den Backenzähnen transportiert wird, und sie muss aufpassen, nicht selbst gebissen zu werden. Das wird im zentralen Nervensystem minutiös koordiniert. Wenn Sie doch mal auf Ihre Zunge gebissen haben, kann es daran gelegen haben, dass Sie abgelenkt waren, zwei Sachen gleichzeitig gemacht haben oder einfach nur gestresst waren. Nach dem Kauen leitet die Zunge den Nahrungsbrei zum Rachen weiter.

Eine normale Zunge ist etwa 10 cm lang. Bei manchen Menschen ist die Zunge auch etwas zu kurz, wodurch beispielsweise Essen und Sprechen schwererfallen.

Zwei Übungen können die Zunge aktiv verlängern.

1. Strecken Sie die Zungenspitze maximal weit und 10 Sekunden lang nach vorne. Tun Sie das 3- bis 5-mal.
2. Bewegen Sie die Zungenspitze am Gaumen maximal nach hinten – vom harten zum weichen Gaumen. Auch hier die Position 10 Sekunden halten und 3- bis 5-mal wiederholen.

Sie können die Bewegung 1 auch mit Bewegung 2 kombinieren, das erhöht den Effekt.

Wenn die Zunge kurz und straff bleibt, könnte es erforderlich sein, das untere Zungenbändchen (Frenulum linguae) chirurgisch zu bearbeiten oder zu entfernen.

Im vorderen Bereich ist die Zunge durch einen Endast des 3. Hauptastes des Drillingsnervs schmerz- und temperaturempfindlich. Das hintere Drittel, die Zungenwurzel, wird für Schmerz, Temperatur und Geschmack vor allem durch den 9. Hirnnerv, den Zungenrachennerv, versorgt. Der Rachen und der Kehlkopf werden teils durch den 10. Hirnnerv, den Vagusnerv, versorgt.

Für den Geschmacksinn in den vorderen zwei Dritteln der Zunge ist ein Endast des 7. Hirnnervs, der Gesichtsnerv, zuständig.

Der Tastsinn der Zunge ist viel feiner entwickelt als der Tastsinn der Fingerbeeren.

Insgesamt sind somit fünf Hirnnerven für die Zunge zuständig: 5., 7., 9., 10. und 12. Hirnnerv.

Kautraining für den Geschmack und zur Erleichterung des Schluckens und der Verdauung erläutern wir im Kapitel »Geschmacksinn und Kauen« (Seite 195) ausführlicher. Hier geht es nun zunächst um reines Muskeltraining der Zunge. Deswegen noch ein paar Informationen zu den Muskeln.

Für die Ruheposition der Zunge wird die Zungenspitze durch den oberen Längsmuskel zum vorderen harten Gaumen geführt. Das scheint eine einfache Aufgabe, geschieht es doch tagtäglich 1000- bis 2000-mal ganz unbewusst.

Sprechen Sie nun einmal die Buchstaben L, D oder T. Wohin drückt die Zunge? Was macht die Zunge, wenn Sie ein R rollen?

Die Artikulation dieser Zungenlaute erfordert eine Feinabstimmung zwischen 50 Muskelpaaren.

Bei vielen kieferorthopädischen oder logopädischen Patienten stimmt eben diese Abstimmung zwischen Zunge und Gaumen nicht.

Die Zunge übt in ihrer Ruheposition am vorderen harten Gaumen einen leichten Druck aus. Das ist ein Reiz zum Wachstum des Oberkiefers. Die Folgen einer falschen Zungenruhelage sind ein schmaler Oberkiefer mit zu wenig Raum für die späteren Zähne, ein zu hoher Gaumen oder eine enge Nase.

Schluckmusterprobleme kommen, als Ursache oder Folge, bei Bissfehlern vermehrt vor und erfordern ein längeres, intensiveres Trainingsprogramm. Sie ahnen es sicherlich: Auch dieses Muster ist im Hirnstamm, im Unbewussten, veranlagt. Wenn beim Sprechen in mancher Sprache, zum Beispiel im

Englischen (»tr«- oder »thr«-Töne), die Zunge häufig Zahnkontakt aufnimmt, kann das Bissfehler mitverursachen oder verschlimmern.

Wichtig für eine korrekte Zungenruhelage am Gaumen sind der Lippenschluss (beachten Sie hierzu nochmals das vorherige Kapitel Gesichtsmuskeln, Seite 108) und die Nasenatmung (sehen Sie hier das Kapitel Atemtechniken, Seite 185).

Das myofunktionelle Training als Teil der logopädischen Betreuung geht mit Kieferorthopädie einher. Konsequentes Training mit einigen geeigneten Übungen und regelmäßigen Kontrollen ist jedoch vielversprechend. Kraft und Beweglichkeit der Zunge lassen sich nämlich selbst gut trainieren, vor allem, wenn Sie sich dabei im Spiegel beobachten können.

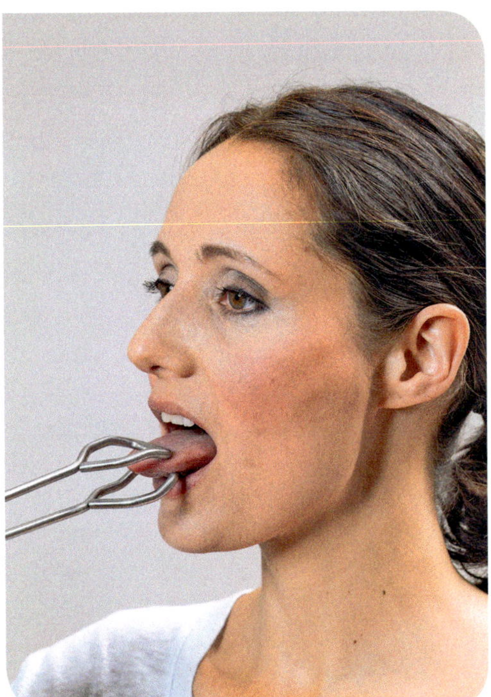

Die äußeren Zungenmuskeln

Auch die Außenmuskeln sind im Zusammenspiel mit den anderen Muskeln wichtig für das Kauen, Schlucken, Sprechen und Saugen.

Die äußeren oder extrinsischen Zungenmuskeln:

- Kinn-Zungen-Muskel (M. genioglossus): zieht die Zunge nach vorne und unten
- Zungenbein-Zungen-Muskel (M. hyoglossus): zieht die Zunge nach unten und zur Seite bzw. nach hinten bei beidseitiger Anspannung
- Schläfenbein-Zungen-Muskel (M. styloglossus): zieht die Zunge nach unten oder oben (je nach Lage) und zur Seite bzw. nach hinten bei beidseitiger Anspannung
- Knorpel-Zungen-Muskel (M. chondroglossus): zieht die Zunge nach hinten
- Gaumen-Zungen-Muskel (M. palatoglossus): hebt den Zungengrund, senkt den Gaumen (zieht beide zusammen) und verschließt so die Schlund-/Rachenenge

Der Gaumen-Zungen-Muskel wird vom 9. oder 10. Hirnnerv aus dem Ambiguus-Kern versorgt. Die Übrigen vom 12. Hirnnerv.

Übung

Eine passive Dehnung der Zunge nach vorne mit einer Profi-Zange oder mit einem einfachen Salatbesteck ist einen Versuch wert.

Der Muskel, der die Zunge zum harten Gaumen bringt und die Schlundenge verschließt, wird vom 9. Hirnnerv versorgt, wie auch der Geschmacksinn vom hinteren Drittel der Zunge. Der 10. Hirnnerv beteiligt sich an der Versorgung des Zungengrunds. Man geht deswegen davon aus, dass die passive

Dehnung der Zunge den 9. und 10. Hirnnerv stimuliert.

Wiederholen Sie die Dehnung gerne 5-mal und halten Sie die Streckposition jeweils einige Sekunden.

Achten Sie darauf, dass während der Technik die obere Halswirbelsäule nicht in Streckrichtung belastet wird. Wenn Sie bei dieser Übung mit dem Hinterkopf an der Wand stehen und ein Doppelkinn machen, können Sie besser verhindern, dass der Kopf beim Zungenzug nach vorne gezogen wird.

Zungenfitness-Programm für Beweglichkeit und Kraft

Beginnen und beenden Sie eine ZU-FIT-Übungssession mit der klassischen Übung: Positionieren Sie Ihre Zungenspitze vorne am harten Gaumen, etwas oberhalb der Zähne.

Drücken Sie fest, und halten Sie den Druck 10 Sekunden. Wiederholen Sie anfänglich 5-mal, später bis zu 10-mal. Nach und nach wird so die Zungenmuskulatur gekräftigt.

Zur Abwechslung legen Sie Ihre Zunge unten an den Mundboden. Die Spitze drückt nun unterhalb der unteren Schneidezähne gegen den Unterkiefer. Halten Sie auch diese Position 10 Sekunden und wiederholen Sie auch dies 3- bis 5-mal.

Beginnen Sie nun zu spielen und schieben Sie Ihre Zungenspitze auch mal nach links und rechts. Wenn Sie kräftiger gegen die Wangen drücken, verbessert das die Muskelkraft. Bei Kindern fördert es auch das Wachstum des Oberkiefers.

Teil 1

- Strecken Sie die Zunge zur Kinnspitze (Dehnung nach vorne).
- Strecken Sie die Zunge zur Nasenspitze.
- Strecken Sie die Zunge zum linken, dann zum rechten Mundwinkel.
- Variieren Sie im Schnelldurchlauf die Reihenfolge der Richtungen mal im Uhrzeigersinn, mal gegen den Uhrzeigersinn.
- Koppeln Sie nun die Bewegungen von den Blickrichtungen ab: Wenn Sie die Zunge nach links bewegen, schauen Sie nach rechts. Wenn Sie die Zunge nach unten strecken, blicken Sie nach oben usw.

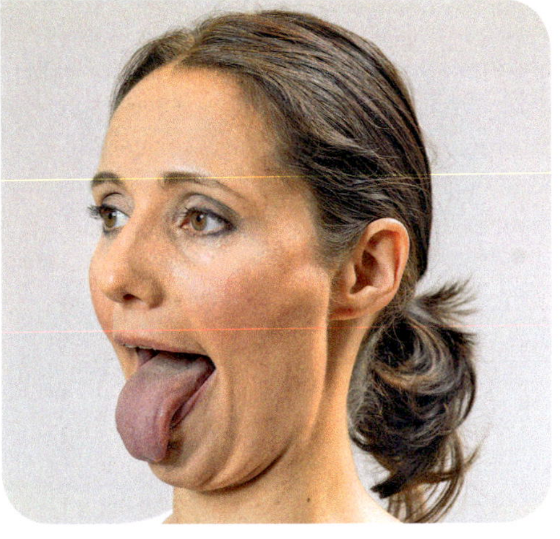
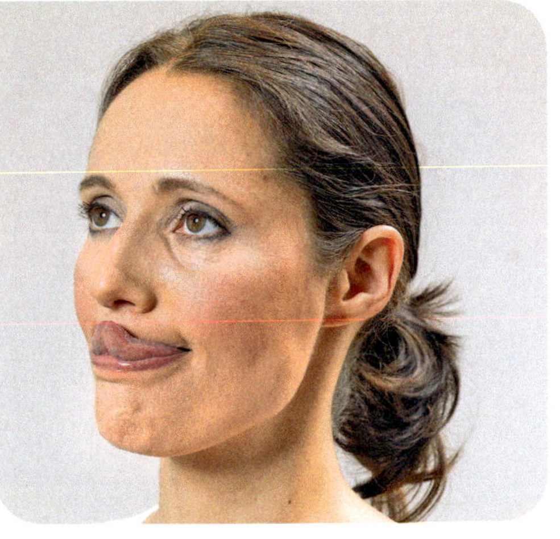
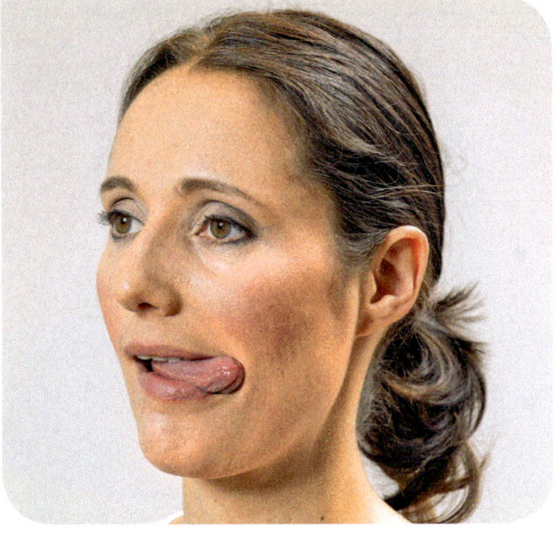
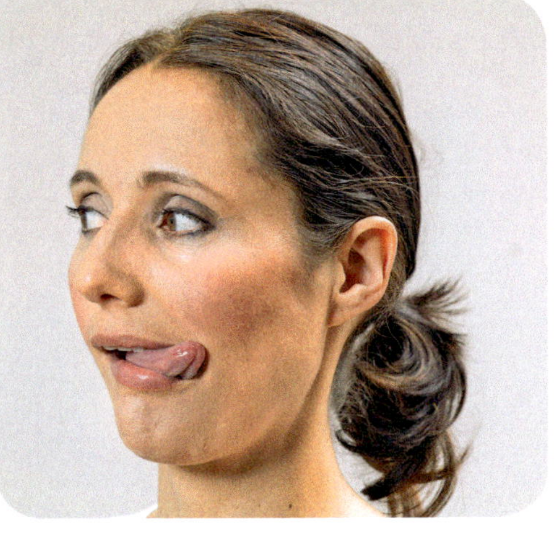

Teil 2

Machen Sie nun folgende Bewegungen:

- Zungenrinne
- Zunge rollen
- Zunge spalten

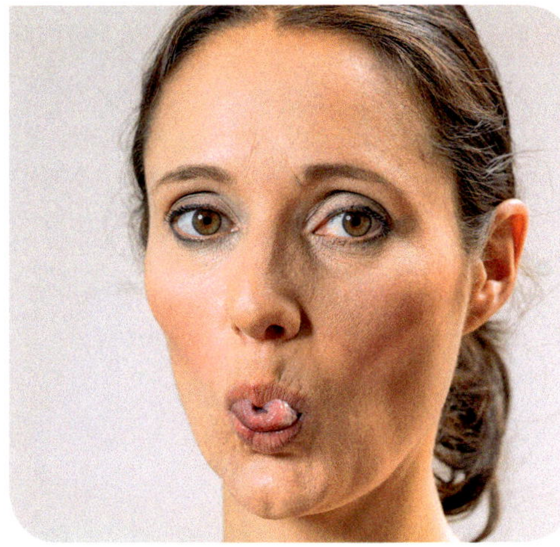

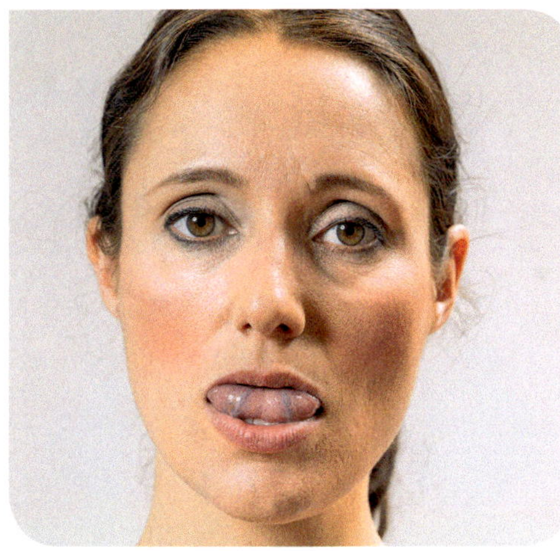

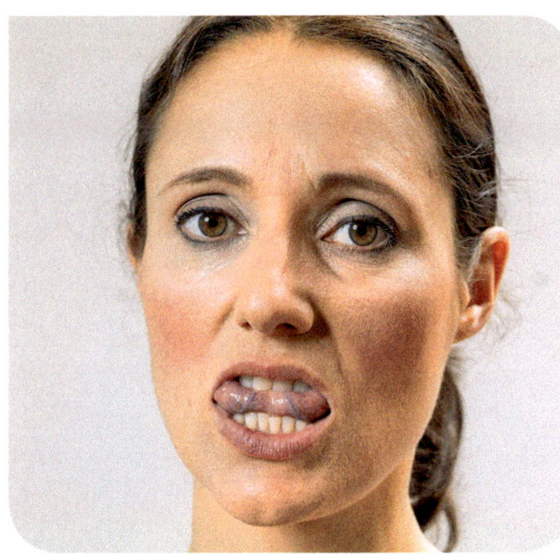

Teil 3

Nun arbeiten wir mit Druck und Kraft:

- Drücken Sie mit der Zunge gegen einen Widerstand (Spatel, Löffel) nach vorne.
- Drücken Sie gegen Widerstand nach oben.
- Druck gegen Widerstand nach links und rechts.
- Druck gegen Widerstand nach unten.
- Druck gegen Widerstand der Wange nach rechts oder links

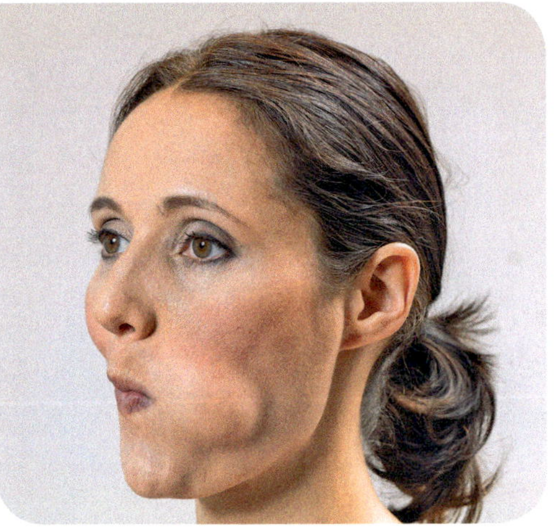

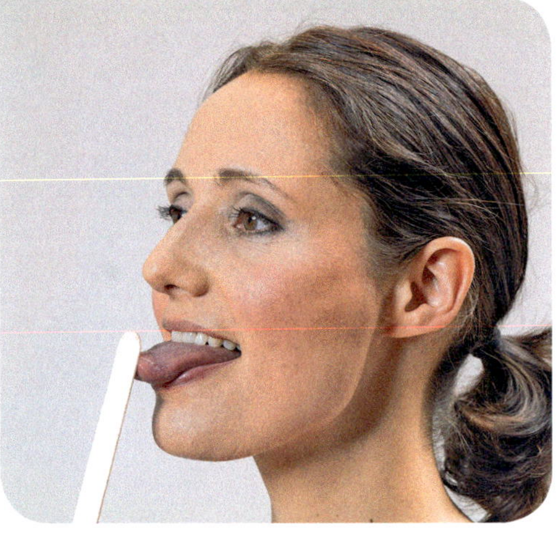

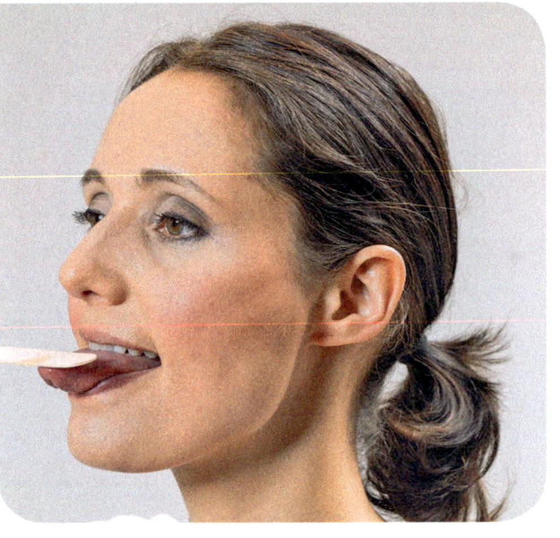

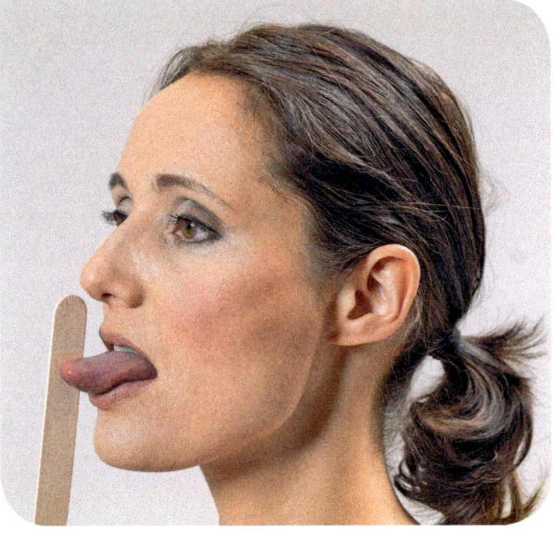

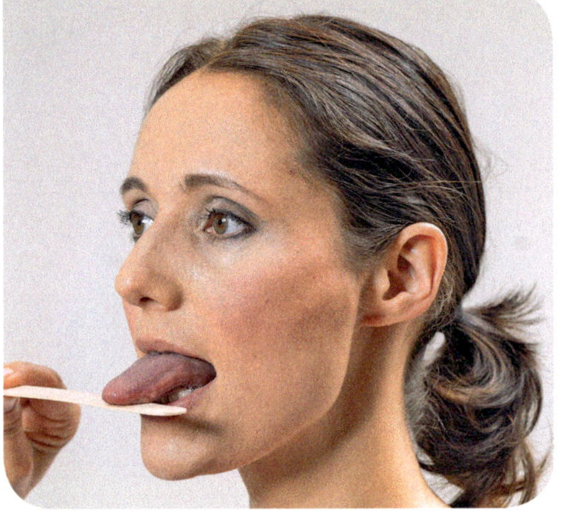

Zungenbeinmuskeln

Es gibt zwei Gruppen von Zungenbeinmuskeln, sowohl links als auch rechts: die oberen und die unteren Zungenbeinmuskeln.

Die oberen Zungenbeinmuskeln

Die oberen verlaufen vom Schädel nach unten zum Zungenbein und bilden zum Beispiel den Mundboden zwischen Kinn und beiden Seiten des Unterkiefers.

Die oberen Zungenbeinmuskeln und die sie versorgenden Nerven:

- Kiefer-Zungenbeinmuskel, im Mundboden (M. mylohyoideus): 3. (Unterkiefer-)Ast des Drillingsnervs
- Zweibauchiger Muskel, der vordere vom Unterkiefer (M. digastricus, venter anterior), der hintere vom Schläfenbein zum Zungenbein (M. digastricus, venter posterior): 3. (Unterkiefer-)Ast des Drillingsnervs bzw. 7. Hirnnerv
- Griffelzungenbeinmuskel (M. stylohyoideus): 7. Hirnnerv
- Kinn-Zungenbein-Muskel (M. geniohyoideus): Nerven aus der obere Halswirbelsäule

Typische Schmerzverbreitungsmuster der Zungenbeinmuskeln.
a. M. digastricus, Venter posterior
b. M. digastricus, Venter anterior
c. links: M. sternohyoideus, rechts oben: M. mylo- und geniohyoideus , rechts unten: M. sternothyroideus d. M. omohyoideus

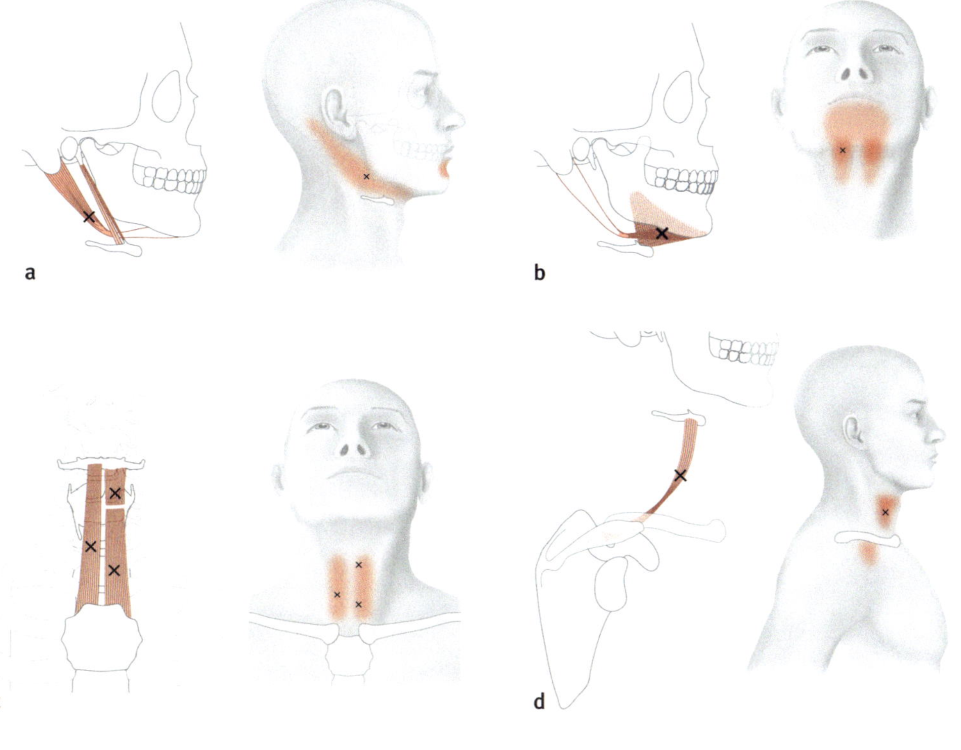

Die obere Gruppe dient dem Anheben des Zungenbeins beim Schlucken und der Mundöffnung. Diese Muskelgruppe wird von drei verschiedenen Nerven versorgt, die miteinander kooperieren müssen. Störungen der oberen Halswirbelsäule, z. B. eine vorgeschobene Kopfposition, können sich direkt auf Position und Funktion der Muskeln auswirken.

Im Mundboden kann der Kiefer-Zungenbein-Muskel verkrampfen. Die Stelle ist unter dem Kinn zu ertasten und zu massieren.

Der Digastricus-Muskel weist manchmal Triggerpunkte auf. Treten diese im vorderen Bauch auf, können Zahnschmerzen im unteren Schneidezahnbereich die Folge sein.

Wenn Sie am Kieferwinkel vorbei schräg von vorne in den Hals drücken, spüren Sie einen Teil des hinteren Muskelbauchs (Venter posterior).

Typische Beschwerden sind Krampf, Kloß im Hals, Schluckschwierigkeiten, Schmerz, der vom Kinn unterhalb des Ohrs entlang zum Schädel zieht. Das entspricht dem Muskelverlauf des unteren Bauchs.

Die unteren Zungenbeinmuskeln

Die unteren Zungenbeinmuskeln verlaufen vom Zungenbein zum Kehlkopf, Brustbein, und sogar zum Schulterblatt und bilden einen Teil der vorderen Halsmuskeln.

Die unteren Zungenbeinmuskeln:

- Brustbein-Zungenbeinmuskel (M. sternohyoideus): Kontrolle des Zungenbeins nach unten, z. B. beim Schlucken
- Brustbein-Schildknorpel-Muskel (M. sternothyroideus): Kontrolle des Zungenbeins nach unten, z. B. beim Schlucken
- Schildknorpel-Zungenbeinmuskel (M. thyrohyoideus): Kontrolle des Zungenbeins nach unten, z. B. beim Schlucken
- Schulterblatt-Zungenbeinmuskel, oberer Bauch (M. omohyoideus, Venter superior): zieht an der Zwischensehne zu einer Halsfaszie und verringert den Druck auf den großen Blut-Ableiter des Schädels
- Schulterblatt-Zungenbeinmuskel, unterer Bauch (M. omohyoideus, Venter inferior): Dieser Muskelbauch ist zudem mit einer Schlinge am Schüsselbein befestigt

Alle Muskeln werden von Nerven aus der oberen Halswirbelsäule versorgt.

Für die unteren Zungenbeinmuskeln ertasten Sie vom Zungenbein links und rechts herunter, am Kehlkopf vorbei, die dünnen langen Muskelstränge ganz herunter bis zum Brustbein. Empfindliche, verspannte Stellen können Sie sanft bearbeiten.

Massage M. digastricus

Zur Behandlung und Entspannung des M. digastricus legen Sie eine Hand am Kinn an: Daumenspitze an der unteren Seite, Zeigefinger quer auf dem Kinn. Wenn Sie mit dem Kinn gegen den Daumen drücken (Mundöffnen), könnte das Beschwerden auslösen. Wenn Sie die Kaumuskeln zum Mundschließen gegen den Widerstand des Zeigefingers anspannen, wird der Digastricus-Muskel entspannt und Sie können mit der anderen Hand die schmerzhaften Stellen unten am Mundboden hinter dem Kieferwinkel, vorne-innen am Hals, bearbeiten.

Training der Zungenbeinmuskeln

Die Zungenbeinmuskeln sind, als Gegenhänger von überaktiven Kaumuskeln, oft schwach und benötigen dann Training. Die Kinnbacken mit der Schwerkraft fallen zu lassen, ist einfach. Das passiert beim Staunen automatisch. Leute mit verspannten Kaumuskeln tun das nicht. Das Kinn nach unten bewegen, gegen Widerstand herunterdrücken, ist nun angesagt – egal ob im Liegen, Sitzen oder Stehen. Der Widerstand kann mit einer Hand ausgeführt werden: Der Daumen liegt unter dem Kinn, der Zeigefinger liegt locker quer auf dem Kinn. Drücken Sie nun das Kinn gegen den Daumen und halten Sie diese Endstellung 10 Sekunden. Machen Sie eine kurze Pause und wiederholen Sie die Druckübung dann 10-mal. Machen Sie die Übung gerne mehrmals täglich. Der große Vorteil des Mundöffnens gegen Widerstand ist die automatische Entspannung der Kaumuskeln. So werden gleichzeitig Mundöffner trainiert und Mundschließer entspannt.

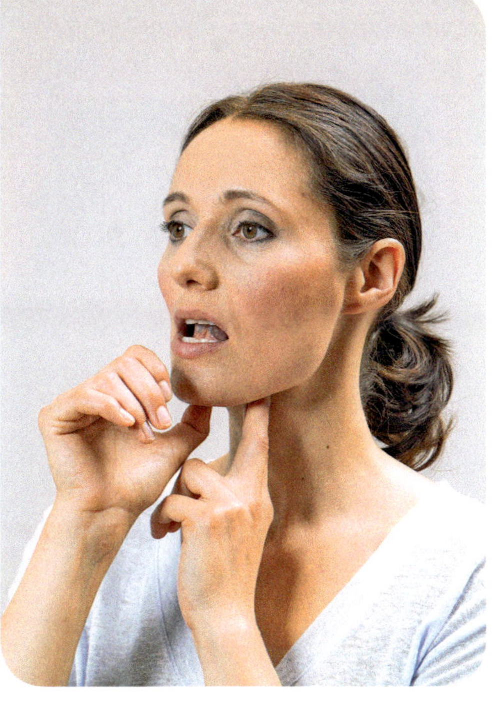

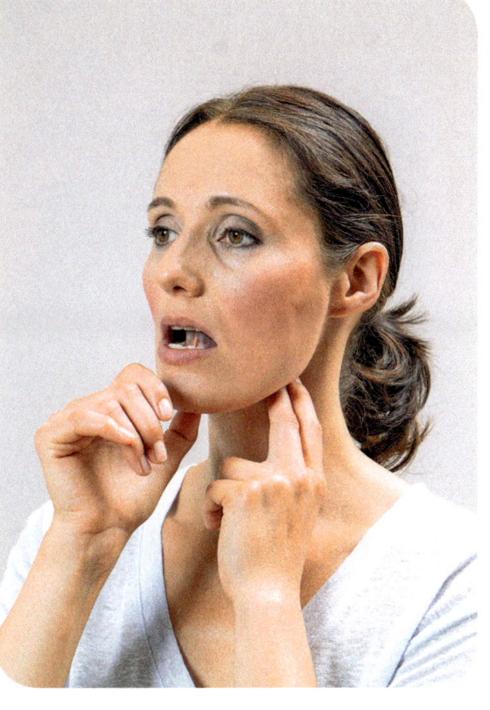

M2-Tape: Mundboden, untere Zungenbeinmuskeln

Taping im vorderen Halsbereich ist selten erforderlich, kann aber, beispielsweise bei Schluckschwierigkeiten, super unterstützen. Dabei wird der Kehlkopf freigehalten.

Muskeln vom Zungenbein verlaufen sowohl hoch zum Mundboden als auch herunter zum Brustbein. Diese Muskeln können Schmerzpunkte aufweisen, verspannt sein, richtig verkrampfen oder das Schlucken behindern. Diese Beschwerden sind manchmal mit Behandlungen an der Halswirbelsäule bzw. mit Muskel- oder Entspannungstechniken zu behandeln.

Tape

- Anzahl: 1
- Form: Y
- Breite: 5 cm
- Zug: ohne
- Dauer: bis 7 Tage

Anleitung Setzen oder stellen Sie sich bequem vor einen Spiegel. Messen Sie die Tapelänge von der unteren Seite der Kinnspitze zur oberen Kante des Brustbeins zwischen beiden Schlüsselbeinen. Schneiden Sie das Tape, wie gemessen, ohne zu kürzen, ab. Schneiden Sie das Tape, bis auf die letzten 4 cm, längs ein. Reißen Sie die Schutzfolie an der Schnittstelle durch und entfernen Sie das Papier an der ungeschnittenen Seite.

1. Basis: Legen Sie das nicht geschnittene Tape-Ende unten an der Kinnspitze ohne Zug an. Heben Sie dabei nicht den Kopf bzw. das Kinn.
2. Verlauf und Ende: Ziehen Sie nun das Papier eines Schenkels des Y ab und legen Sie es am Kehlkopf entlang herunter zum inneren Ende des Schüsselbeins am Brustbein.
3. Den zweiten Schenkel ebenso wie den ersten an der anderen Seite am Kehlkopf entlang. Die Mitte des Halses sollte ausreichend ausgespart sein.

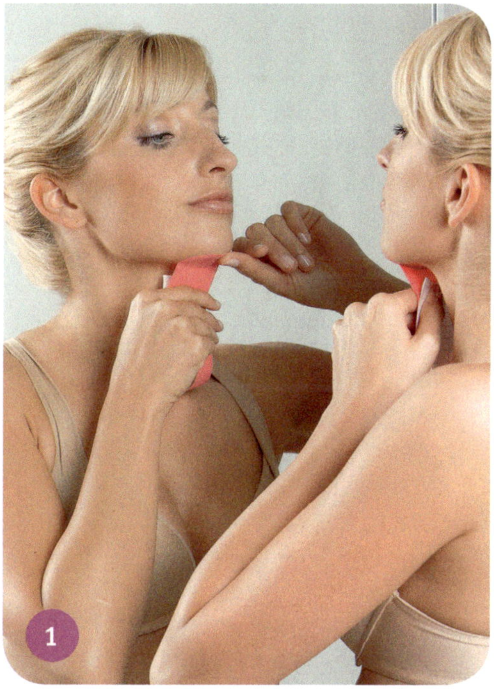
1

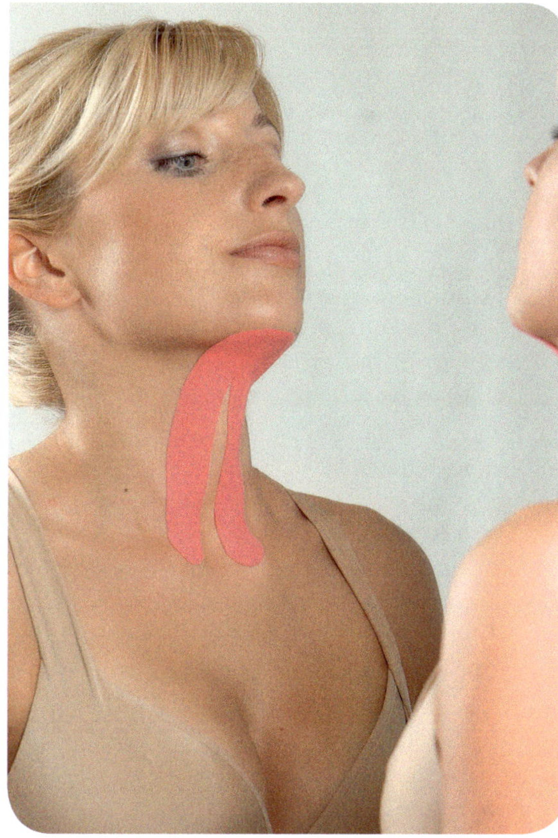

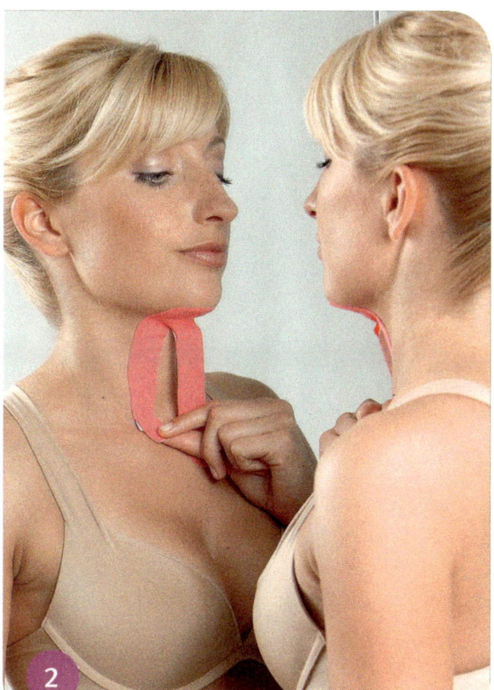
2

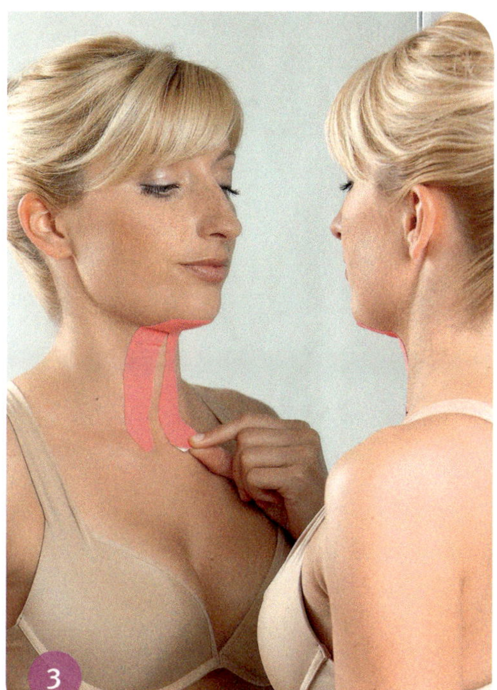
3

M2bis-Tape: Mundboden, obere Zungenbeinmuskeln

M2bis kann eigenständig oder, in Kombination mit dem M2-Tape, beidseitig angelegt werden. Diese M2-Tape-Anlagen können beide als sehr unterschiedlich empfunden werden: von sehr wohltuend, angenehm und hilfreich bis schrecklich (»Weg damit!«). Das lässt sich kaum voraussagen. Einfach M2 und M2bis separat probieren. Eine Kombination von beiden ist empfehlenswert, wenn beide als angenehm empfunden werden und etwas, aber nicht ausreichend helfen.

Tape

- Anzahl: 2
- Form: I
- Breite: 2,5 cm
- Zug: ohne
- Dauer: bis 7 Tage

Anleitung Setzen oder stellen Sie sich bequem vor einem Spiegel. Messen Sie die Tapelänge vom Knochenfortsatz hinter dem Ohr zur Unterseite der Kinnspitze. Umgehen Sie dabei der Kieferwinkel. Das Tape wird nämlich vorne ganz oben am Hals zum Mundboden angelegt, verläuft aber nicht über den Unterkiefer. Schneiden Sie das Tape, wie gemessen, ohne zu kürzen, ab. Schneiden Sie das Tape längs durch. Reißen Sie die Schutzfolie kurz vor einem Ende durch.

1. Basis: Legen Sie dieses Tape-Ende am Knochenfortsatz hinter dem Ohr an unten an der Kinnspitze ohne Zug an. Heben Sie dabei das Kinn nicht.
2. Verlauf und Ende: Ziehen Sie nun das Papier bis kurz vorm Ende ab und legen Sie das Tape, ohne Zug, unterhalb des Kieferwinkels oben am Hals zum Mundboden an.
3. Entfernen Sie das letzte Stückchen Schutzfolie und kleben Sie das Tape-Ende mittig an der unteren Seite der Kinnspitze.
4. Das zweite Tape ebenso wie das erste von der anderen Seite kleben.

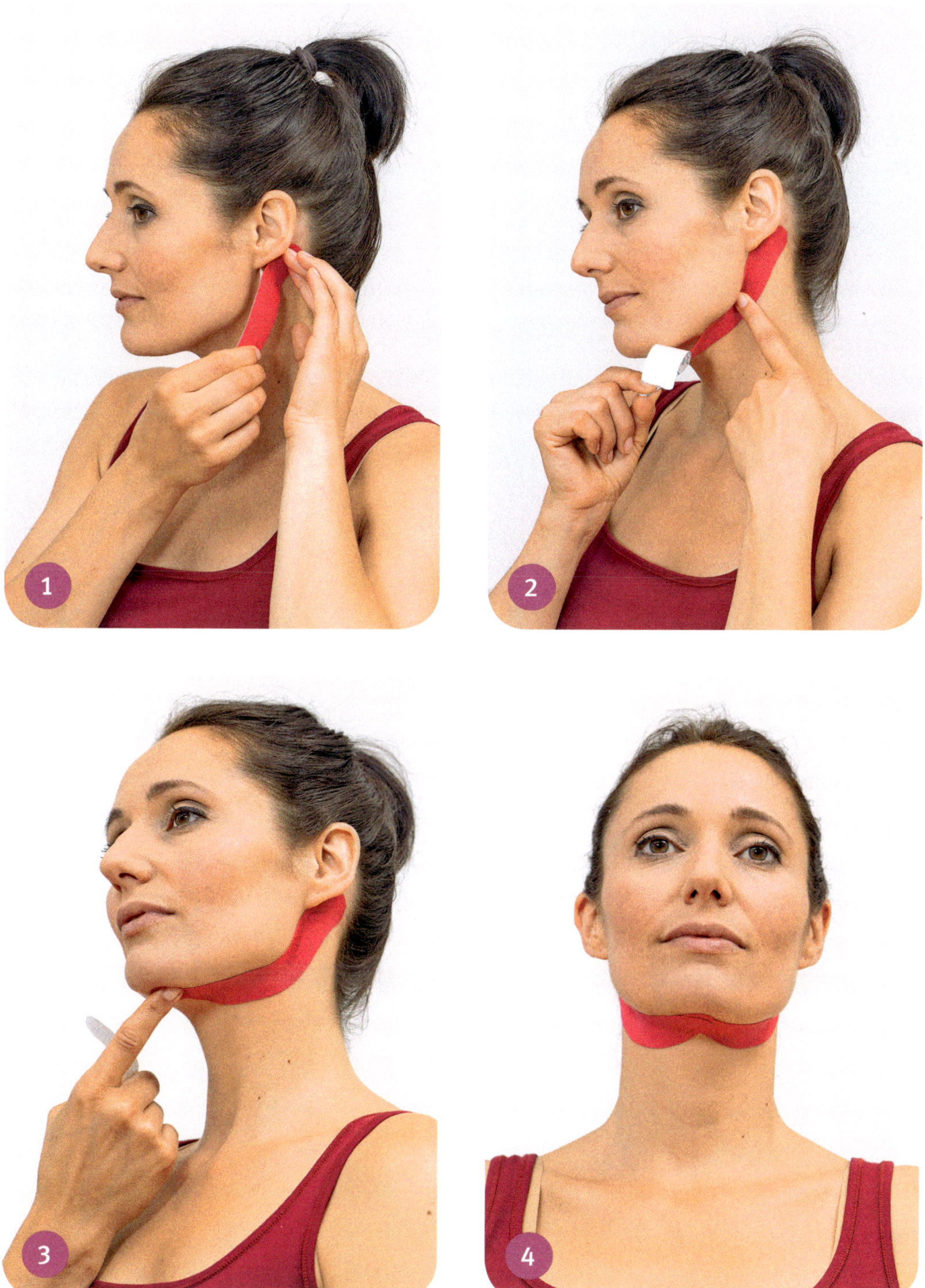
1
2
3
4

Kinn-Druck-Übung

Um einen wirklichen Effekt zu erzielen, müssen Sie fest und lange Druck aufbauen. Statt des Daumens können auch Hilfsmittel benutzt werden. Wir empfehlen einen kleinen weichen, später einen härteren Ball. Die Größe des Balls ist wichtig. Er muss genau zwischen Kinn und Brustbein passen, also einen Durchmesser von etwa 10–12 cm haben. Er ist etwas größer als ein Tennisball, aber kleiner als ein Gymnastik- oder Handball, ein kleiner American Football könnte perfekt passen. Gerne können Sie stattdessen auch ein weiches zusammengerolltes Handtuch nehmen.

Damit sich der Nacken nicht beugt und sich somit der Kopf nach vorne bewegt, stellen Sie sich mit dem Kopf an eine Wand und achten Sie darauf, dass der Kopf während der gesamten Übung Kontakt zur Wand behält.

Die tiefen und erst recht die vorderen oberflächigen Halsmuskeln sollten bei dieser Übung nicht arbeiten. Damit Sie keine Doppelkinnbewegung machen, achten Sie darauf, dass der Kopf still an der Wand bleibt, der Hinterkopf also nicht nach oben gleitet.

Wenn Sie geradeaus und beim Drücken gegen den Daumen, den Ball oder das Handtuch nicht automatisch nach unten blicken, werden diese Fehler häufig schon vermieden.

Und auch hier können Sie Bewegung und Blickrichtung sogar zusätzlich voneinander trennen: Blicken Sie nicht nur geradeaus, sondern auch nach oben zur Decke. So trainieren Sie exklusiv die Zungenbeinmuskeln, ohne Bewegungsmuster.

Gerne können Sie diese Kinn-Druck-Übung auch in Rückenlage ausführen. Das Ja-Nicken (Training tiefe Nackenbeuger) und den Kinn-Druck (Training Zungenbeinmuskeln) können Sie auch abwechselnd trainieren, damit Sie die Unterschiede zwischen den beiden gut verinnerlichen und das Muskelgleichgewicht im oberen Halsbereich optimiert wird.

Wenn Sie den Kopf nach vorne neigen, den Mund öffnen, z. B. zum Essen, werden auch Ihre Augen sich nach unten zum Teller orientieren. Dieses Bewegungsmuster ist im Nervensystem programmiert. Wenn Sie stattdessen nicht nach unten, sondern nach oben schauen und dazu den Kopf an der Wand stillhalten, trainieren sie exklusiv die Zungenbeinmuskeln, ohne den Rest des Bewegungsmusters.

Gerne können Sie die Kinn-Druck-Übung auch im Liegen durchführen und sich selbst testen: Wohin möchten die Augen schauen? Bewegt sich der Kopf über der Unterlage?

Wenn Sie die Trennung der Bestandteile des Bewegungsmusters gut beherrschen, können Sie gerne dazu die Augen schließen, ruhig und tief atmen, Musik auf die Ohren geben oder tagträumen.

Zur Unterstützung eines besseren Gefühls beim Üben kann Tape M2 (Seite 123) oder M2bis (Seite 124) angelegt werden.

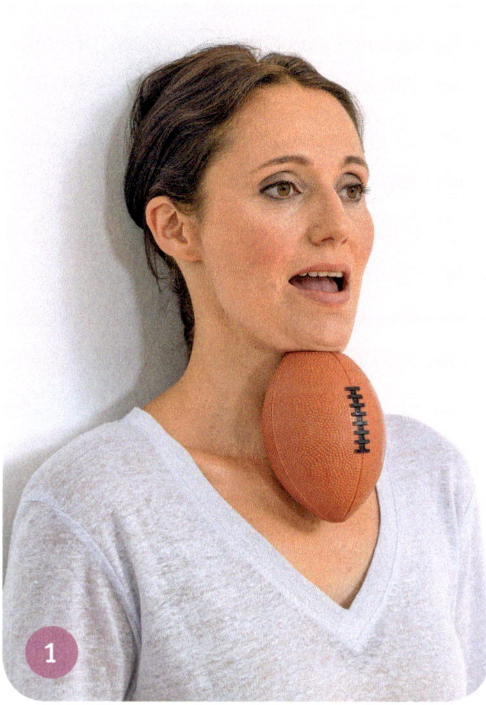

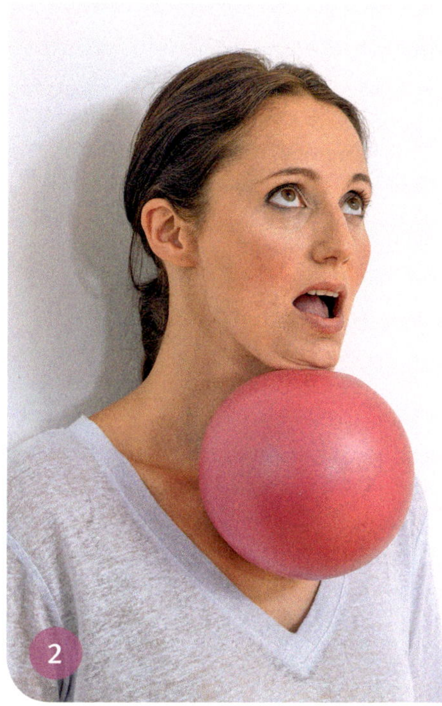

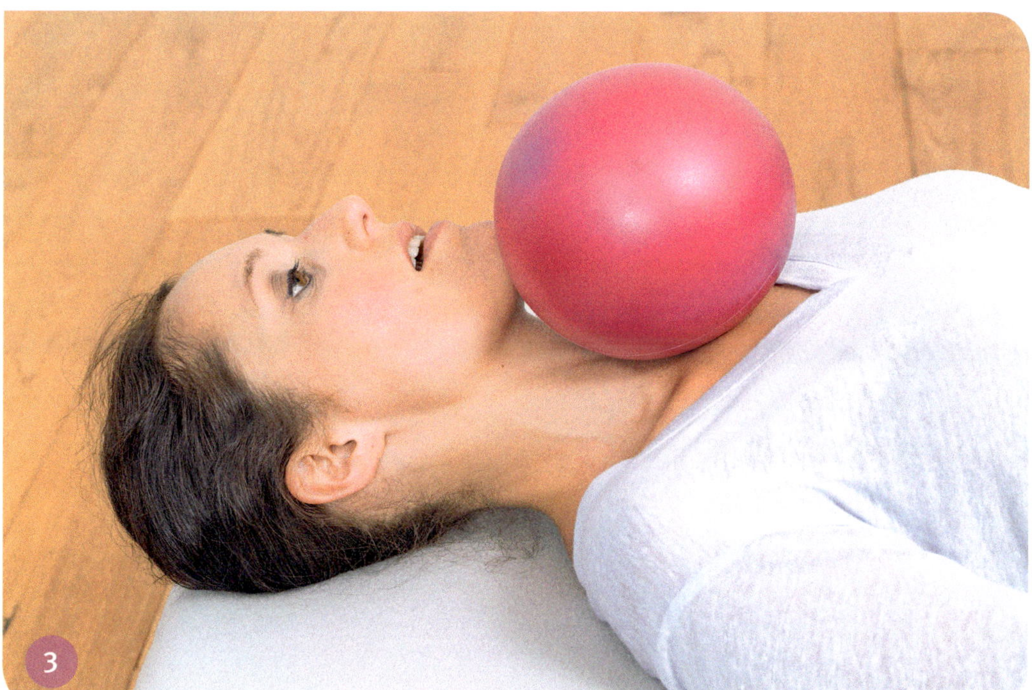

Rachen- und Kehlkopfmuskeln

Die Rachen- (Pharynx) und Kehlkopf- (Larynx) Muskelgruppen beteiligen sich an der zweiten (pharyngealen) Phase des Schluckens und an der Stimme zum Sprechen und Singen.

Die Rachenmuskeln sind die drei Schlundschnürer und die drei Schlundheber:

- der obere, mittlere und untere Schlundschnürer mit 4 weiteren Unterteilungen (Mm. constrictores pharyngis superior, medius et inferior): verschließt den Nasenabschnitt gegen den Mundabschnitt des Schlunds und verhindert das Eindringen der Nahrungsbrei in den Nasenraum
- Schlundheber (M. levator pharyngis): hebt und erweitert den Schlund (Pharynx) und unterstützt dadurch das Schlucken, er ist aufgeteilt in:
  - Gaumen-Rachen-Muskel (M. palatopharyngeus): senkt dazu den Gaumen
  - Tuben-Rachenmuskel (M. salpingopharyngeus): schließt dazu die Luftröhre mit dem Kehldeckel dicht ab
  - Griffel-Rachen-Muskel (M. stylopharyngeus)

Eine Übersicht der fünfzehn kleinen Rachen- und Kehlkopfmuskeln, die beim Schlucken, Sprechen, Summen und Singen eine Rolle spielen.

Alle Muskeln werden von Nervenfasern aus dem Ambiguus-Kern über den 9. und 10. Hirnnerv versorgt.

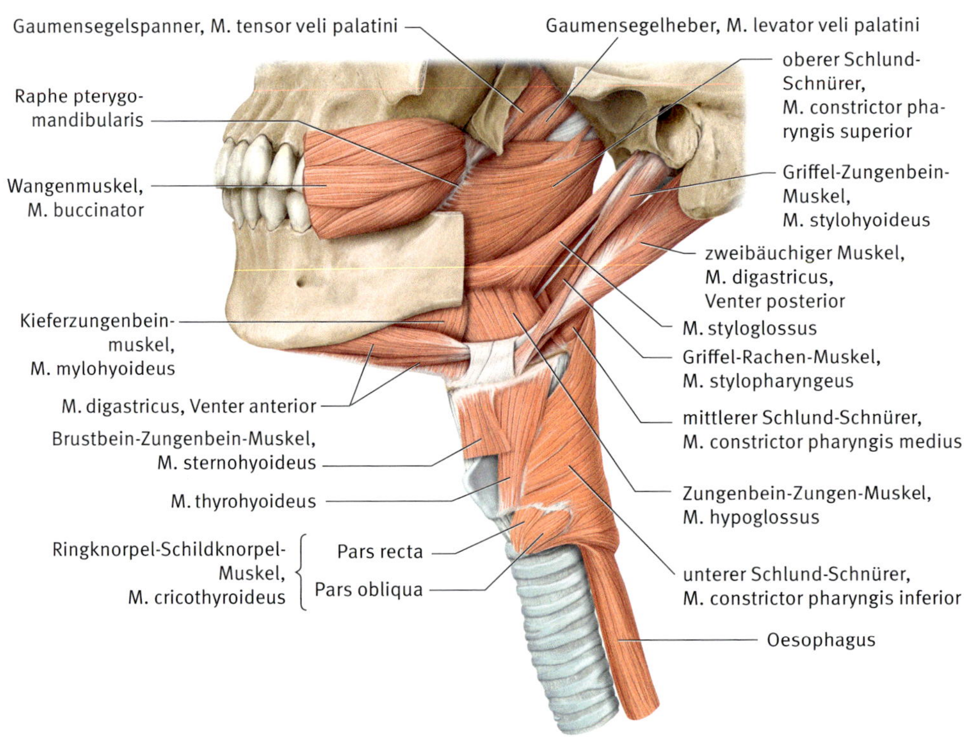

Schünke M, Schulte E, Schumacher U. PROMETHEUS LernAtlas, Grafiken: Voll M, Wesker K; Thieme; 2022

Die Kehlkopfmuskeln werden unterteilt in einen äußeren, den Ringknorpel-Schildknorpel-Muskel, und acht innere Muskeln.

- Ringknorpel-Schildknorpel-Muskel (M. cricothyreoideus): bewegt den Ringknorpel nach hinten und oben und spannt die Stimmbänder
  - hinterer Ringknorpel-Stellknorpel-Muskel (M. cricoarytaenoideus posterior oder M. posticus): öffnet, als Einziger, die Stimmritze
  - seitlicher Ringknorpel-Stellknorpel-Muskel (M. cricoarytaenoideus lateralis): schließt die Stimmritze
- Schildknorpel-Stellknorpel-Muskel (M. thyreoarytaenoideus): schließt die Stimmritze
- querer Stellknorpel-Muskel (M. arytaenoideus obliquus):
- schräger Stellknorpelmuskel (M. arytaenoideus obliquus): schließt die Stimmritze
- Schildknorpel-Kehldeckel-Muskel (M. thyreoepiglotticus): bringt die Stimmbänder zusammen
- Stellknorpel-Kehldeckel-Muskel (M. aryepiglotticus): bringt die Stimmbänder zusammen
- innerer Schildknorpel-Stellknorpel- oder Vokalismuskel (M. vocalis oder M. internus): verschließt die oberen Atemwege, spannt sich selbst (Stimmbänder) und verschließt die Stimmritze

Der äußere Kehlkopfmuskel wird vom oberen, die restlichen Kehlkopfmuskeln werden vom unteren Ast des Kehlkopfnervs aus dem 10. Hirnnerv, dem Vagusnerv, angesteuert.

Diese fünfzehn Rachen- und Kehlkopfmuskeln können nicht separat und strukturell bearbeitet werden.

Störungen bestimmter Schluckteile können auf Probleme bestimmter Muskeln hinweisen. Bitte gehen Sie mit jeglicher Art von Schluckstörung oder Stimmveränderung umgehend zu Ihrem Arzt und beschreiben Sie Ihr Problem so präzise wie möglich. Eine Überweisung zum HNO-Arzt, Neurologen und Radiologen wird zu einer erweiterten, spezifischen Untersuchung und einer Diagnose führen. Ein guter Freund von uns ist mit Heiserkeit wegen eines Stimmbandtumors rechtzeitig zum Arzt gegangen und anschließend erfolgreich operiert worden.

Ein Kloß-Gefühl im Hals, Heiserkeit, Stimmänderungen, häufig Schluckenmüssen oder Sich-Verschlucken, können aus Stressgründen auftreten.

Gezielte, funktionelle Übungen für die gesamte Muskelgruppe werden im Kapitel über den 9. Hirnnerv (Seite 221) beschrieben.

Beckenmuskeln

Zum Abschluss des Kapitels Muskeln eine Zugabe mit einer klar bestimmten Indikation.

Ein häufiger Grund für Schmerzen und Verspannungen der Kaumuskeln sind Zähneknirschen und -pressen durch innere Anspannung: Bruxismus.

Wenn muskuläre Bewegungseinschränkungen im unteren Rücken, Becken und Hüftbereich mit Kaumuskelverspannungen (wegen Bruxismus) bzw. Gesichtsmuskelverspannungen einhergehen, können beide Verspannungsbereiche die gleiche stressbedingte Ursache haben.

Damit sind wir wieder beim Emotionalen Motorischen System (EMS) angekommen. Nicht nur die mimischen Muskeln und die Kaumuskeln verspannen bei Stress, auch einige Beckenmuskeln können sich durch Stress übermäßig anspannen bzw. nicht entspannen.

Die Beobachtung, dass Kiefergelenkeinschränkungen mit Beckenmuskeleinschränkungen zusammenhängen können, wurde in den 1980er-Jahren vom belgischen Chiropraktiker Jean-Pierre Meersseman gemacht. Er entwickelte eine Untersuchungsprozedur zur Feststellung der Kiefer-Becken-Beziehung. Eine wissenschaftliche Basis fehlte und die Prozedur wurde und wird immer noch höchst kontrovers diskutiert. Klinisch konnte nun aber jeder die entsprechende Untersuchung anwenden und tatsächlich war eine simultane Bewegungseinschränkung regelmäßig festzustellen. Auch Zahnärzte wendeten die Prozedur an und entwickelten sie stetig weiter.

Inzwischen konnten neuartige wissenschaftliche Untersuchungen die Wechselwirkung zwischen Kauorganstörungen und Störungen weiterer Muskelgruppen feststellen.

Die verbindenden Bahnen im zentralen Nervensystem (vom oberflächlichen und tiefen Stirnlappen, Inselrinde, Mandelkern, Bettkern des Faserstrangs, äußerer Hypothalamus) über wenige Schaltstellen bis zu den motorischen Kernen im Hirnstamm, Lenden- und Kreuzmark sind nachgewiesen.

Dies bestätigt zum Beispiel, was Sie schon von sich wissen: Innere Anspannung hat auch direkt Einfluss auf den Harndrang oder Stuhlgang. Und dazu auf die Sexualfunktion. Eine erektile Dysfunktion oder eine trockene Scheide sind Beispiele.

Verschiedene Möglichkeiten, sich zu entspannen und damit der Initiierung der Muskelverspannung etwas entgegenzusetzen, finden Sie in den nachfolgenden Kapiteln.

Jedenfalls können beide Muskelbereiche in die Behandlung miteinbezogen werden: Entspannung der Becken-Hüft-Muskeln kann sich auch entspannend auf die Kaumuskeln auswirken und die Mundöffnung messbar verbessern. Eigenübungen zur Entspannung der Beckenmuskulatur sind ebenfalls möglich und werden nachfolgend beschrieben.

Wenn Verspannungen im Beckenbereich also mit Kieferverspannungen einhergehen, führt die Ursachensuche häufig zu den Zähnen (Kontaktstörungen) und zu innerer Anspannung mit übermäßiger Aktivität der Kaumuskeln. Die Behandlung zielt auf das Symptom: die verspannten Muskeln entspannen, und auf die Ursachen: die stressbedingte Aktivität im Gehirn verringern.

Nun gilt es herauszufinden, welche Muskeln tatsächlich verspannt sind.

Zuerst prüfen wir die Streckmuskeln der Lendenwirbelsäule und die hinteren Beinmuskeln. ❶ Kommen Sie beim Bücken nicht mit den Fingern an den Boden? Wie viele Zentimeter fehlen Ihnen? Markieren Sie am Unterschenkel, wie weit Sie mit Ihren Fingern nach unten kommen. Spannt es im unteren Rücken, bleibt die Lendenwirbelsäule eher hohl oder flach? Spannt es dabei eher quer als längs? Dann wäre eher die Wirbelsäule mit den Bandscheiben steif. Spannt es eher längs, sind vermutlich die Rückenmuskeln verspannt. Wenn es hinten im Bein spannt und zieht und der Rücken rund wird, könnte die hintere Beinmuskulatur, die »Ischios«, die Schmerzen verursachen. Dieser Test eignet sich nicht als Übung.

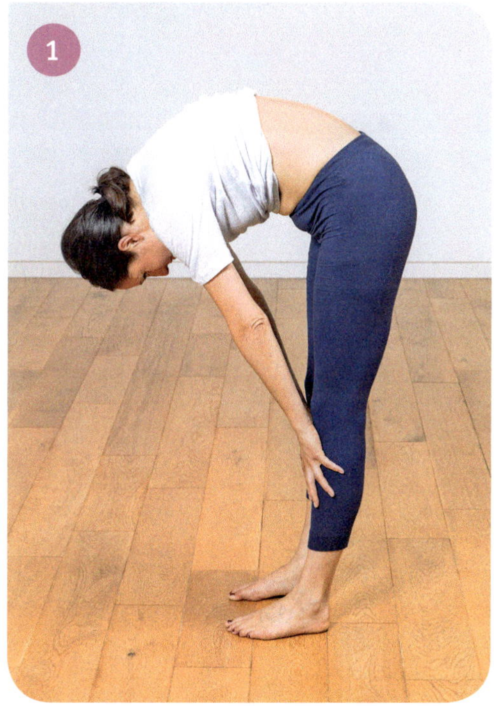

Weiter geht es mit den Adduktoren des Oberschenkels. ❷ Spreizen Sie im Stehen Ihre Beine. Im maximalen Spreizstand, ohne die Füße nach außen zu drehen, sollte es zwischen beiden Beinen einen rechten Winkel geben (90°). In der Endstellung deutet eine Spannung an der Innenseite der Oberschenkel auf die Adduktoren hin. Der Test eignet sich nicht als Übung.

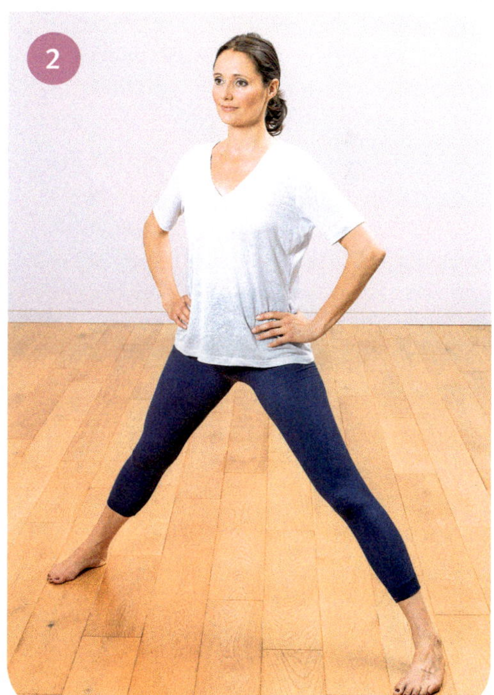

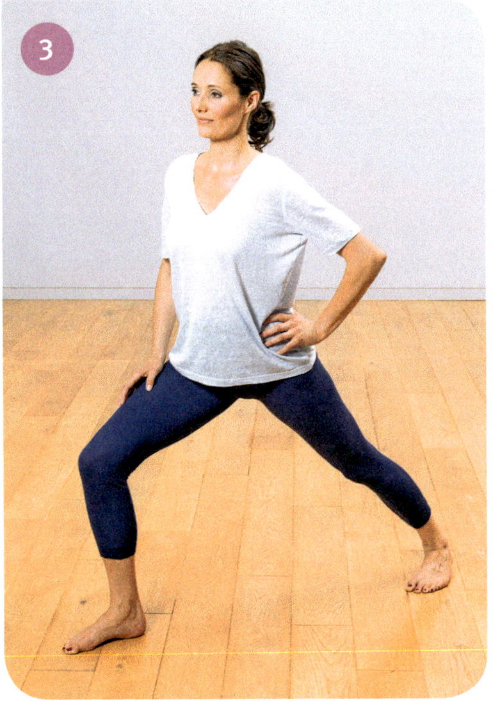

Zu guter Letzt beurteilen wir die Hüftbeuger. ❸ Machen Sie einen Ausfallschritt nach vorne oder rutschen Sie mit dem anderen Fuß so weit wie möglich nach hinten. Zuerst links, dann rechts. Spüren Sie ein Ziehen vorne in der Leiste? Gibt es einen Unterschied in Beweglichkeit und Zuggefühl zwischen links und rechts? Messen Sie links und rechts den Ausfallschritt zwischen Ferse einerseits und Großzehe andererseits. Achten Sie bei der Messung darauf, dass sowohl der Unterschenkel des vorderen Beins als auch der Rumpf senkrecht bleiben. Wenn Sie dazu den Rumpf zur Seite des vorderen Beins neigen, wäre dieser Test gleichzeitig eine geeignete Dehnübung.

Überlegen Sie nun, welcher Muskeltest für Sie am auffälligsten war. Wiederholen Sie diesen Test: 1. mit leicht offenem Mund und der Zungenspitze vorne am harten Gaumen; 2. mit leicht zusammengebissen Zähnen; 3. mit Watterollen (oder einem Spatel oder einem Kugelschreiber quer) zwischen den hinteren Backenzähnen: Beißen ohne Zahnkontakt.

Nr. 1 ergibt das Bewegungsausmaß zum Vergleichen.

Wenn Nr. 2 das Bewegungsausmaß des Tests verschlechtert, gehen Sie zum Zahnarzt. Es besteht den Verdacht, dass die Verzahnung nicht stimmt und funktionell stört.

Wenn Nr. 3 den Test verbessert, bestätigt dies diesen Verdacht.

Wenn Nr. 3 den Test verschlechtert, spielt die Verzahnung wahrscheinlich keine Rolle und Sie können für den entsprechenden Test die nachfolgend beschriebenen Übungen durchführen und/oder Tapes anlegen.

Mit den Übungen werden wir die Muskeln nicht passiv dehnen, sondern vielmehr aktiv verlängern. Und das ohne Schmerz.

Alle nachfolgenden Übungen sollten Sie mit leicht geöffnetem Mund ausführen, Ihre Zungenspitze liegt oben am Gaumen. Zusätzlich versuchen Sie, beim Üben ruhig und langsam zu atmen und vor allem die Ausatmung in die Länge zu ziehen.

Übungen für rückseitige Oberschenkelmuskeln: die ischiocruralen Muskeln oder kurz die »Ischios«

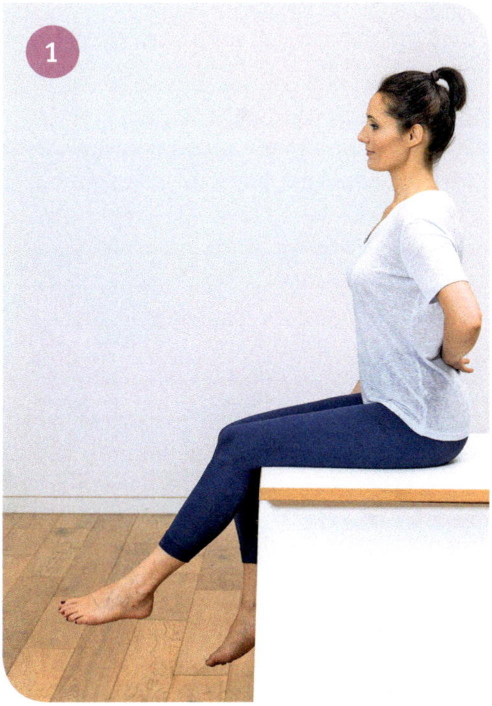

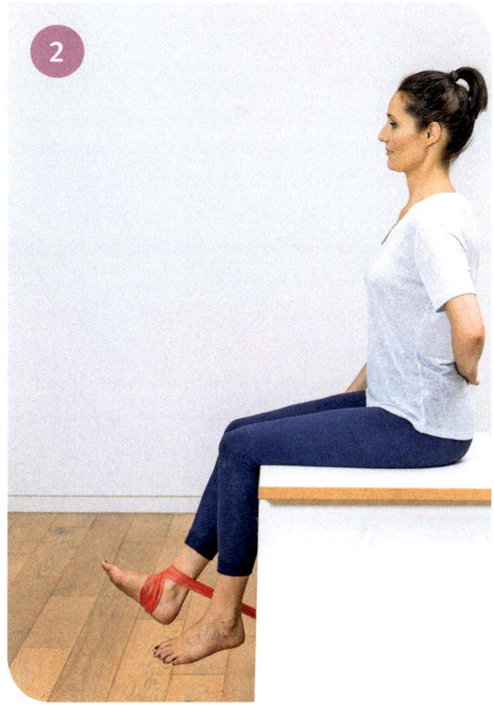

Ischiocrurale Muskelverlängerung im Sitzen mit maximalem und gehaltenem Hohlkreuz

Im Sitzen auf einem Tisch pendeln Sie mit den Beinen und strecken abwechselnd die Knie. Führen Sie die Bewegung nur so weit aus, dass ein Hohlkreuz erhalten bleibt. ❶ Pendeln Sie etwa 1 Minute, testen Sie danach die Beweglichkeit Ihres Beckens. Wenn Sie das Gefühl haben, beweglicher zu werden, können Sie die Übung gerne 2- bis 3-mal täglich ausführen.

Wenn es hilft, können Sie die Übung auch mit der Unterstützung eines Thera-Bands oder Tapes (I2) (Seite 135) ausführen. ❷

Vergessen Sie nicht, die Mundöffnung zu testen, wenn Sie sich getapet haben. Das beweist die Beziehung zwischen Kau- und Beckenmuskeln über das Emotionale Motorische System nochmals.

I2-Tape: Ischios

Die – inneren und äußeren – hinteren Oberschenkelmuskeln, die ischiocruralen Muskeln oder kurz »Ischios«, sind zweifellos die – ohne Fremdeinwirkung – meistverletzten Muskeln im Sport. Auch weil die Verletzungen häufig wiederholt auftreten. Die Muskeln sind einerseits verspannt (vor allem die äußeren), andererseits auch schwach (vor allem die inneren). Verspannungen der Ischios treten häufig bei Rückenbeschwerden auf. Tapes zur Verlängerung der Ischios können sofort zur Linderung beitragen.

Tape

- Anzahl: 1 oder 2
- Form: I
- Breite: 5 cm
- Zug: deutlich
- Dauer: bis 7 Tage

Anleitung Setzen Sie sich mit leicht gespreizten Beinen und nur leicht gebeugtem Knie auf den vorderen Rand eines Hockers. So, dass Sie gerade keinen Schmerz an der Rückseite des Oberschenkels wahrnehmen. Die Ferse liegt mit der Außenseite am Boden auf. Messen Sie die Tapelänge vom Sitzbeinknochen an der Rückseite des Oberschenkels hinunter zur Kniekehle, weiter zum Wadenbeinköpfchen, das sich außen unterhalb des Knies befindet, bis zum Schienbein vorne. Schneiden Sie zwei Tapes ¼ kürzer als gemessen ab.

1. Basis von Tape 1 (äußeres Ischios-Tape): Kleben Sie ein Tape-Ende hinten am Sitzbeinknochen auf.
2. Verlauf und Ende von Tape 1: Ziehen Sie das Tape mit deutlichem Zug schräg zum Außenrand der Kniekehle hinunter. Kleben Sie genau auf die deutlich spürbaren Sehnen, die diesen Außenrand bilden, und weiter zum Wadenbeinköpfchen an der oberen Außenseite des Unterschenkels und enden Sie mit dem Tape vorne am Schienbein.
3. Basis und Verlauf von Tape 2 (inneres Ischios-Tape): Kleben Sie ein Ende des zweiten Tapes auf das erste Tape am Sitzbeinknochen. Ziehen Sie dieses zweite Tape ebenfalls mit deutlichem Zug schräg zur Kniekehle hinunter, allerdings über die Stränge und die Sehnen, an den Innenrand der Kniekehle.
4. Ende von Tape 2: Ziehen Sie das Tape weiter zur Falte seitlich innen unterhalb des Knies und weiter zum Ende des ersten Tapes.

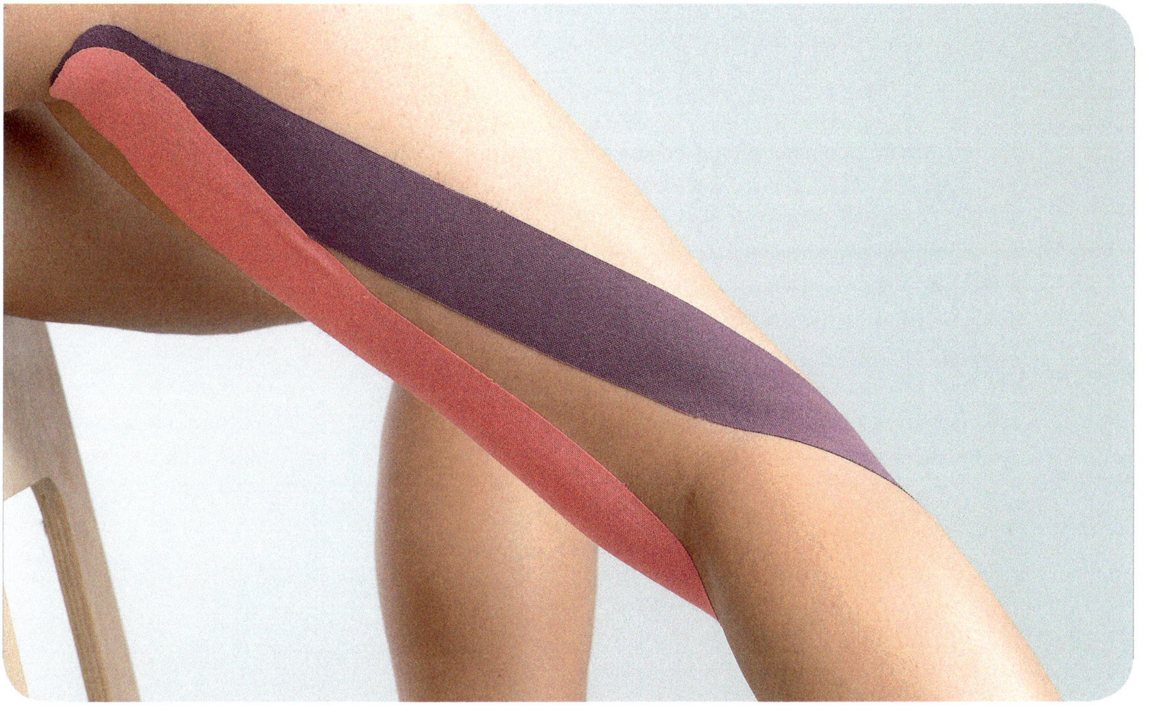

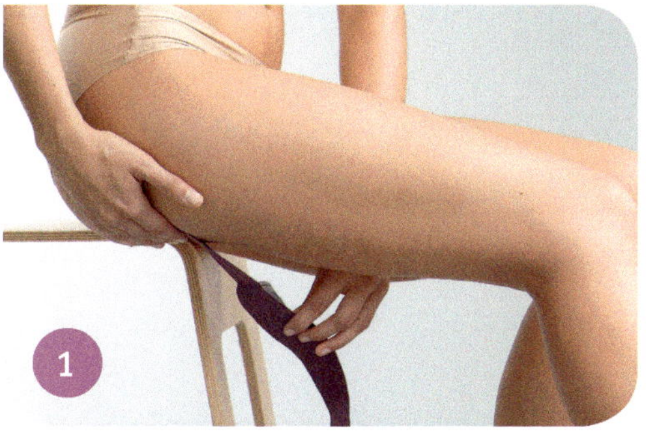
1

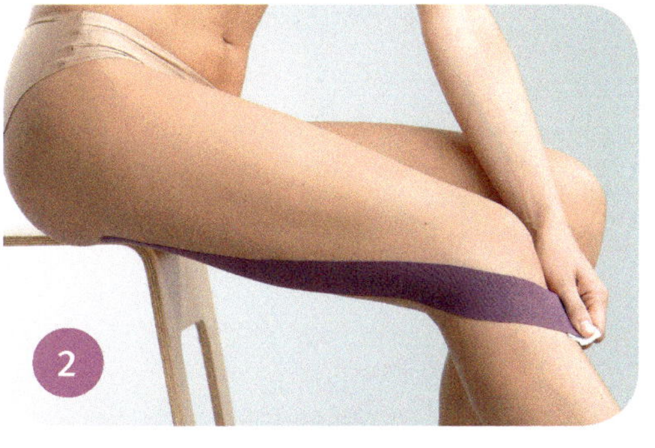
2

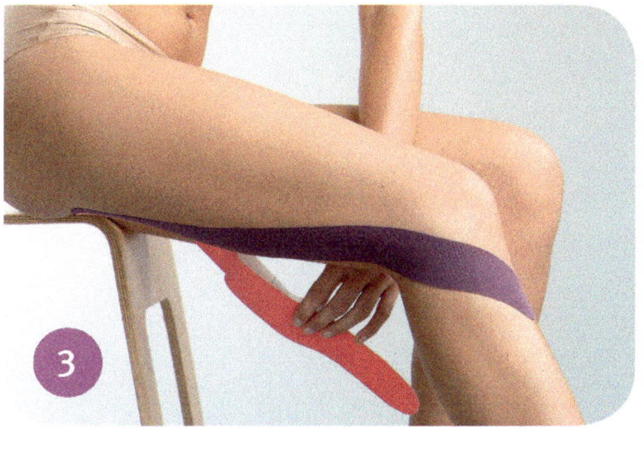
3

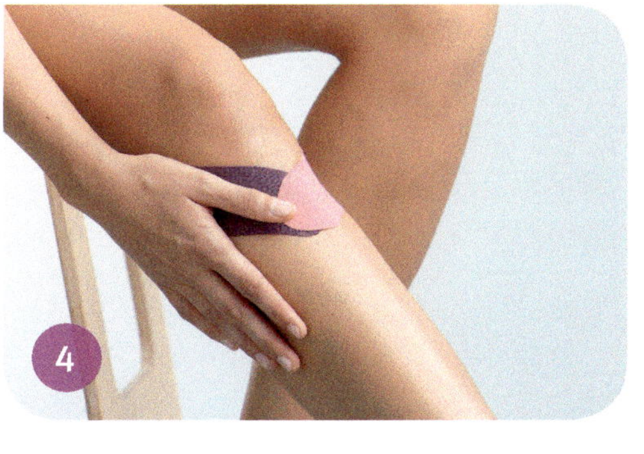
4

Übungen für den großen Hüftbeuger, M. psoas major

Hüftbeuger-Entspannung und Verlängerung des Psoas-Muskels mit der Skorpion-Übung: in Bauchlage mit abgespreizten Armen die Knie beugen, Hüfte strecken, dann Hüfte und Lendenwirbelsäule drehen, in der Endstellung ist die Ferse am Boden. Ebenfalls zur Entspannung des Psoas-Muskels kann der Rückwärts-Ausfallschritt mit Drehung (Backwards Lunge with a Twist) trainiert werden. Dafür mit dem rechten Bein einen Ausfallstritt nach hinten machen und dabei mit der linken Schulter nach links hinten drehen, sodass die linke Hand des ausgestreckten linken Arms zum rechten Fuß kommt. Die Wirbelsäule wird dabei richtigerweise auch nach links geneigt. Dann die Übung mit dem linken Bein ausführen.

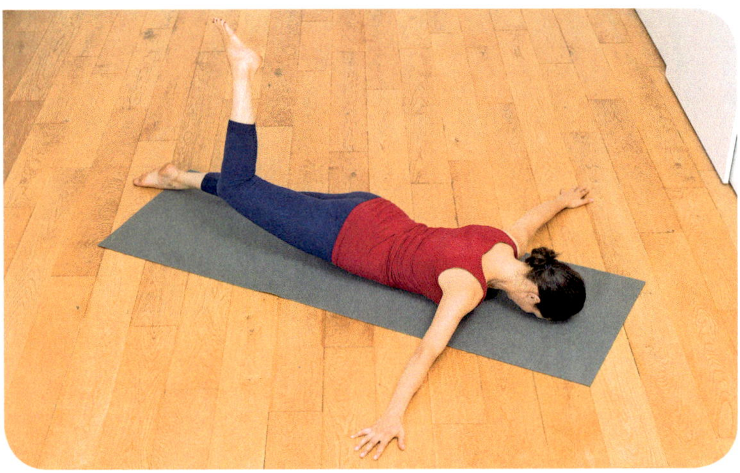

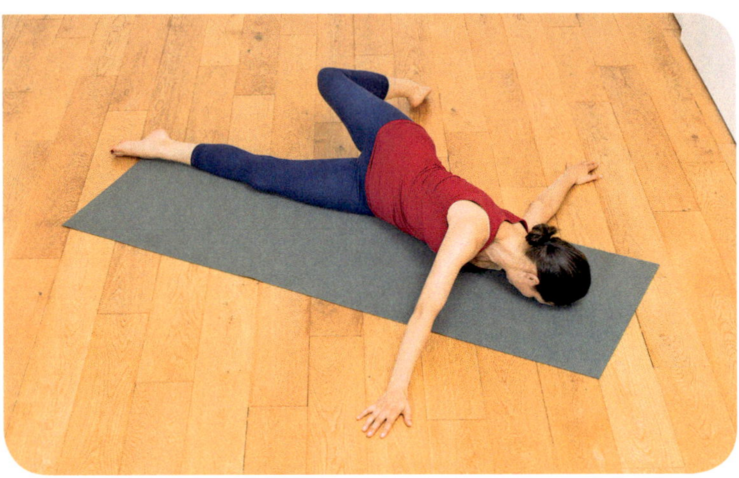

Übungen für die Adduktoren

Zur beidseitigen Entspannung der Adduktoren können Sie beide Beine gegen den leichten Widerstand eines Gummibands/Gymnastikbands spreizen. Halten Sie die Endstellung 10 Sekunden. Atmen Sie dabei ruhig durch. Wiederholen Sie die Übung noch 2- bis 4-mal.

Das können Sie im Stehen, in Rückenlage oder in Seitenlage ausführen.

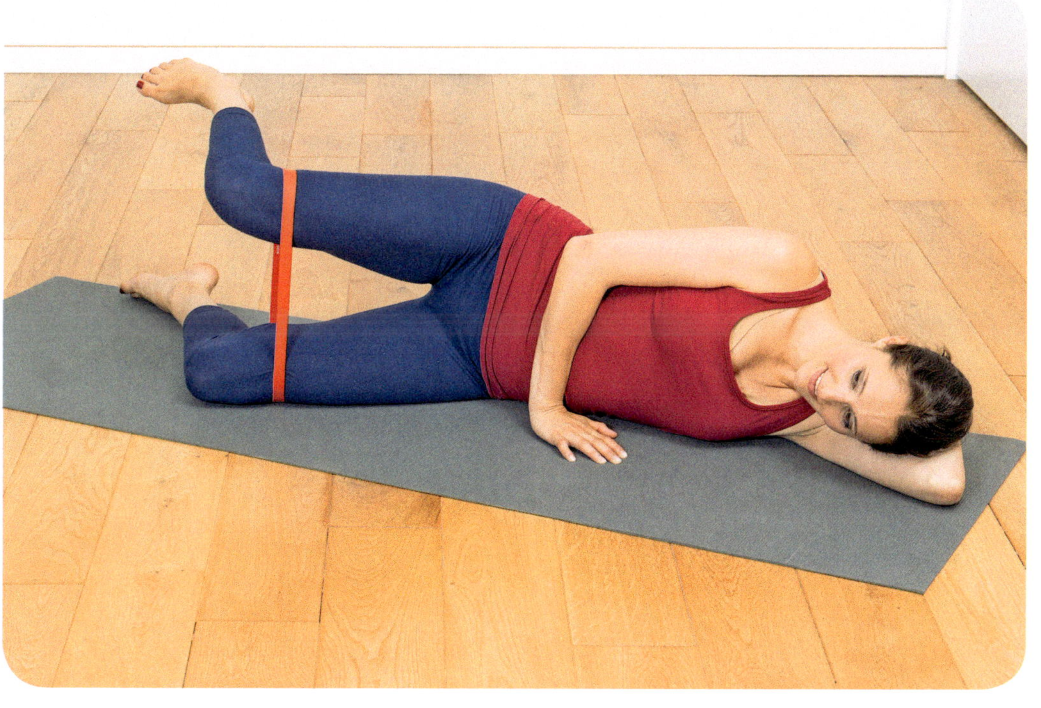

H6-Tape: Hüftbeuger

Ein Tape zur Entspannung der Hüftbeuger ist H6.

Tape

- Anzahl: 1
- Form: I
- Breite: 5 cm
- Zug: wenig bis deutlich
- Dauer: bis 7 Tage

Anleitung Am besten legt ein Partner die beiden Tapes an.

Stellen Sie sich mit leicht gebeugten Hüft- und Kniegelenken hin. Legen Sie dazu ein oder zwei Bücher unter die Ferse des Beines, das geklebt werden soll. (Drücken Sie dabei noch mit dem Oberschenkel nach außen gegen einen Tisch.) Das andere Bein steht in leichter Schrittstellung nach hinten. Messen Sie die Tapelänge von der Rückseite der Taille, schräg hinunter über den Unterbauch zur Leiste und Innenseite des Oberschenkels. Schneiden Sie das Tape etwas weniger als ¼ kürzer als gemessen ab.

1. Basis: Kleben Sie ein Ende des Tapes ohne Zug auf die Rückseite der Taille und richten Sie das Tape nach vorne.
2. Verlauf: Ziehen Sie das Tape mit wenig Zug schräg nach vorne, innen vorbei an dem vorderen äußeren Hüftknochen, hinunter zur Leiste. Über die Leiste selbst sollte nicht geklebt werden, weil die Haut dort sehr empfindlich ist. Decken Sie daher die Klebeseite in diesem Bereich mit einem Stück weiteren Tape (bis zu 7 cm) ab. So bleibt die Elastizität der Anlage erhalten, die Haut wird jedoch nicht gereizt.
3. Ende: Ziehen Sie dann das Tape weiter zur Innenseite des Oberschenkels, zum Bereich der Anspreizmuskeln (Adduktoren). Wenn Sie diese bereits geklebt haben, enden Sie nun mit dem Tape auf dem Beginn des Adduktoren-Tapes (A2) (Seite 143).

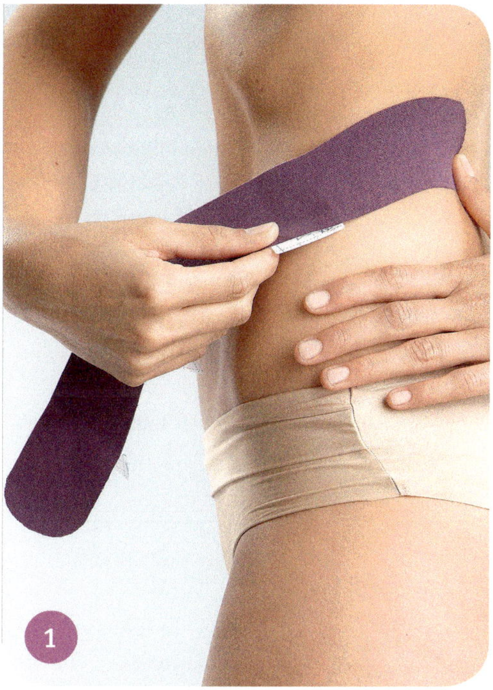
1

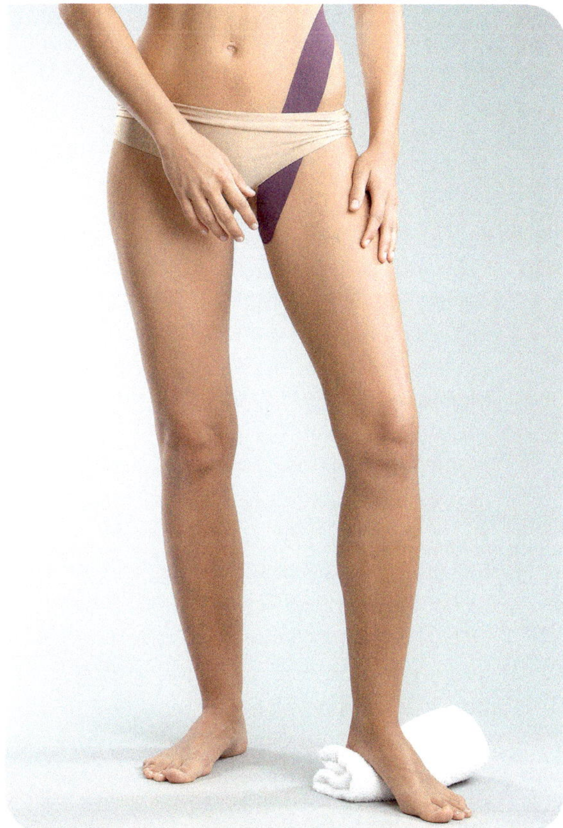

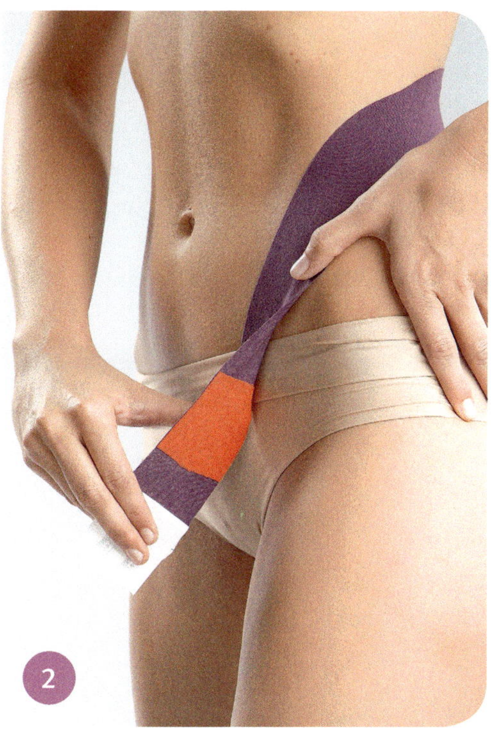
2

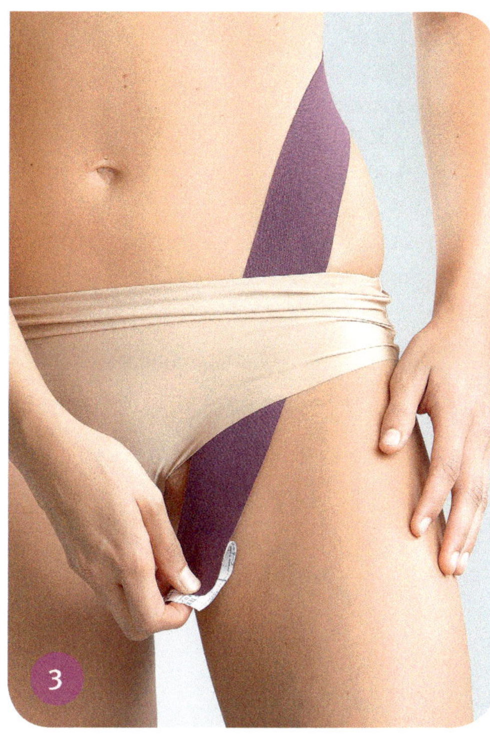
3

B5-Tape: Beckenaufrichtung

Dieses Tape wird einseitig in Kombination mit einem H6-Tape angelegt, wenn es sich um eine einseitige Hüftbeuger-Problematik handelt.

Viele Menschen, vor allem Frauen, leiden unter einem Hohlkreuz . Bei einem Hohlkreuz ist das Becken nach vorne gekippt. Der untere Rücken wird überlastet, Schmerzen oder sogar Bandscheibenleiden sind die Folge. Das empfohlene beidseitige Tape stimuliert eine bessere Aufrichtung (Streckung) in der oberen Lendenwirbelsäule wie auch eine Aufrichtung des Beckens, wodurch das Hohlkreuz verringert wird.

Tape

- Anzahl: 2 oder 4
- Form: I
- Breite: 5 cm
- Zug: deutlich
- Dauer: bis 7 Tage

Anleitung Setzen Sie sich auf einen Hocker, mit aufgerichtetem Becken (abgeflachtem Hohlkreuz) und aufgerichtetem Brustkorb. Messen Sie die erforderliche Tapelänge von der unteren Brustwirbelsäule durch die Taille zum vorderen Ende des Beckenkamms und schneiden Sie das Tape ¼ kürzer als gemessen ab. Schneiden Sie ein oder zwei Tapes für beide Seiten.

1. Basis: Kleben Sie ein Tape-Ende, schräg nach unten ausgerichtet, auf die untere Brustwirbelsäule.
2. Verlauf: Ziehen Sie das Tape mit deutlichem Zug, während Sie tief ausatmen und den Bauch einziehen, schräg nach außen und unten durch die Taille.
3. Ende: Kleben Sie das Tape vorne innen, über den vorderen Beckenkammknochen, auf den Unterbauch.

Das Tape-Ende kann 5 Zentimeter oder länger sein und wird ohne Zug auf der Bauchhaut geklebt.

4. Für die Stabilität der Anlage wird noch ein Tape quer über dem Unterbauch und über beide Tape-Enden angelegt. Dieser Querstreifen wird ohne Zug angelegt. Das zweite Tape wird identisch, fast oder ganz überlappend, angelegt. Diese gesamte Anlage wird von jungen Müttern, die Ihr Kind mit einem Kaiserschnitt bekommen haben, sehr geschätzt. Das Quer-Tape wird auf der Narbe geklebt.

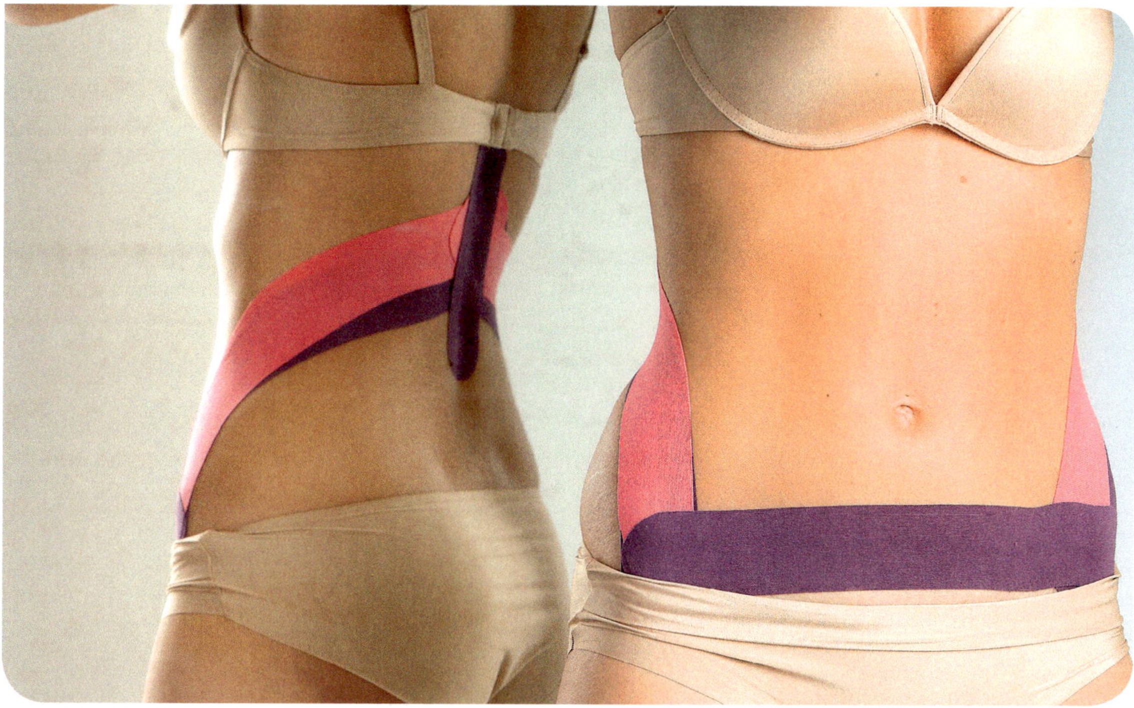

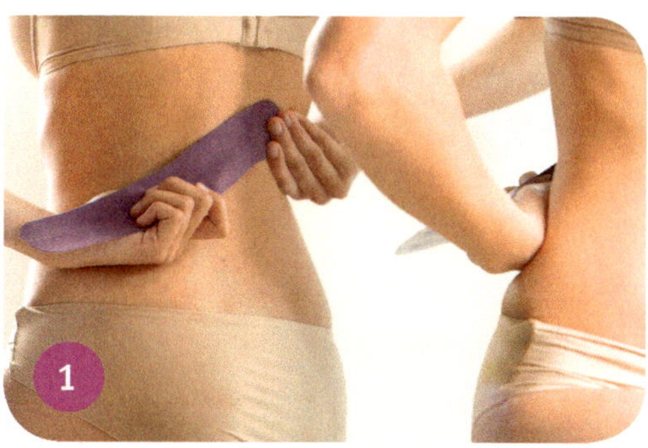
1

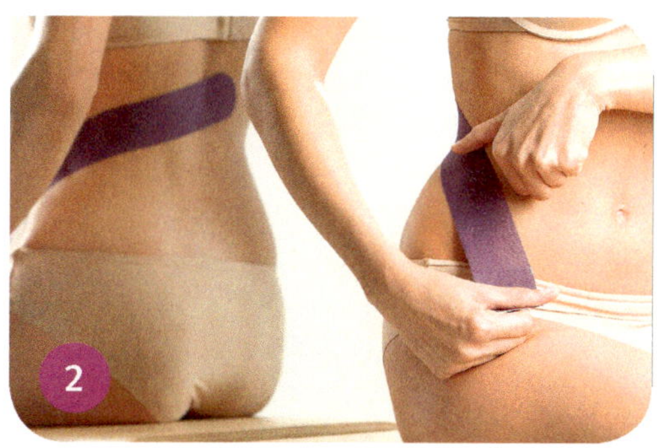
2

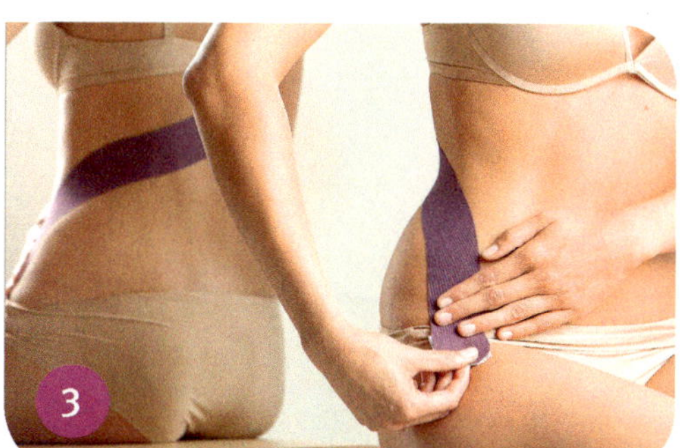
3

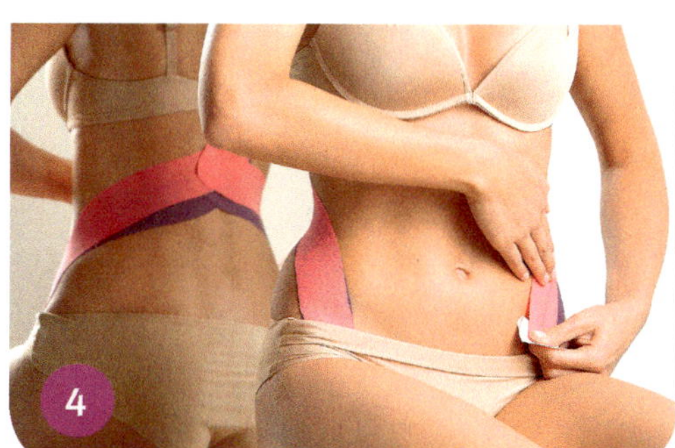
4

A2-Tape: Adduktoren

Beschwerden in der Leiste und der Muskeln an der Innenseite des Oberschenkels (Adduktoren) treten vor allem beim Abspreizen, Anspreizen, Stehen und Laufen auf. Lassen Sie zuerst die Ursachen abklären und sich bei anhaltenden Problemen fachmännisch behandeln. Häufig sind Beckenverdrehungen oder Lendenwirbelsäulenprobleme schuld am Schmerz. Zerrungen der Adduktoren kommen vor allem im Sport vor. Dann ist dieses Tape jedoch ein Muss.

Tape

- Anzahl: 2
- Form: I
- Breite: 5 cm
- Zug: deutlich
- Dauer: bis 7 Tage

Anleitung Setzen Sie sich, mit leicht gespreizten Beinen und leicht gebeugtem Knie, auf einen Hocker. Messen Sie die erforderliche Tapelänge von der oberen vorderen Seite des Schienbeins über die Innenseite des Knies bis zur Leiste. Schneiden Sie zwei Tapes ¼ kürzer als gemessen ab.

1. Basis: Legen Sie die Tapes unterhalb des Schambeins über die spürbaren Stränge (Sehnen) an, in der Leiste ist die Haut zu empfindlich. Beide Basen überlappen sich zur Hälfte.
2. Verlauf: Ziehen Sie ein Tape mit deutlichem Zug über den Muskelbauch der Adduktoren, dort wo es wehtut, nach unten in Richtung Innenseite des Knies.
3. Ende: Ziehen Sie das Tape von der Innenseite des Knies durch die Delle (die häufig druckempfindlich ist) an der inneren, oberen Seite des Schienbeins nach vorne zur vorderen Kante des Schienbeins weiter.
4. Das zweite Tape legen Sie am Beginn zur Hälfte überlappend an, am Knie überlappen sich beide Tapes fast voll und am Ende, am Schienbein, kleben Sie das zweite Tape wieder nur zur Hälfte überlappend.

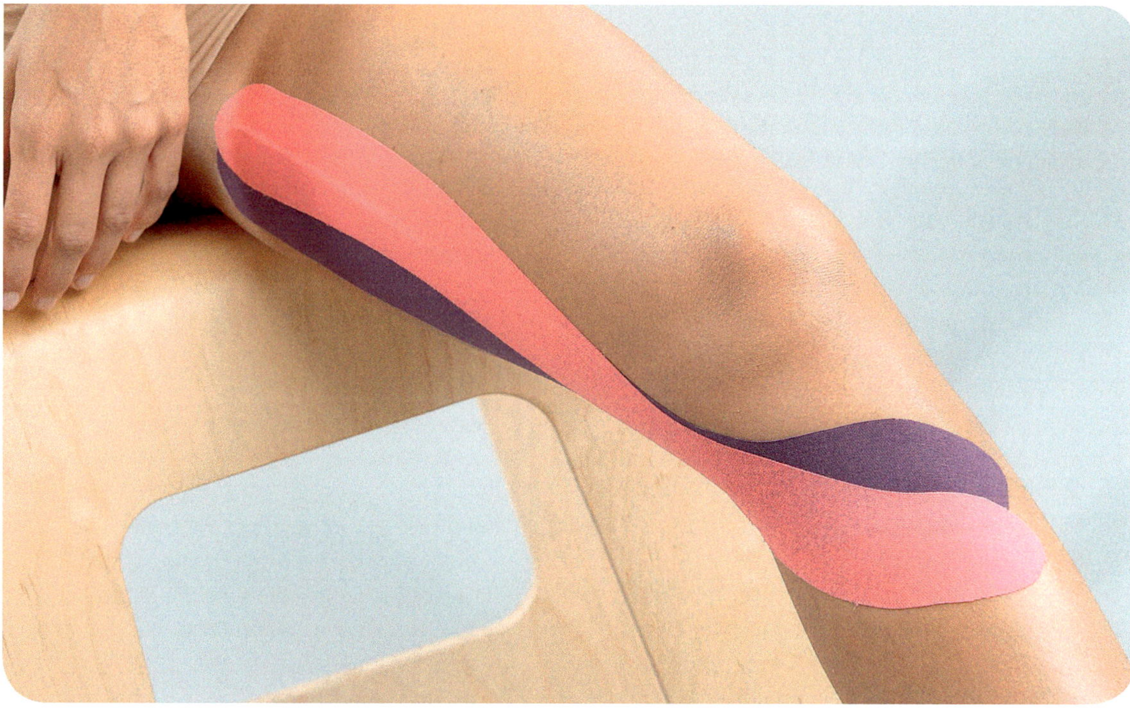

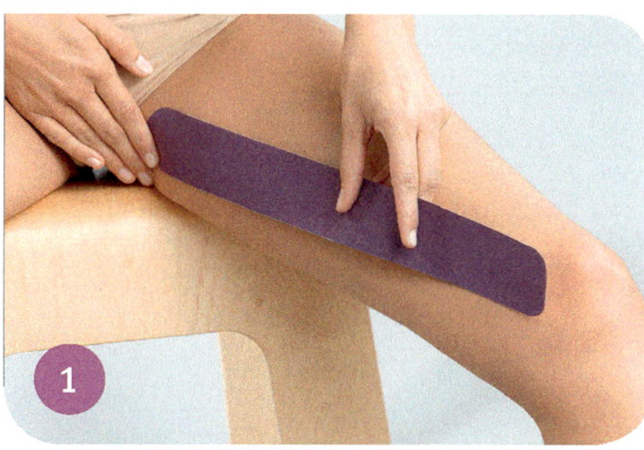
1

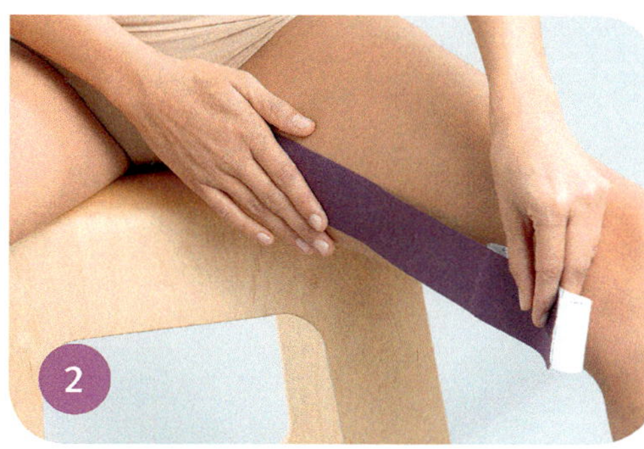
2

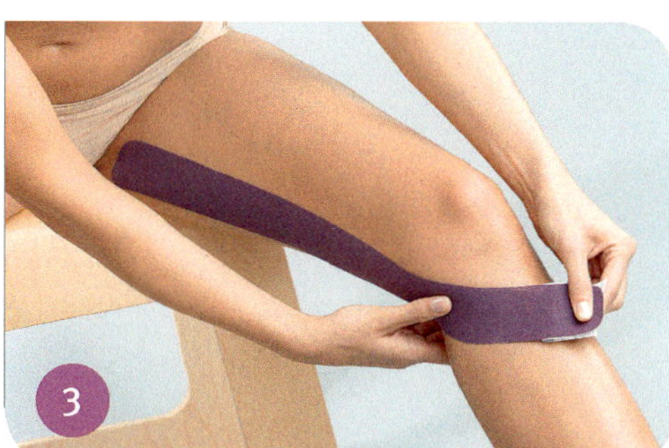
3

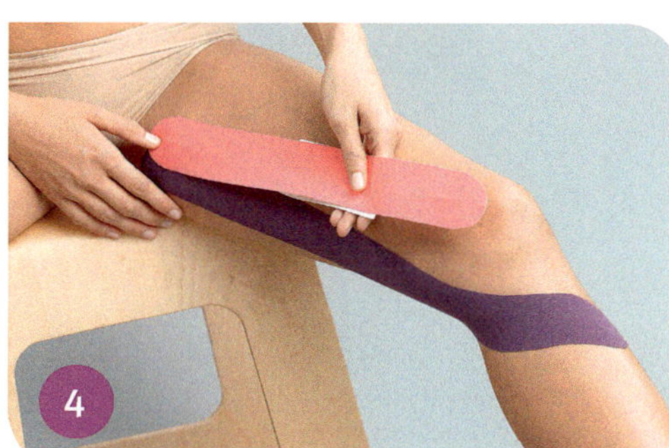
4

Übungen untere Rückenstrecker

Entspannung für diese Muskeln ist auf viele Arten möglich. Hier werden einige Entspannungs- bzw. Dehnübungen gezeigt.

In Rückenlage auf einer Matte am Boden beide Beine nach oben schaukeln, aktiv mit den Bauchmuskeln bzw. mit den Händen hinten an den Knien. Dabei nicht die Knie zur Brust ziehen, sondern die Beine in einer Hüftbeugung von 80–110° schaukeln. ❶ Diese Übung können Sie wunderbar morgens im Bett vor dem Aufstehen ausführen.

Vor allem, wenn Sie im unteren Rücken Beschwerden haben, beispielsweise nach Heben oder längerem Stehen, gehen Sie zur Lockerung so tief wie möglich in die Hocke. ❷ Halten Sie diese Dehnung mindestens zehn Sekunden und atmen Sie tief ein und aus. Wiederholen Sie die Hockposition, sooft es Ihnen guttut.

Im Vierfüßlerstand verlagern Sie Ihr Gewicht in Richtung Fersen. ❸ Halten Sie auch diese gerundete Position 10 Sekunden, atmen Sie ein und aus und wiederholen Sie, sooft Sie wollen.

Auch wenn der Katzenbuckel oder die Übung Katze-Kuh nicht präzise genug für die untere Lendenwirbelsäule ist, so kann diese Bewegung doch helfen, wenn andere Übungen zu große Schmerzen im Rücken verursachen. ❹

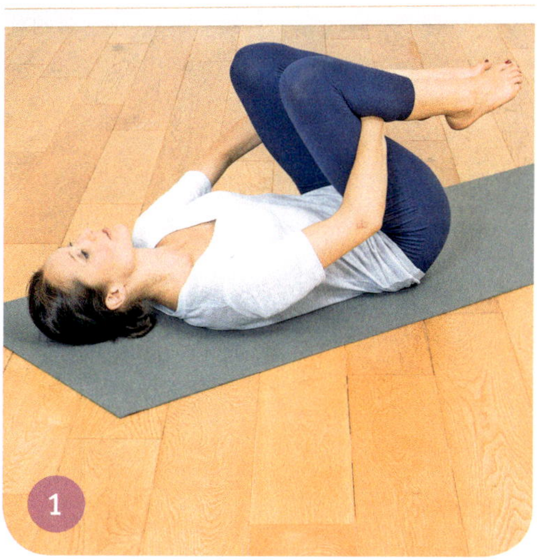
1

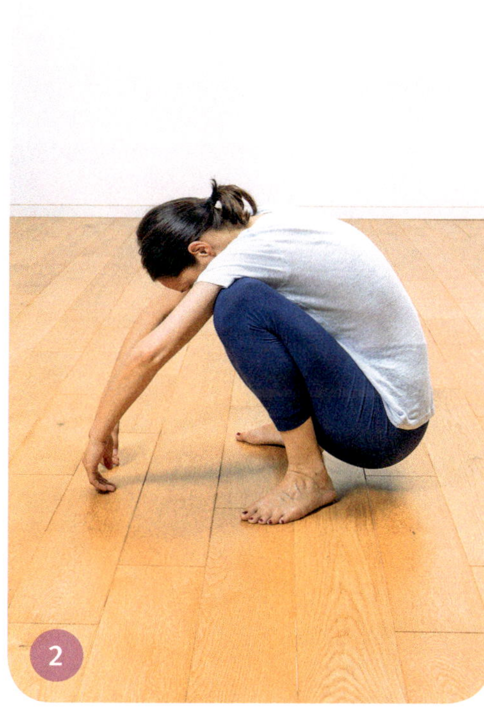
2

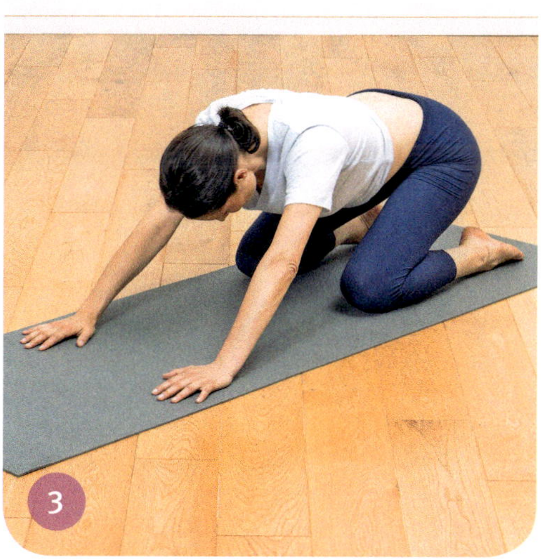
3

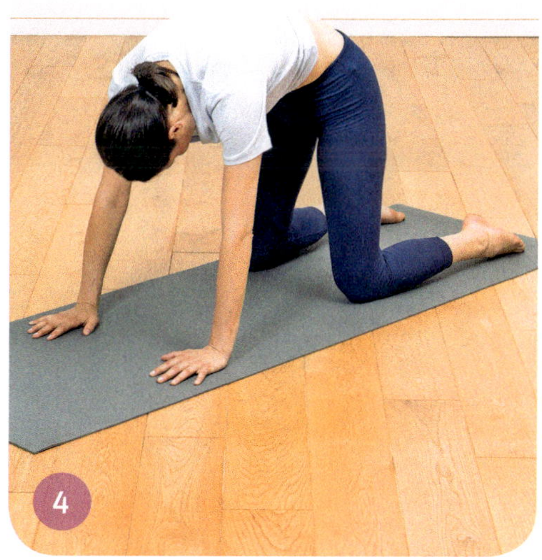
4

L2-Tape: Lendenwirbelsäule

Das Kreuz mit dem Kreuz: Acht von zehn Menschen hatten hier bereits Beschwerden. Tapes können helfen, den Schmerz zu lindern und die Beweglichkeit zu verbessern; sie ersetzen jedoch keine erforderliche Therapie. Dieses Tape hilft, wenn Sie beim Bücken unten im Rücken einen ziehenden Schmerz spüren, wobei Sie jedoch kein Ziehen in den Ischios wahrnehmen sollten.

Wenn diese Tape-Anlage nicht umgehend eine Verbesserung beim Bücken bewirkt, gibt es eine andere Ursache, beispielsweise Steifigkeit der Bandscheiben, für die fehlende Beugung im Lendenbereich.

Tape:

- Anzahl: 3
- Form: I
- Breite: 5 cm
- Zug: deutlich
- Dauer: bis 7 Tage

Anleitung: Stellen Sie sich an einen Tisch. Beugen Sie sich leicht nach vorne und stützen Sie sich mit beiden Armen ab. Ihr Partner misst die benötigte Tapelänge von der Mitte des Kreuzbeins (ca. 5 cm oberhalb des Gesäßspalts) hoch zur Lendenwirbelsäule, bis zu der Stelle, an der das Hohlkreuz rund wird und die Wirbelknochen deutlich sichtbar sind. Schneiden Sie zwei Tapes ¼ kürzer als gemessen ab.

1. Basis: Ihr Partner klebt ein Tape-Ende auf die Mitte des Kreuzbeins. Das Tape zeigt dabei schräg hoch, Richtung Wirbelsäule.
2. Verlauf und Ende: Mit einer leichten Kurve wird das Tape mit deutlichem Zug an einer Seite neben den Wirbelknochen hochgezogen.
3. Das Gleiche macht Ihr Partner mit dem zweiten Tape an der anderen Seite der Knochen.
4. Ihr Partner klebt zusätzlich ein waagerechtes Tape vom Beginn des ersten Tapes am Kreuzbein ca. 7–8 cm nach links und rechts bis über die herausragenden Beckenknochen.

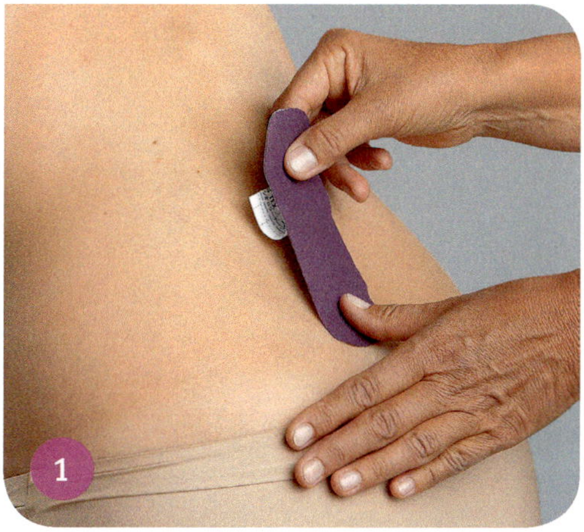
1

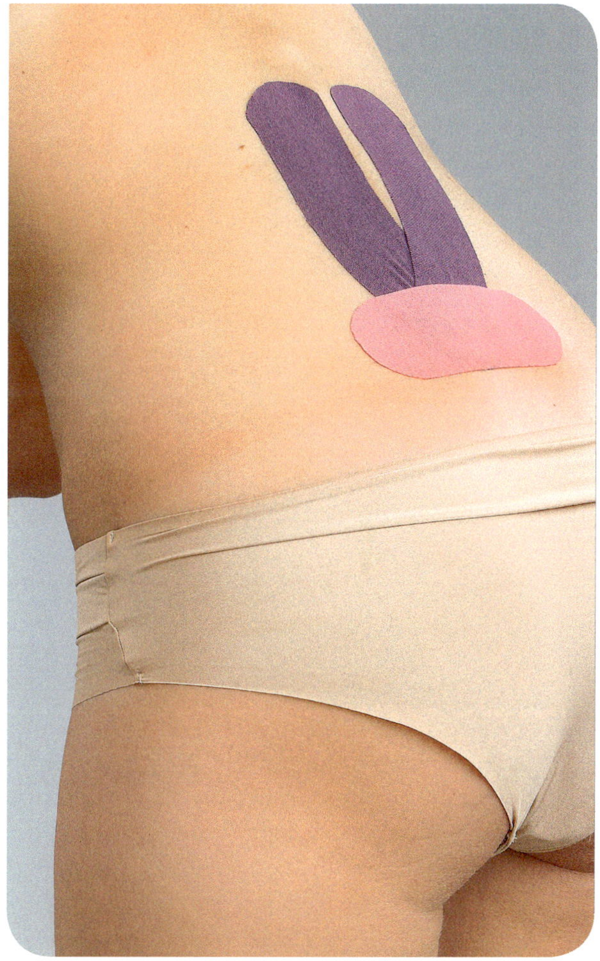

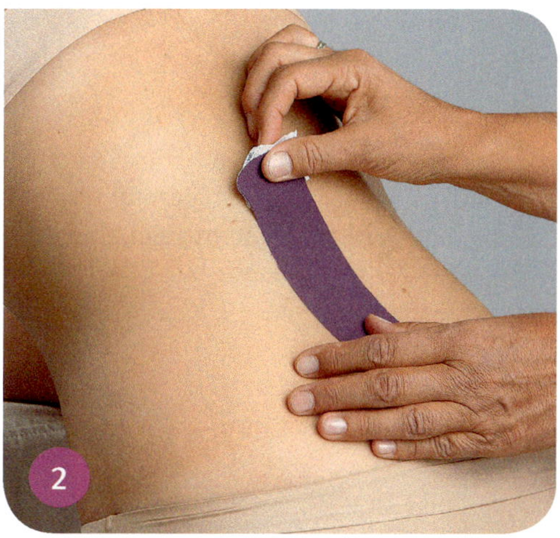
2

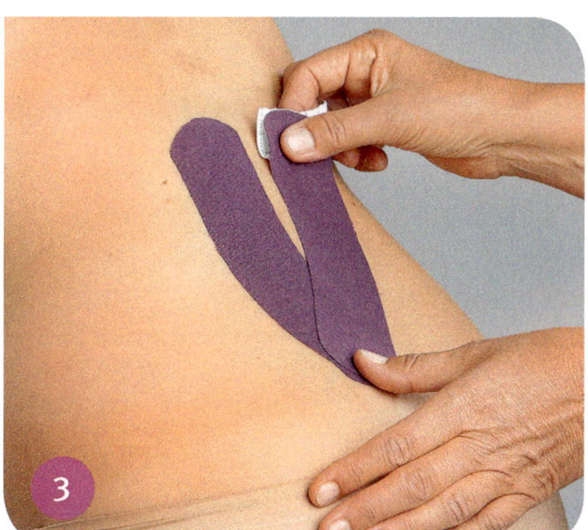
3

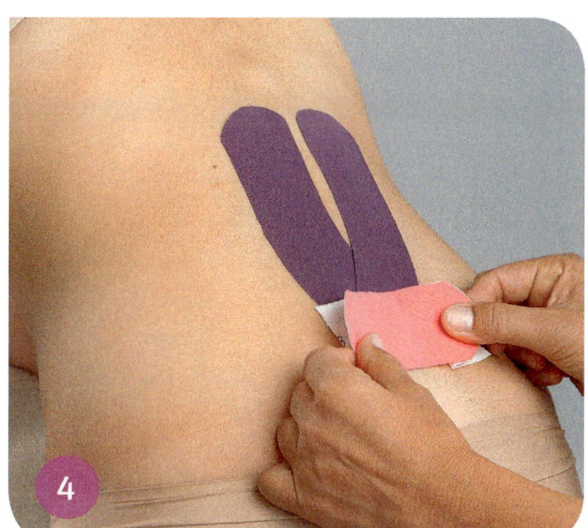
4

Stress verstehen – Selbstregulation erfahren

In diesem Kapitel wollen wir den möglichen Ursachen von stressbedingten Beschwerden auf den Grund gehen. Wir sprechen vor allem das Kontrollsubsystem an, welches uns selbst und unsere Strukturen übergeordnet beeinflusst.

In der Einleitung ist das Verarbeiten von Stress über unseren Kauapparat als natürliche Funktion beschrieben und definiert worden. Eine gesteigerte Aktivität des nächtlichen Zähneknirschens und Pressens (Bruxismus) kann durch die bloße Überlastung von Strukturen (vor allem Muskeln) zu Beschwerden im Kopf,- Gesichts- und Kiefergelenksbereich sowie am Nacken führen. Begleiterscheinungen wie Kopfschmerzen, Ohrgeräusche (Tinnitus), Sehstörungen und Schwindel können u. a. durch die Überaktivität oder Überreizung dieses sehr sensiblen Teil des Nervensystems entstehen.

Durch innerliche Anspannung bedingte Beschwerden können sich aber auch an vielen anderen Stellen des Körpers bemerkbar machen. In diesem Kapitel wird erörtert, wie »der Stress« in uns Menschen entsteht, und die damit einhergehenden, körperlichen Auswirkungen werden vorgestellt. Die vielen Informationen und Hilfestellungen, in Form von Arbeitsblättern und Körperreisen (auf YouTube, siehe Empfehlungen, Seite 237), sollen es Ihnen ermöglichen, sich selbst und Ihren Körper besser zu verstehen und damit einen weiteren Pfad der Selbstregulation zu eröffnen.

Warum wir so funktionieren und reagieren

Wenn von stressbedingten Beschwerden und Stressmanagement gesprochen wird, sollte zuerst geklärt werden, worum es dabei genau geht. Eine einfache Definition von Stress ist z. B. »ein Alarmzustand mit körperlichen und psychischen Zeichen«.

Aber stimmt das? Ist Stress wirklich ein Problem bzw. negativ zu bewerten? Wohin hat uns der Stress bzw. die Reizsetzung geführt? Wo wären wir ohne Stress oder Reizsetzung?

Fakt ist, unser Körper funktioniert und reagiert heute immer noch ähnlich wie vor Urzeiten. Tief verankert im zentralen Nervensystem laufen größtenteils die gleichen, autonomen, teilweise noch reflexartigen Prozesse ab.

In der unten stehenden Abbildung ist die evolutionäre Entwicklung des Gehirnes zu sehen. Die Entwicklung im Laufe der Zeit erfolgte von 3 nach 1. Emotionales (gefühlsgesteuertes), reflektorisches Verhalten läuft schwerpunktmäßig in den mittleren und tieferen Hirnarealen ab. Unser jüngster Hirnanteil, der Neocortex, versucht dabei einzugreifen und die Handlungen zu kontrollieren. Er liegt wie ein Deckel über unserem Säugetiergehirn. Wenn wir unser Gehirn verstehen, verstehen wir auch manche unserer Handlungen und Reaktionen.

1. Neocortex: Sitz des Verstands, der Vernunft, der bewusste Teil, aber ... ein möglicher Nachteil heute: Der Neocortex verhindert häufig die Entladung der aus den vorhandenen Emotionen entstandenen Restenergien. Er sitzt sozusagen wie ein Deckel auf unseren Gefühlen. Strategien und Verknüpfungen zur Regulation müssen antrainiert werden.

2. Limbisches System: Säugetiergehirn, Hypocampus, Gefühlshirn, Zentrum der emotionalen Intelligenz (Wünsche, Vermeidung, Emotionen); gürtelförmig, rund um den Hirnstamm, vielfältige Verbindungen zum Großhirn und tieferen Hirnregionen.

Das limbische System ist häufig der Impulsgeber für Handlungen, die später folgen.

3. Hirnstamm: auch Reptilienhirn genannt, da es immer nur reagieren kann. Entwicklungsgeschichtlich der älteste Teil des Gehirns (alle Informationen laufen hier zusammen); zuständig für automatisierte, unwillkürliche Lebensfunktionen (Herzfrequenz, Atmung, Blutdruck).

Obwohl wir heute gut bestückt sind mit unserem Neocortex, gehen unsere Handlungen häufig von den mittleren und tieferen Hirnarealen aus.

Das Nervensystem und seine Hierarchie

In der folgenden Abbildung (Seite 152) gibt eine schematische Übersicht über unser Nervensystem. Gehirn und Rückenmark übernehmen die zentrale Steuerung oder Kontrolle.

Das periphere Nervensystem leitet Informationen mit dem Ziel der bewussten Handlungen und Bewegungen weiter. Das autonome oder vegetative Nervensystem, welches zentrale und periphere (entfernte) Ursprungsgebiete hat, übernimmt u.a. die Versorgung unserer Organe. Hier sind die beiden Nerven Sympathikus (Leistungsnerv) und Parasympathikus (Ordnungs-, Regenerationsnerv) aktiv.

Die Gehirnareale

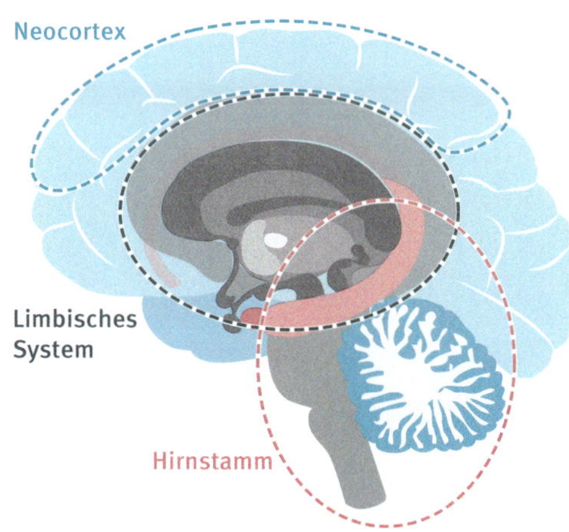

Der Sympathikus wird ursprünglich aktiv bei drohender Gefahr.

Die Ausschüttung bestimmter Botenstoffe (Genaueres folgt später) bewirkt:

- eine Verbesserung der Reaktionsgeschwindigkeit und -fähigkeit
- eine Herabsetzung des Schmerzempfindens
- das Mobilisieren von Energiereserven wie Zucker und Fett, die den Blutdruck und die Pulsfrequenz erhöhen
- eine Beschleunigung der Atmung
- eine Erhöhung der Muskelspannung
- eine Zentralisierung des Kreislaufs (Lebenswichtig Organe im Vordergrund)

Es erfolgt gleichzeitig eine Hemmung:

- der Durchblutung im Magen-Darm-Trakt
- der Immunabwehr
- der Verdauung und der Sexualfunktionen
- der körpereigenen regenerativen Funktionen

Der Parasympathikus ist der Gegenspieler des Sympathikus.

- Er wird aktiv bei Entspannung,
- senkt die Pulsfrequenz und den Blutdruck,
- beruhigt die Atmung.
- Es kommt zur Gefäßerweiterung (Vasodilatation).
- Er hat wichtige Funktionen bei der Verdauung und der Harnblasenentleerung
- sowie der Sexualfunktion.

Worum geht es unserem System, was ist auch heute noch von entscheidender Bedeutung?

Hierarchie des Nervensystems

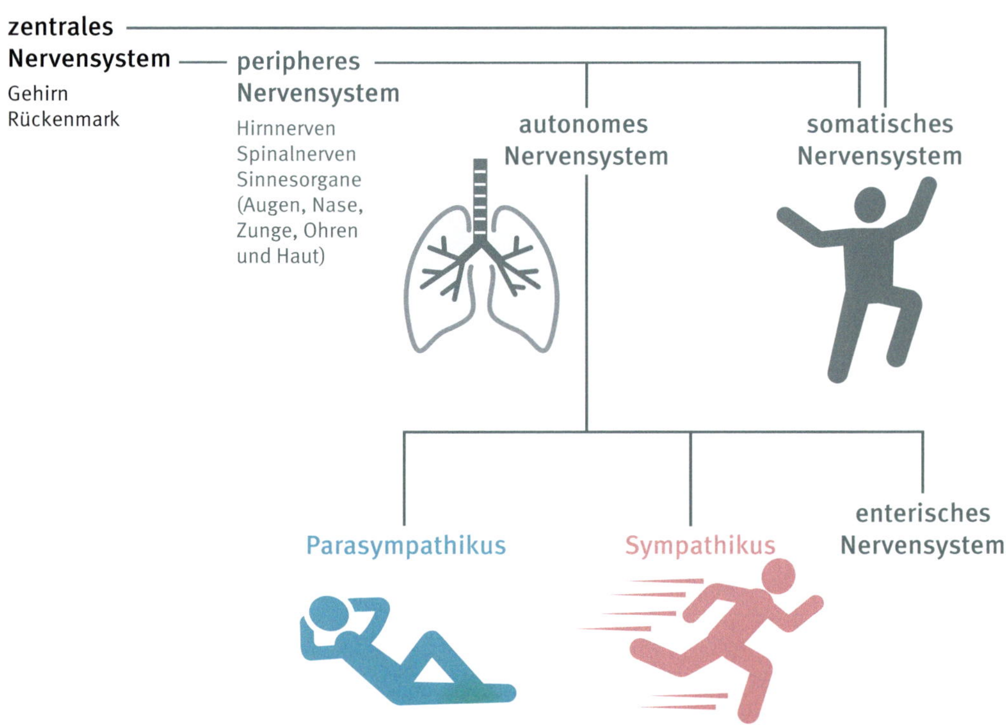

Die Hauptaufgaben unseres Nervensystems sind Folgende:

- Überleben des Individuums durch:
  - Fight-or-Flight (durch Flucht oder Kampf, »sympathisch«) und genauso wichtig
  - Rest & Digest (Ruhen und Verdauen, »parasympathisch«)
- Fortpflanzung/Überleben der Art
  - Sex und Bonding/»Love« (Säugetiere)

Genau diesen Aspekt der Priorisierung des Nervensystems sollten Sie ab jetzt nicht mehr vergessen und für immer im Hinterkopf behalten!

Unser Sympathikus als Leistungsnerv und der Parasympathikus als Ruhe-, Ordnungs-, Regenerationsnerv übernehmen dabei die Hauptrollen. Für die Gesunderhaltung und Balance des Organismus ist es notwendig, dass beide Anteile im Gleichgewicht bleiben. Wir dürfen und sollen Stress haben und erleben, aber es müssen auch wieder regelmäßige Entspannung und Ruhe folgen.

In der folgenden Auflistung erhalten Sie eine Übersicht über die Funktionen, welche die beiden autonomen Nervenanteile übernehmen.

Der Parasympathikus:

- verengt die Pupillen
- erhöht die Speichelproduktion
- erniedrigt die Herzschlagfrequenz
- verengt die Bronchien
- stimuliert die Aktivität von Magen und Darm
- stimuliert die Bauchspeicheldrüse
- stimuliert die Gallenblase
- kontrahiert die Harnblase
- ermöglicht die Erektion der Genitalien bei Mann und Frau

Der Sympathikus:

- weitet die Pupillen
- hemmt die Speichelproduktion
- weitet die Bronchien
- erhöht die Herzschlagfrequenz
- hemmt die Aktivität von Magen und Darm
- hemmt die Bauchspeicheldrüse
- hemmt die Galle
- stimuliert das Nebennierenmark (Adrenalin und Noradrenalin)
- entspannt die Harnblase
- ermöglicht den genitalen Orgasmus bei Mann und Frau

Sie können sich durch diese Auflistung ein besseres Bild davon machen, dass durch ein dauerhaftes Ungleichgewicht in diesem System Störungen und Beschwerden in vielen verschiedenen Bereichen des Körpers entstehen können.

Der Unterschied zwischen Urzeit und heutiger Zeit ist, dass wir in der zivilisierten Welt sehr viel mehr Momente haben, in denen es nicht ums nackte Überleben geht. Trotzdem reagiert unser System auf »scheinbar« Bedrohliches ähnlich stressig, wie wenn es ums Überleben geht.

Das Stresssystem und die Stressachsen

Um den genauen Ablauf des Stresssystems zu verstehen, müssen wir vorab nochmal ein paar Strukturen und Gehirnbereiche erklären, die an den Abläufen beteiligt sind.

Das limbische System befindet sich zwischen den beiden Großhirnhälften und ist häufig der Impulsgeber für unsere später folgenden Handlungen. Dazu gehören der Thalamus, der Mandelkern (Amygdala) sowie der Hypothalamus.

Der Thalamus, auch Tor zum Bewusstsein genannt, nimmt die meisten Sinnesreize direkt auf. Hier erfolgt auch die erste noch unvollständige Bewertung der eingehenden Informationen (Reize).

In der Amygdala sind emotionale Erfahrungen tief gespeichert. Sie hat eine zentrale Bedeutung für die Auslösung von Emotionen, insbesondere »die Angst« hat eine entscheidende Rolle bei der Steuerung der Stressreaktion. Die Amygdala ist wie ein Wächter mit Handlungskompetenzen. Bei akuten Stressreaktionen kann sie eine führende Rolle übernehmen. Mit ihrer Aktivierung werden starke Gefühle wie Wut und Zorn hervorgerufen.

Die Angst vor manchen Situationen ist uns angeboren, z. B. die Angst vor der Dunkelheit, dem Brüllen eines Tieres. Man kann also sagen, dass schon ein kleines Betriebssystem in uns angelegt worden ist und andere Erfahrungen im späteren Leben dazukommen.

Für die Stressreaktion zuständig ist der sogenannte blaue Kern, Locus coeruleus genannt. Es ist ein kleines Zellgebiet im Übergang vom Gehirn zum Rückenmark. Er produziert ¾ des Neurotransmitters Noradrenalin. Neurotransmitter sind chemische Botenstoffe, die Erregung im Nervensystem weiterleiten. Er sorgt dafür, dass unser Leistungsnerv, der Sympathikusnerv, aktiviert wird.

Der Hypothalamus ist das Kontrollzentrum für die Regulation vieler grundlegender vegetativer Funktionen (Körpertempe-

Gehirnstrukturen, die an der Stressverarbeitung beteiligt sind.

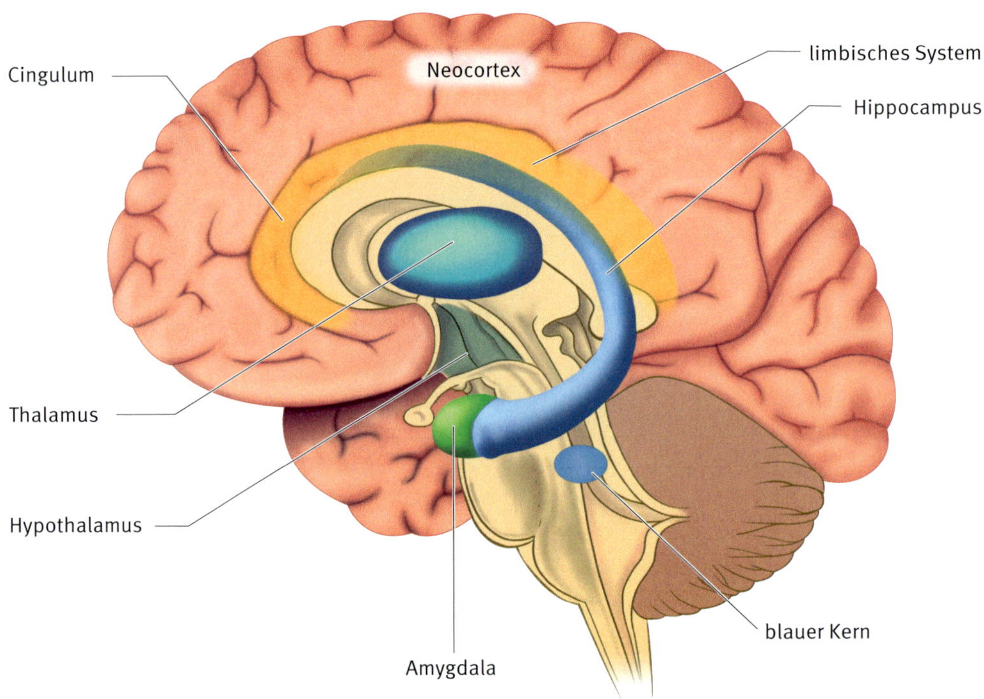

ratur, Wasserhaushalt, Hunger, Durst) und steuert den Haushalt vieler Hormone, auch Stresshormone.

Die Großhirnrinde, der Neocortex, ist der stammesgeschichtlich jüngste Teil des menschlichen Gehirns. Er ist für die bewusste Wahrnehmung und Denkprozesse verantwortlich. Die von der Außenwelt über die fünf Sinne eingehenden Signale werden hier zu einem inneren Bild der Welt zusammengesetzt. Vor allem der vordere Anteil unter der Stirn, der präfrontale Cortex, ist für die Einordnung neuartiger Informationen und Ereignissen zuständig.

Wenn eine neue Situation eintritt, werden die Informationen in allen drei Hirnarealen verarbeitet und verschaltet. Es wird dann über die Auslösung einer Stressreaktion entschieden.

Meistens gehen die einfallenden Reize direkt über den Thalamus. Hier erfolgt ein erster interner Abgleich. Der Neocortex wird dann in die weitere Verarbeitung miteinbezogen. Zugleich gehen die Informationen zum Abgleich der aktuellen Lage mit den vorhandenen Erinnerungen über die Amygdala.

Erfahrungen, die nicht zu bewältigen waren, in Situationen hilflos zu sein, unlustbetonte und angstbesetzte Erinnerungen sind von entscheidender Bedeutung für die Auslösung einer akuten Stressreaktion.

Hier ein einfaches Beispiel
Ein Büroangestellter ist dabei, ein wichtiges Dokument fertigzustellen. Plötzlich fängt er an zu schwitzen und er spürt sein Herz schlagen. Er hat zuvor bemerkt, dass sein Vorgesetzter hinter ihm steht und seine Handlungen beobachtet.

Dem Angestellten ist zu Ohren gekommen, dass der Vorgesetzte sehr kritisch ist und manchmal etwas laut und cholerisch werden kann.

Was passiert in diesem Moment: Die erste Stressachse, die Sympathikus-Nebennierenmark-Achse, wurde aktiviert.

Über den inneren Abgleich der Hirnareale wurde entschieden, dass eine bedrohliche Situation vorherrscht.

→ Die Zellen des Mandelkerns werden aktiviert, eine emotionale Tönung erfolgt (Angst, Wut).

→ Die Amygdala setzt den Nervenbotenstoff Glutamat frei.

→ Der blaue Kern wird dadurch aktiviert.

→ Es wird Noradrenalin produziert, dadurch erfolgt die Aktivierung des Sympathikus.

→ In Bruchteilen von Sekunden schütten die Nervenzellen des Sympathikus ebenfalls Noradrenalin aus und treiben Atmung und Kreislauf an.

→ Über den sympathischen Grenzstrang, nahe der Wirbelsäule, werden die Nebennieren stimuliert, diese erzeugen Adrenalin. Noradrenalin und Adrenalin bewirken eine unmittelbare Aktivierung von Atmung, Kreislauf und Energiebereitstellung.

→ Ist die Gefahr gebannt oder man ist der Gefahr entkommen, erlischt die initiale Aktivierung.

Der blaue Kern stoppt die Aussendung von Noradrenalin und der Körper beruhigt sich.

Früher wie heute ist es folgendermaßen: Stress ist wichtig für die Reizsetzung, zum Überleben und um erfolgreich durchgeführte Handlungsstrategien abzuspeichern. Diese Strategien können in einer ähnlichen Situation genauso wieder abgerufen werden. Jeder dieser Vorgänge ist innerlich, über Nerven und hormonell gesteuert.

Der Vorgang von Abspeicherung und Verknüpfung bei akuten und bewältigbaren Stresssituationen funktioniert mit der dominanten Ausschüttung des Neurotransmitters Noradrenalin und des Hormons Adrenalin. Dies wird als die 1. Stressachse bezeichnet.

Stressreaktionen, die länger andauern oder nicht gut zu bewältigen sind, werden als nicht erfolgreiche Strategie vom Körper »wieder gelöscht«. Dies verdanken wir dem Hormon Kortisol. Hierbei verwendet man die Bezeichnung 2. Stressachse, die Hypothalamus-Hypophysen-Nebennierenrinden-Achse, die es eher zu verhindern gilt.

Wenn Stress also länger andauert bzw. die Bewältigung der Situation nicht absehbar ist, dann bleiben die Amygdala und der blaue Kern aktiv.

Der Botenstoff Glutamat, von der Amygdala freigesetzt, breitet sich in höheren Zentren aus. Die Aktivierung der Großhirnrinde und des limbischen Systems werden verstärkt.

Die Aktivierung erfasst Kerngebiete im Hypothalamus und die 2. Stressachse wird aktiviert.

- Der Hypothalamus setzt dann CRF (corticotropin-releasing factor) frei
- Dies gelangt zur Hypophyse, dort stimuliert es die Sekretion des adrenokortikotropen Hormons (ACTH)
- Dieser Wirkstoff gelangt in den Kreislauf und regt in der Nebennierenrinde die Freisetzung von Kortisol an. Das Kortisol bereitet den Körper auf eine länger anhaltende Auseinandersetzung mit der belastenden Situation vor.

Die Höhe des Kortisolspiegels wird an den Hypothalamus und die Hypophyse zurückgemeldet (Rückkopplung). Das bedeutet, es gibt so etwas wie eine natürliche Stressbremse. Ein Zuviel an Kortisol hemmt automatisch die weitere Produktion des Stresshormons. Der Körper hat die Fähigkeit, sich selbst zu regulieren. Dieser Mechanismus stellt einen gewissen Schutz vor einer überschießenden Reaktion der 2. Stressachse und der damit verbundenen Ausbreitung des Stresshormons Kortisol dar.

Eine bessere Verknüpfung (Lernen) oder das Löschen von nicht relevanten Informationen als einzige Konsequenz wäre jedoch zu wenig fürs Überleben. Weitere wichtige Wirkmechanismen der primären Stresshormone sind hier stichwortartig aufgelistet und erklären kurz- oder langfristige Reaktionen im Körper.

Adrenalin:

- Energieversorgung wird erhöht
- Durchblutung von Herz und verschiedenen Hirnarealen nimmt zu
- Blutdruck steigt
- Bronchien sind aktiver, höhere Sauerstoffaufnahme wird ermöglicht
- Glykogenabbau = mehr Energie für Muskeln und Gehirn
- erzeugte Energie = höhere Wärmeproduktion, führt zum Schwitzen
- bei Nervenverletzungen: sensibilisiert Rezeptoren (erklärt Schmerzen bei Stresseinfluss)

Noradrenalin:
- Gehirndurchblutung wird gesteigert
- vermehrte Glukoseaufnahme
- erhöhter Energiestoffwechsel
- Abgabe neurotropher Faktoren wird gefördert (wachstumsfördernde Substanzen für Nervenzellen)
- Erfolgreiche Strategien werden gut verknüpft, gespeichert, ausgebaut, gebahnt.

Kortisol: Normale Reaktion:
- Mineralokortikoide:
  - Zurückhalten von Natrium und Wasser durch die Nieren = mehr Blutvolumen und erhöhter Blutdruck
- Glukokortikoide:
  - Eiweiße und Fette werden umgewandelt in Zucker (Glucose) = erhöhter Blutzucker
  - Immunsuppression (die Arbeit des Immunsystem wird dauerhaft unterdrückt)
- Unterdrückung der Synthese (Verbindung) von neurotrophen (nervenerhaltenden oder wachstumsfördernden) Faktoren
  - Reduzierung/Abbau von Neurotransmittern Serotonin (auch Schmerzhemmung), Dopamin (Bewegung), Noradrenalin
  - Kommunikation zwischen den Nervenzellen wird gestört
- Schlecht kontrollierbare Stresssituationen werden negiert/gelöscht, wir müssen uns neue Strategien überlegen!

Die Rolle von Glutamat bei Migräne und Spannungskopfscherz

Migräne und Spannungskopfschmerz gehören nach wie vor zu der primären Kopfschmerzgruppe. Primär bedeutet, dass das Symptom Kopfschmerz selbst als die eigentliche Ursache gesehen wird. Die Forschung über die Entstehungsursachen läuft aber weiter auf Hochtouren, denn allein in Deutschland sind 10–15 % der Bevölkerung von Migräne betroffen. Unter Spannungskopfschmerz leiden ca. 18 Millionen Menschen. Spannungskopfschmerz belegt Platz zwei und Migräne den fünften Platz der weltweit häufigsten chronischen Erkrankungen. Nebenbei erwähnt und weil es gut zum Buch passt: Karies steht in diesem Ranking interessanterweise auf Platz eins.

Wenn für Beschwerden und Erkrankungen keine direkten organischen Ursachen gefunden werden können, gibt es dennoch immer wieder Vorstöße aus der Wissenschaft, die gute Erklärungsmodelle und Beweise für komplexere Zusammenhänge und Entstehungsmechanismen. Basierend auf neuer Forschung, kristallisiert sich derzeit eine bestimmte Personengruppe heraus, die zu diesen primären Kopfschmerzarten neigt. Es geht häufig um sehr leistungsorientierte und leistungsfähige Menschen, die sehr aktiv nach außen agieren und wenig bei sich selbst sind bzw. unzureichend in sich hineinspüren können.

Sie können generell ein sehr hohes Stresslevel fahren, ohne dass sie es zunächst als belastend empfinden.

Es sind Personen mit einer sehr hohen Aufmerksamkeitsbereitschaft. Sie können nur schwer unterscheiden, welche Reize von außen bewusst verarbeitet werden müssen und welche auch mal ausgeblendet werden können. Sie sind sozusagen sehr reizoffen. Verantwortlich für diese hohe Aufmerksamkeitsschwelle ist der Nervenüberträgerstoff Glutamat, der auch für Wahrnehmung, Gedächtnis und Konzentration eine wichtige Rolle spielt. Außerdem wurde er eben bei den Stressachsen erwähnt. Die Amygdala, unser Wächter der Erinnerungen, gibt diesen Stoff ab, während sie Alarm schlägt. Sie aktiviert dadurch den blauen Kern und die Stresskaskade nimmt ihren Lauf.

Es ist bereits länger bekannt, dass der Geschmacksverstärker Glutamat (Mononatriumglutamat) bei bestimmten Menschen Kopfschmerzen triggern oder auslösen kann. Man findet ihn vorzugsweise in Fertigprodukten, Chips oder Sojasaucen.

Durch eine spezielle genetische Veranlagung kann der Botenstoff Glutamat nicht ausreichend abgebaut werden. Das Gehirn bekommt durch das Überangebot an Botenstoffen wahrscheinlich relativ ungefiltert eine Flut von Informationen und Reizen ab und neigt durch den sehr hohen Energieverbrauch und das möglicherweise entstehende Versorgungsdefizit zur Überlastung.

Viele der den Kopfschmerzen vorausgehenden Aura-Symptome wie Gefühlsstörungen oder Sehstörungen in Form von flimmernden Blitzen bis hin zu Gesichtsfeldausfällen könnten durch diesen wahrscheinlich Glutamat-bedingten Übererregbarkeitszustand besser erklärt werden, als es bisherige Annahmen tun. Wenn diese Überreizung nicht vorab wahrgenommen wird bzw. andere Gegenmaßnahmen eingeleitet werden, kann der Körper sich selbst eine Pause in Form von Kopfschmerzen verordnen.

Die Migräne zwingt uns sozusagen zur Ruhe. Man zieht sich zurück, dunkelt die Räume ab, möchte keine Geräusche oder Gerüche wahrnehmen, nichts soll mehr triggern und zusätzliche Reize auslösen. Das System wird wegen Überhitzung heruntergefahren.

Es ist ganz wichtig, dass Betroffene über effektive und wirksame Medikamente optimal aufgeklärt werden, damit sie sich im Notfall selbst helfen können.

Falls der beschriebene womöglich Glutamat-bedingte Mechanismus hauptauslösend für den Kopfschmerz ist, ist ein stressreduzierender, achtsamkeitsbasierter Übungsansatz vielversprechend, um die Beschwerden besser unter Kontrolle zu bringen.

Vor allem muss der richtige Moment wahrgenommen werden, bevor es zur Überreizung kommt. Evtl. zeigen sich vor dem Kopfschmerz schon erste andere Stresssymptome.

Dazu haben wir das Arbeitsblatt »Stresswahrnehmung« für Sie vorbereitet, das Sie online finden, den Link finden Sie im Anhang (Seite 237). Mit Hilfe der verbesserten Wahrnehmung können Sie gezielt und frühzeitig die Reizkette mit Gegenmaßnahmen unterbrechen. Dazu eignen sich beispielsweise die verschiedenen Entspannungsmaßnahmen zum Balancieren des autonomen Nervensystems.

Weitere anerkannte Empfehlungen:

- Klassische Entspannungsverfahren (Seite 167) zeigen eine sehr gute präventive Wirkung bei primärem Kopfschmerz. Eine achtsamkeitsbasierte Stressreduktion wirkt vorbeugend und lindernd bei primärem Kopfschmerz und anderen stressinduzierten Beschwerdebildern.
- Versuchen Sie auch, Ihre Ernährung anzupassen, um durch den hohen Energiebedarf nicht in einen Mangelzustand zu geraten. Arbeiten Sie hier mit Zwischenmalzeiten und sorgen Sie für ausreichend Flüssigkeit. Achten Sie auf die richtige

Form von Kohlehydraten, vor allem langkettige, die gleichmäßig Energie abgeben, um Ihr Gehirn stabil zu versorgen.
- Der regelmäßige Verzehr von Capsaicin, das in Paprika oder Chili vorkommt, hemmt die Schmerzweiterleitung der Nervenzellen.
- Regelmäßiger Ausdauersport optimiert die Balance der Stresshormone.

Hauptprägung des Begriffs »Stress«

Bis heute formuliert es der Biochemiker Hans Selye (1907–1982) am besten und treffendsten.

Er beschreibt Stress als unspezifische Reaktionen des Körpers auf starke, gesundheitsbeeinträchtigende Belastungen. Diese Belastungen können aus der Umwelt oder von der Person selbst ausgehen.

Gerade die Aussage, dass Stress von der Person selbst ausgehen kann, trifft häufig den Kern. Gedanken, die wir weiterentwickeln, verschiedene Erinnerungen an Situationen, die für uns schon einmal bedrohlich waren, spielen eine entscheidende Rolle.

Kontrolle gewinnen über den Gedankenstress

Nehmen wir das Beispiel mit dem Büroangestellten (Seite 155), der ins Schwitzen kommt, wenn er beobachtet und evtl. kontrolliert wird:

Warum reagiert dieser Mitarbeiter so stark, als würde er direkt bedroht werden? Nehmen wir an, der Chef hat noch gar nichts zu ihm gesagt. Warum sollte er bei neutraler Betrachtung unter Stress geraten?

Hier kommen jetzt Erinnerungen und Gedanken ins Spiel. Der Mitarbeiter wurde neulich schon einmal aufgrund einer fehlerhaften Arbeitsausführung kritisiert. Da dies eine schlechte Erfahrung für ihn war, käme eine solche Reaktion schon eher in Frage. Wenn in seinen Gedanken noch das Szenario einer drohenden Kündigung und damit einhergehende Existenzängste aufkommen, dann wäre eine solch deutliche Stressreaktion noch eher verständlich.

Der Gedanke lässt sich noch weiterspinnen. Der Mitarbeiter erinnert sich an seine Kindheit. Seine Mutter hat ihm immer bei den Hausaufgaben über die Schulter geschaut und wenn er etwas nicht gleich wusste, sehr viel Druck aufgebaut, um ihn schneller zu einem Ergebnis zu zwingen. Da dies aber nicht funktionierte, wurde er von ihr stark kritisiert und ihm attestiert, dass er nicht fähig sei, bestimmte Aufgaben zu lösen. Ihm wurde die Aufgabe dann häufig abgenommen.

Der Mitarbeiter hat somit größte Sorge, in jeglicher Hinsicht unter Druck zu geraten. Mit Kritik umzugehen, fällt ihm schwer. Seine erste Reaktion wäre dann, in Passivität und Hilflosigkeit zu verfallen und jemand anders löst das Problem für ihn, wie damals seine Mutter. Er kann aus der Drucksituation heraus nicht gut agieren, bekommt aufgrund seines Stressempfindens auch körperliche Symptome, wie Magenschmerzen, die seine Aktivität weiter hemmen.

Doch Stopp … Was ist bis jetzt passiert? Zurück zur ersten Szene: Der Vorgesetzte stand nur hinter ihm, er hat noch gar nichts gesagt. Das Szenario und die eigenen weiterführenden Gedanken und Erinnerungen haben die Stressreaktion erzeugt. Dieses Bewusstsein zu entwickeln ist für den Mitarbeiter ein wichtiger Schritt, um die innere Stressschleife zu unterbrechen und sich frühzeitig zu beruhigen.

In einer Therapiesituation werden solche Gedankengänge herangezogen, um die Menschen für ihre Stressreaktionen zu sensibilisieren.

Ein Ausstieg aus dieser Gedankenspirale ist möglich, denn unser Gehirn ist lernfähig. Einfach ist es aber nicht, vor allem wenn sich ein Muster über viele Jahre hinweg in uns manifestiert hat.

Übung Gedankenkontrolle

Eine sehr gute Übung besteht darin, mit stressfördernden Gedanken und Gefühlen zu spielen. Im wahrsten Sinne des Wortes spielerisch zu versuchen, die Kontrollen über die Gedanken zu bekommen.

Es geht darum, sich Unangenehmes vorzustellen, es aber nicht weiterzuentwickeln, sondern nur zu betrachten, ohne Bewertung und Bedeutung, um so zu lernen, es loszulassen.

Imagination oder Vorstellung einer früheren unangenehmen Erfahrung

- Stellen Sie sich die Situation vor.
- Verstärken Sie die Situation, sie wird immer unangenehmer.
- … und immer unangenehmer …
- Dann sagen Sie sich bewusst: »Warte mal, das mache ich nur, aber das bin ich nicht! Ich kann auch etwas anderes machen.«
- Stoppen Sie so die Energiezufuhr (Stressreaktion), bis das Gefühl sich auflöst.
- Wiederholen Sie die Schritte so oft wie nötig!

Online finden Sie das Arbeitsblatt »Stressverschärfende Gedanken und innerliche Stresstrigger«. Den Link dazu finden Sie im Anhang (Seite 237). Versuchen Sie herauszufinden, ob Sie diesbezüglich einem Typ zuzuordnen sind.

Gedankenbetontes Stressmanagement setzt bei persönlichen stressverschärfenden Einstellungen, Glaubenssätzen und Denkmustern an.

Es gilt, diese bewusst zu machen, kritisch zu reflektieren und in stressvermindernde, förderliche Einstellungen und Bewertungen zu ändern.

Beispiele hierfür sind:

- perfektionistische Leistungsansprüche kritisch überprüfen und eigene Leistungsgrenzen akzeptieren lernen
- Schwierigkeiten nicht als Bedrohung, sondern als Herausforderung sehen
- sich mit alltäglichen Aufgaben weniger persönlich identifizieren, mehr innere Distanz wahren
- sich nicht im alltäglichen Kleinkrieg verlieren, den Blick für das »Wesentliche«, das, was wirklich wichtig ist, bewahren
- sich des Positiven, Erfreulichen, Gelungenen bewusstwerden und Dankbarkeit empfinden
- weniger feste Vorstellungen und Erwartungen haben, die Realität akzeptieren
- sich selbst weniger wichtig nehmen, falschen Stolz ablegen und Demut lernen

Was sind Stressoren?

Stressfaktoren (Stressoren) sind alle Reize, Situationen und Umstände, die als unangenehm, bedrohlich und überfordernd gewertet oder negativ interpretiert werden (Verlust, Bedrohung), wenn sie häufig auftreten und kein (körperlicher) Ausgleich erfolgt. Sie werden in psychisch-mentale, soziale und physische Stressoren gegliedert.

psychisch-mental:

- Konkurrenzdruck
- quantitative/qualitative Überforderung
- Leistungs- und Zeitdruck
- Angst vor Misserfolg und Kontrolle
- hohe Verantwortung für Personen und Werte
- widersprüchliche (Arbeits-)Anweisungen
- unklare Ziele etc.

sozial:

- fehlende Anerkennung und Unterstützung
- Diskriminierung und Benachteiligung
- Mobbing (extremer Stressor)
- Familie vs. Job
- Verlustängste
- Ausgrenzung (mangelhafte Information)
- belastende Arbeitszeiten etc.

physisch:

- schlechte Lichtverhältnisse
- Lärm
- Kälte, Hitze
- zu langes Sitzen
- schwere Lasten etc.

Moderne Stressfaktoren sind vor allem Zeitstress, Leistungs- und Beziehungsstress, Verkehrsstress, Informationsstress, Online-Stress, Dichte-Stress (zu viele Menschen auf zu engem Raum), Stress durch Unsicherheit und Zukunftssorgen.

Ständiger Zeitdruck ist einer der häufigsten Stressoren überhaupt und ein großes Hindernis für Entspannungs- und Regenerationsphasen. Online finden Sie Arbeitsblätter und die Möglichkeit, Ihr eigenes Zeitmanagement selbstkritisch zu analysieren, siehe Anhang (Seite 237). Was oder wem geben Sie Priorität in Ihrem Leben? Wie sieht Ihre Tages- und Wochenstruktur aus?

Einen hohen Stressimpact haben auch lebensverändernde Ereignisse. Es ist wichtig, reflektiert auf lebensverändernde Ereignisse zurückzublicken, um ein gutes Gefühl und Verständnis dafür zu entwickeln, ob es möglicherweise einen Zusammenhang mit dem Beginn bestimmter körperlicher Beschwerden gibt.

Individuelle körperliche Stressreaktion

Disstress führt zu Reaktionen, die als unangenehm empfunden werden. Wenn dieser Zustand weiter anhält, kommt es früher oder später zu Beschwerden, möglicherweise auch im Nacken-, Kopf- und Gesichtsbereich.

Diese Reaktionen werden in der Literatur in verschiedene Stressmodelle kategorisiert.

Wir beschreiben hier die vier Ebenen von Selye (1907–1982):

1. **somatisch (tun, Körper)**
   Herzklopfen, Magen-/Verdauungsbeschwerden, Schwächegefühl, Migräne, Spannungskopfschmerz, Schlafstörungen, schnelle Atmung, Schwindel, Kreislauf, Krankheitsanfälligkeit, Erschöpfung
   muskulär: erhöhte Muskelspannung/Verspannungen (Halswirbelsäule, Lendenwirbelsäule), Zähneknirschen, Zittern, Ticks,

Spannungskopfschmerzen mit muskulären Triggerpunkten, Stottern ...

2. **behavioral (Verhalten) (machen, Kopf)**
   keine Pausen, höheres Aktivitätsniveau, Problemlösungsaktivitäten, sozialer Rückzug, selbstzerstörerisch, Suchtverhalten, aggressives Verhalten, Missbrauch anderer, Suche nach Hilfe, mangelnde Ordnung (Verlieren, Vergessen) ....

3. **kognitiv (erkenntnismäßig) (denken)**
   Resignation, Hilflosigkeit, Konzentrationsmangel, Realitätsflucht, Gedächtnisstörungen, Leistungsstörungen, Albträume, ständige Grübeleien

4. **emotional (fühlen)**
   Wut, Ärger, Reizbarkeit, Aggressionen, Traurigkeit, Hilflosigkeit, Depressionen, Unsicherheit (Abwertung), Nervosität, Unausgeglichenheit, Angst, Panik, Hypochondrie, Burnout ...

Ein Stressor kann auf allen 4 Ebenen Reaktionen hervorrufen. Die Ebenen beeinflussen sich gegenseitig und können sich zudem noch verstärken. So werden beispielsweise regelmäßige Schlafstörungen auch Reaktionen auf kognitiver Ebene (Konzentrationsprobleme) auslösen.

Unterschiedliche körperliche Reaktionen auf Stress
Es kann sein, dass stressbedingt Herz-Kreislauf-Symptome, Muskelverspannungen oder auch Verdauungsprobleme entstehen. Warum ist das so unterschiedlich?

Eine einfache Erklärung ist: Fast alle Systeme sind autonom beeinflusst. Es spielen aber auch genetische Faktoren und biographische Erfahrungen eine Rolle. Wenn in Ihrer Familie bereits viele Personen von Herz-Kreislauf-Problemen betroffen sind und eine gewisse Prägung dafür vorhanden ist, wie man mit Belastungen umgeht, ergibt sich auch eine größere Chance, in dieser Richtung zu erkranken oder Beschwerden zu entwickeln.

Erfahrungen im Leben (»Habe ich eine solche Situation schon mal bewältigen können?«) spielen eine entscheidende Rolle für die Stressreaktion.

Ziel dieser ersten Analyse: Durch die Typisierung des primären Stressors können Präventionsprogramme gezielter eingesetzt werden.

Die Wahrnehmung für Ihre individuelle Stressreaktion soll so verbessert werden.

»Wenn ich das spüre, sollte ich frühzeitig gegensteuern und somit die Aktivierung der 2. Stressachse vermeiden.«

Dies können Sie sehr gut mit dem Arbeitsblatt »Stresswahrnehmung« vornehmen, das Sie online finden, siehe Anhang (Seite 237).

Stress: von der normalen Reaktion bis zur Erkrankung

Früher wurden mit Stress verbundene Aktionen auch zu einem Ende gebracht – Kampf oder Flucht. Heute bleibt stressbedingt viel Energie im Körper, weil wir ständig Stress ausgesetzt sind. Das bedeutet Gefahr für Gefäße durch Fette, Zucker, verklumpende Blutplättchen.

Anhaltende Stressoren sorgen dafür, dass sich der Körper an diesen Disstress anpasst und in dauerhaft erhöhter Widerstandsbereitschaft ist.

Die akuten Symptome der sympathischen Aktivierung verschwinden und damit auch die Wahrnehmung für normalerweise sehr gut spürbare Stresssymptome und Reaktionen. Auch die Fähigkeit zur Selbstregulation geht verloren.

Einen möglichen Disstressverlauf von der Kompensation (ausgeglichener Zustand) bis zur Dekompensation (deutliche Symptome sind vorhanden) möchten wir Ihnen einmal kurz erläutern.

1. Phase: Kompensationsphase, v. a. 1. Stressachse: Es wird auch von der körpereigenen natürlichen Dopingphase gesprochen. Die Ausschüttung von Neurotransmittern erfolgt wie bei einer akuten Stresssituation, um die Aufgaben bewältigen zu können.

Bei länger andauerndem Zustand erfolgt die zusätzliche Aktivierung der 2. Stressachse: Kortisol ist im Blut → der Körper reagiert bei dauerhaftem Kortisol-Ausstoß mit einem relativen Mangel an Neurotransmittern wie z. B. Serotonin (Glückshormon) → die zusätzliche Kortisol-Ausschüttung bewirkt eine generelle Symptomlinderung → wie durch ein körpereigenes Dopingmittel kommt es zu einer Schmerz- und Entzündungsreduktion → es herrscht erhöhte Leistungsbereitschaft, »man beißt sich durch«.

Die Folgen eines dauerhaft erhöhten Kortisol-Spiegels: reduzierte Gehirndurchblutung → Abnahme von Verschaltungen im Gehirn → Immunsystem wird negativ beeinflusst, Immunkompetenz wird durch dauerhafte Suppression (Unterdrückung) reduziert: Man neigt zu grippalen Infekten, Infektionen oder auch Fieberbläschen wie Lippenherpes → Erschöpfungszustand wird zunehmend größer, sowohl auf psychischer als auch auf körperlicher Ebene.

Das System dekompensiert: Eine noch größere Erschöpfung tritt ein, letztendlich aufgrund eines Mangels an wichtigen Botenstoffen (z. B. Dopamin, Serotonin, Noradrenalin) und Hormonen (u. a. Kortisol). Uns geht sozusagen der Saft aus.

Eine erhöhte Muskelspannung wird durch den weniger schmerz- und entzündungshemmenden Einfluss nun als schmerzhaft empfunden.

Man reagiert stärker und empfindlicher auf Reize von außen. Eigentlich nicht schmerzhafte Reize verursachen plötzlich Schmerzen. Auch an Organen können unspezifische Entzündungen auftreten. Als Gegenmaßnahme wird dann häufig eingesetzt, was dem Organismus plötzlich fehlt, nämlich Kortisol oder ähnlich wirkende Präparate.

Beispiele von kompensierten Disstress-Phänomenen sind: Man wird ausgerechnet im Urlaub immer krank, der Kater nach der letzten Feier ist außergewöhnlich intensiv, Erkältungen schleppt man ewig mit sich herum …

Das bedeutet, dass der Stress bislang genutzt wurde, um das System der Botenstoffe auf Höchstleistung zu betreiben. Wir hatten zu viel Stress im Urlaub oder vor einer Feier.

Nachdem der Stress abgenommen hat, fährt das Immunsystem die Aktivität hoch, da Kortisol abfällt und wir reagieren plötzlich wieder auf äußere Einflüsse.

Stressbedingte Schmerzempfindlichkeit

Viele Menschen verspüren es am eigenen Leib und auch Therapeuten verzeichnen immer wieder, dass ein auslösender Faktor für Beschwerden ein erhöhter aktueller oder vorausgegangener Stresspegel sein kann.

Aber wie kann man Schmerzen haben, ohne einen körperlichen Schaden genommen zu haben?

Schmerz und Stress werden letztendlich in denselben Hirnarealen verarbeitet.

Das periaquäduktale Grau ist ein wichtiger Komplex des absteigend-hemmenden Schmerzsystems. Es verändert oder steuert die Umschaltung der Schmerzreize im ZNS für den ganzen Körper. Dieses schmerzhemmende Zentrum kann von Stress oder einem emotionalen Stimulus beeinflusst werden, sowohl mit geringerer als auch mit höherer Empfindlichkeit.

Das macht durchaus Sinn. Sie haben bereits gelesen, dass akuter Stress zu einer niedrigeren Empfindlichkeit führt. Es scheint klar zu sein, dass wir unbedingt durchhalten müssen, wenn wir im Kampf-oder-Flucht-Modus sind. Wir können in einem solchen Moment nicht schmerzbedingt aufgeben, wenn es anscheinend ums Überleben geht.

Demgegenüber können über längere Zeit einwirkende und individuell nicht bewältigbare psychosoziale Belastungen mit negativen Emotionen (Angst, Depression) eine Senkung der Schmerzschwelle und damit eine verstärkte Schmerzwahrnehmung (»Hyperalgesie«) bewirken.

Das Gehirn hat in diesem Moment entschieden, dass eine erhöhte Empfindlichkeit für das Überleben wichtig ist.

Sind solche stressigen Momente aber Teil des Alltags, wird es im System oder im Gewebe auch mehr empfängliche Sensoren geben, die auf Stresshormone reagieren.

Wenn etwa ein Nerv verletzt worden ist und Ihr Gehirn entscheidet, dass akut zum Überleben eine vermehrte Empfindlichkeit notwendig ist, dann kann sich die DNA der Nervenzellen verändern und für Stressoren empfänglicher werden.

Im Praxisalltag begegnen wir solchen Fällen, wenn Patienten beklagen, dass sie in stressigen Situationen Ischias-Schmerzen haben. Das bedeutet in der Behandlung/Therapie, dass nicht nur Maßnahmen zur Linderung der körperlichen Schmerzen ergriffen werden müssen, sondern dass die Schmerzen auch durch Entspannung gemildert werden können – indem das autonome Nervensystem wieder in Balance gebracht wird. Dass Entspannungsübungen bei Rückenbeschwerden helfen können, ist mittlerweile auch wissenschaftlich nachgewiesen.

Körperregulation

Das autonome Nervensystem ist nicht nur aktiv befehlend tätig, sondern als großer Regelkreis zu sehen. Es beinhaltet Hirnstammstrukturen, die kontrollierend den Zustand der Eingeweide überwachen. Die Leistungsparameter und Ressourcen von Eingeweideorganen (zum Beispiel Herz, Lunge, Darm etc.) werden permanent über die kommunizierenden autonomen Nerven kontrolliert abgerufen.

Ein wichtiger Teil des Parasympathikus, der hintere Zweig des Nervus vagus (10. Hirnnerv), kontrolliert in seinem weitschweifigen Verlauf bis zu 80% der aufsteigenden Signale oder Informationen (Afferenzen) aus dem Bauch- und Brustraum. Der Abgleich über den Zustand des inneren Systems im Gehirn kann erfolgen.

Das Gehirn checkt sozusagen permanent, wie es uns innerlich geht und welche Energiereserven wir beispielsweise zur Verfügung haben, um auf die jeweilige Lage zu reagieren.

Der Schlüssel zur Selbstregulation ist mehr oder weniger schon in uns gereift. Sie haben es sicher schon selbst bemerkt: Viele brenzlige Situationen in unserem Leben können wir dank unserer Sprache (verbal und nonverbal) auflösen. Die Fähigkeit der versierten Kommunikation, das bewusste lösungsorientierte Nachdenken (Innehalten) und angemessene Handeln entsprechen der Idee des kommunikativen sozialen Wesens, das wir sind.

Der Neurowissenschaftler Stephen W. Porges beschreibt in der »polyvagalen Theorie« (1994) das komplexe Zusammenspiel von parasympathischem und sympathischem Nervensystem. Er erwähnt darin, dass sich im Laufe der Evolution ein zweiter Ast des Parasympathikus in uns entwickelt hat. Der sogenannte soziale Vagus ist evolutionär-biologisch der jüngste Teil des N. vagus. Der Ursprungskern ist der Nucleus ambiguus, dieser befindet sich im Bereich des Hirnstamms. Er ist kommunikationsfördernd und hemmt den Einfluss auf die 2. Stressachse, die dominant Kortisol ausschüttet.

Mögliche Reaktionen auf äußere Reize

Bei Stress, Problemen und Anforderungen spielt das autonome Nervensystem zuerst den sozialen Vagus aus. Kommunikation stellt hier die Ebene der Problemlösung dar. Falls die erste Strategie der Kommunikation nicht funktioniert, wird der sympathische Teil aktiviert (Fight-or-Flight). Wir verlieren die Kontrolle, es wird gestritten und geschrien …

Wird auch so der Stress nicht weniger, wird der parasympathische Trakt aktiviert. Man verfällt in eine Art Starre, resigniert und schweigt. In Urzeiten wäre das der Moment der Lebensgefahr.

Falls das auch nicht funktioniert, sind wir in extremer Lebensgefahr!

Generell kann niemand genau sagen, wie man selbst in bestimmten Stresssituationen reagiert. Einiges in uns ist individuell genetisch angelegt und programmiert. Anderes, wahrscheinlich der größere Teil, wird erlernt oder auch durch Erziehung sozialisiert. Die Verhaltensweisen und Reaktionsmöglichkeiten zeigen sich oft ganz klar in Momenten, in denen wir viel Stress erleben.

Sozialer Vagus:
- Liebe
- Transaktion (Mund/Stimme)
- Kontakt (Augen)

Sympathikus:
- Orientierung
- Fight-or-Flight
- Entladung
- Ruhe

Parasympathikus:

- Schlaf
- Dissoziation
- Immobilität
- Starre

Die Darm-Hirn-Achse

In anderen Worten: wie Nahrung unsere Stimmung oder Befindlichkeit beeinflussen kann.

»Du bist, was du isst.« Viele von uns kennen diesen Spruch, vielleicht schon von unseren Großeltern. Und er scheint tatsächlich viel Wahres zu beinhalten.

Ernährung ist immer ein großes Thema und vieles in Bezug auf die Nahrung und die Beeinflussung des Gehirns muss wissenschaftlich weiter erforscht werden.

Wichtig zu wissen ist, dass es eine entscheidende Rolle unseres Gehirns ist, den gesamten Körper zu kontrollieren. Diese Kontrolle wird unter anderem über den 10. Hirnnerv gewährleistet, zu dem Sie nun schon einiges gelesen haben. Er gilt als der wichtigste Teil unseres parasympathischen Nervensystems.

Er fungiert als Signalweg oder als Informationsautobahn von fast allen Organen hin zum Gehirn. Durch ihn wird ständig geprüft, welche Ressourcen aus dem Verdauungstrakt zur Verfügung stehen und wie diese optimal aufgeteilt und priorisiert werden können.

Noch ist wissenschaftlich nicht ganz klar, wie genau dieser Abgleich zwischen Darm und Hirn abläuft, vermutlich hat es aber mit dem sogenannten Mikrobiom, der Darmflora, zu tun. Hier kommunizieren Darmbakterien mit Nervenzellen, die für die Informationsweiterleitung zuständig sind.

Wir kennen alle unsere Stimmungslage, wenn wir hungrig oder unterzuckert sind. Wir fühlen uns in der Regel unwohl und sind auch schneller reizbar.

Neue Untersuchungen zeigen unter anderem, dass auch die Nahrungszusammensetzung aus Kohlehydraten und Eiweißen unsere Stimmung und Entscheidungsfähigkeit in einem gewissen Ausmaß beeinflussen kann.

Die Ernährungsgewohnheiten, vor allem in den westlichen Ländern, haben sich eher ungünstig entwickelt. Viele zuckerhaltige Nahrungsmittel und schlechte Fette führen sehr wahrscheinlich dazu, dass unser Körper häufig in einen Mangelzustand gerät. Die Gefahr besteht natürlich, dass es bei konsequent unzureichender Ernährung zu einem chronischen Problem kommt. Was wir tun können, um unserer Darmflora möglichst optimale Bedingungen zu bereiten, ist, unserem Verdauungstrakt eine möglichst große Vielfalt von Lebensmitteln zur Verfügung zu stellen.

Omega-3-Fettsäuren beispielsweise sind für das Gehirn notwendig, um neuronale Verknüpfungen zu fördern und Informationen schneller weiterzuleiten. Generell ist mediterrane Kost zu empfehlen.

Ein moderater Anstieg des Zuckerspiegels im Blut durch komplexe Kohlenhydrate ist wichtig, um eine langanhaltende Verfügbarkeit im Gehirn und in den Nervenzellen zu gewährleisten. Vitamine und Mineralien, vor allem B- und E-Vitamine, dienen dem Zellschutz.

Das Gehirn braucht zudem ausreichend Wasser, um die mentale Leistungsfähigkeit zu erhalten. Erwachsene sollten mindestens eineinhalb bis drei Liter Flüssigkeit am Tag zu sich nehmen.

Kontrolle über negative Gedanken

Das Default Mode Network (auf Deutsch: Ruhezustandsnetzwerk) ist ein Netzwerk von Nervenzellen, das sich über verschiedene Areale des Gehirns erstreckt. Es reicht vom Cortex bis zum Hippocampus (Teil des limbischen Systems). Das Netzwerk ist immer dann aktiviert, wenn das Gehirn keine Informationen von außen verarbeitet, also im relativen Ruhezustand. Es entstehen Tagträume und es erfolgt eine gewisse Innenschau. Man denkt über sich selber nach, in die Zukunft oder in die Vergangenheit. Selbstreflexion ist angesagt. Es wird aber auch über andere Menschen nachgedacht. Das ist eine gute Basis für ein empathisches Verhalten.

Das Ruhezustandsnetzwerk wird bei kognitiver Leistung hingegen deaktiviert, um sozusagen konzentriert arbeiten zu können.

Eine spannende Information, oder? Verträumt sein ist also normal oder physiologisch. Wir befinden uns tatsächlich rund 50 % der Wachzeit in einem tagträumerischen Zustand. Vielen Menschen ist das gar nicht bewusst oder sie können diesen Zustand nicht näher beschreiben. Das Gehirn macht also nie wirklich Pause. In dieser Phase, in der die Gedanken schweifen, festigt sich aber die eigene Identität. Viele Menschen sagen, dass sie die besten Ideen haben, wenn sie den Fokus auf etwas eher Unerhebliches richten oder etwas ganz Banales und Routiniertes ausführen. Man geht davon aus, dass auch die Kreativität einer Person mit der weitschweifigen Vernetzung dieses Netzwerkes zu tun hat.

Ein funktionierendes Ruhezustandsnetzwerk hilft außerdem dabei, negative Gedanken gar nicht erst aufkommen zu lassen.

Eine Veränderung des Ruhezustandsnetzwerks ist ein klares Stress-Zeichen. Bei Personen, die langanhaltend unter Stress stehen, kann sich das Ruhezustandsnetzwerk gar nicht einschalten, da ständig kognitive Prozesse ablaufen.

Das hat zur Folge, dass ständige Unruhe herrscht, man hat das Gefühl, nicht abschalten zu können, kann sich schlecht konzentrieren und fängt oft an zu grübeln.

Hier kann die Gedanken-Stopp-Technik, die Sie online finden, eine einfache und schnelle Hilfe leisten. Den Link dazu finden Sie im Anhang (Seite 237).

Um wieder mehr Kreativität und Vorstellungsvermögen zu trainieren, können Sie mit Körperreisen und Fantasiereisen entspannen. Auch diese finden Sie online.

Ein weiteres System soll in diesem Zusammenhang noch genannt werden.

Damit wir letztendlich nicht vollkommen in Gedanken abschweifen, sondern einen gewissen Fokus behalten und in den »funktionierenden« kognitiven Zustand zurückkehren, haben wir das Salienznetzwerk. Dieses Netzwerk steuert unsere Aufmerksamkeit. Wenn wir uns kreativ austoben, entscheidet es zwischen sinnvollen, umsetzbaren Plänen und unwichtigen Ideen.

Um Gedanken nicht komplett abschweifen zu lassen, sondern auch festhalten zu können, um deren Umsetzung strukturiert angehen zu können, gehen wir noch näher auf das Thema der Priorisierung ein, dazu finden Sie ebenfalls ein Arbeitsblatt online, der Link ist im Anhang genannt (Seite 237).

Die Ressource Schlaf

Wie wir schon zu Beginn des Kapitels Stressmanagement gelernt haben, geht der Körper beim Schlafen und auch beim Verdauen in einen dominant parasympathischen Zustand über. Alles, was wir über den Parasympathikus und seine Funktion gehört haben, spiegelt sich in guter Schlafqualität wider.

Während des Schlafes laufen regenerative Prozesse ab. Die Energiereserven werden aufgefüllt und verschiedene Wachstumsprozesse finden statt. Die Eindrücke des Tages werden verarbeitet und neu Erlerntes gelangt im Tiefschlaf in unser Langzeitgedächtnis.

Wie viel Schlaf benötigen wir?

Wenn wir zu wenig schlafen, spüren wir die Konsequenzen oft schnell. Wir reagieren gereizt und dünnhäutig. Unsere Aufmerksamkeit und das Reaktionsvermögen lassen nach. Die Fähigkeit, Probleme zu lösen, lässt eindeutig nach.

Neugeborene Kinder schlafen durchschnittlich 16 Stunden am Tag. Kinder bis zu 12 Stunden und Jugendliche verbringen 8–10 Stunden im Bett.

Bis zum 40. Lebensjahr reduziert sich die Schlafdauer meist auf sieben bis acht Stunden. In der Folge reduziert sich die Schlafdauer um weitere fünf bis zehn Minuten pro Lebensjahrzehnt.

Wie lange man so schlafen sollte, ist allerdings nicht in Stein gemeißelt. Individuelle Veranlagungen müssen sicher berücksichtigt werden. Das subjektive Gefühl, wie sich die nächtliche Schlafdauer und Qualität auf die Befindlichkeit am Tage auswirkt, spielt eine entscheidende Rolle.

Weitere anerkannte Angaben, die für einen guten Schlaf sprechen:

- Nachdem Sie sich ins Bett gelegt haben, schlafen Sie innerhalb von 30 Minuten ein – oder auch schneller.
- Sie wachen nachts nicht häufiger als einmal auf.
- Wenn Sie doch mal nachts aufwachen, schlafen Sie innerhalb von 20 Minuten wieder ein.
- Sie schlafen die meiste Zeit, während Sie im Bett liegen, aber mindestens 85 % der Zeit.

Sollte es bei Ihnen nicht exakt so sein, seien Sie nicht beunruhigt. Sicher sind dauerhafte Schlafstörungen (Insomnie) von ärztlicher Seite zu klären. Die Frage nach dem Schlaf sollte eine Standardfrage sein, wenn es um Beschwerden wie Tagesmüdigkeit, Nervosität, verminderte Konzentration, Erschöpfung oder auch schlechtes Durchhaltevermögen geht.

Vorab können Sie auf dem Arbeitsblatt zur Schlafhygiene Ihre Schlafvorbereitung und Durchführung optimieren, siehe Link im Anhang (Seite 237).

Klassische Entspannungsverfahren

Klassische Entspannungsverfahren wie Progressive Muskelentspannung (PMR), Autogenes Training (AT), Körperreisen (Imaginationen) oder Meditationen sind als

Kursangebot feste Bestandteile innerhalb der Präventionskonzepte gesetzlicher Krankenkassen. Sie stehen meist auch im Programm vieler Volkshochschulen oder werden von Gesundheitsanbietern für betriebliche Gesundheitsförderung angeboten.

Therapeuten und Pädagogen dürfen, bei entsprechender Zertifizierung, einen Kurs mit finanzieller Unterstützung der gesetzlichen Krankenkassen anbieten. Die verschiedenen Verfahren sollen die auf den Körper und die Psyche wirkenden Stressreaktionen dämpfen. Innerliche Anspannung soll gelöst sowie Nervosität oder Unruhe heruntergefahren werden. Als Ziel wird weiter beschrieben, die innere Widerstandskraft (Resilienz) zu erhöhen, wichtige Ressourcen aufzubauen, um flexibler auf äußere Stressreize reagieren zu können. Gerade für PMR und Autogenes Training konnte nachgewiesen werden, dass sie Spannungskopfschmerz und Migräne reduzieren. Ein klassisches Entspannungsverfahren zu erlernen und bei Bedarf abrufen zu können, ist unserer Meinung nach eine sehr wertvolle Lebenserfahrung, die unbedingt gemacht werden sollte.

Progressive Muskelentspannung

Das Verfahren der Progressiven Muskelentspannung (kurz PME oder PMR) wurde 1992 von Dr. Edmund Jacobson entwickelt. In der Reihe der klassischen Entspannungsverfahren wird häufig mit dieser Methode begonnen. Vor allem Personen, die durch dauerhaften Stress nicht mehr richtig spüren, wann und wie sehr ihre Muskeln angespannt sind, können enorm profitieren. Die Wahrnehmung des eigenen Körpers verbessert sich dadurch, dass der Spannungsunterschied der Muskeln bewusst provoziert wird. Erst, wenn der Muskel annähernd maximal aktiviert wird, kann anschließend der bewusste Entspannungszustand oder »das Loslassen« als eigentlicher Normalzustand registriert werden. Es wird sozusagen die »reguläre« Muskel-Ruheaktivität neu kalibriert, geeicht oder ausgerichtet.

Die erreichte Entspannung der Muskeln bewirkt unter anderem eine Herabsetzung der Aktivität im zentralen Nervensystem. Des Weiteren ergeben sich regulierende Einflüsse auf das Herz-Kreislauf-System, sprich: Puls und Blutdruck werden herabgesetzt. PME wird auch erfolgreich in der Schmerztherapie eingesetzt sowie bei Schlafstörungen. Ebenso ist eine günstige Wirkung auf das Immunsystem zu erwarten.

Autogenes Training

Beim Autogenen Training nach Schultz (1932) geht es darum, eine sehr tiefgreifende Entspannung zu erreichen. Dabei fallen ab und an Begriffe wie »Hypnose« oder »selbstgesteuerte Hypnose«. Leider sind diese Wörter oft mit Vorurteilen behaftet. Es geht dabei nicht um das Entlocken von Geheimnissen oder das Ausschalten des Bewusstseins, sondern um Beruhigung, Tiefenentspannung und den Abbau innerer Unruhe. Schultz wollte diese Therapiemöglichkeit in Form eines Trainings den Klienten zugänglich und greifbar machen. Der tiefe Entspannungszustand mit der wahrscheinlich erhöhten inneren Aufmerksamkeit kann durchaus dazu führen, dass emotionale Erlebnisse ins Bewusstsein gelangen, darum ist hier zu empfehlen, das Training von einem professionell ausgebildete Kursleiter durchführen zu lassen.

Die Entspannung soll – anders als bei der PMR – primär von innen heraus (autogen) entstehen. Es gibt eine relativ feste Kursstruktur mit ca. acht aufeinander aufbauenden Sitzungen. Diese Reihenfolge sollte eingehalten werden, damit die gewünschten Effekte erzielt werden. Es werden Bilder und Vorstellungen zu sieben verschiedenen Formeln erarbeitet. Es geht um Ruhe, Schwere, Wärme, Atmung, Herz, Sonnengeflecht und Stirnkühle. Durch die erreichte Vorstellungskraft der Begriffe soll durch wiederholtes Einsprechen einer Formel eine Konditionierung des Körpers erfolgen. Das heißt, der Körper reagiert beispielsweise auf das Wort »Schwere« mit einem Loslassen der Muskeln und lässt sich mehr und mehr auf die Matte sinken.

Es erfolgt sozusagen eine Umschaltung der verbalen Anweisungen auf die körperlichen Funktionen allein durch gedankliche Vorstellung. Dies kann sich messbar äußern durch eine Verbesserung der Durchblutung im Zielbereich, eine Regulierung des Pulsschlags oder der Atmung.

Am Ende der Sitzungen sind die Praktizierenden meist so gut konditioniert, dass sie bei einem der genannten Formelbegriffe sofort in einen Entspannungszustand kommen. Mit einer selbst entwickelten Formel, der formelhaften Vorsatzbildung, kann zudem noch effektiver und in kürzester Zeit eine Körperregulation erfolgen.

Körperreisen und Imaginationen

Mit dem Format der Fantasiereise hatte sicher jeder schon einmal in irgendeiner Form Kontakt.

Sich aufgrund von Erzählungen und Geschichten verschiedene Bilder und Szenen vorzustellen, haben wir alle schon einmal

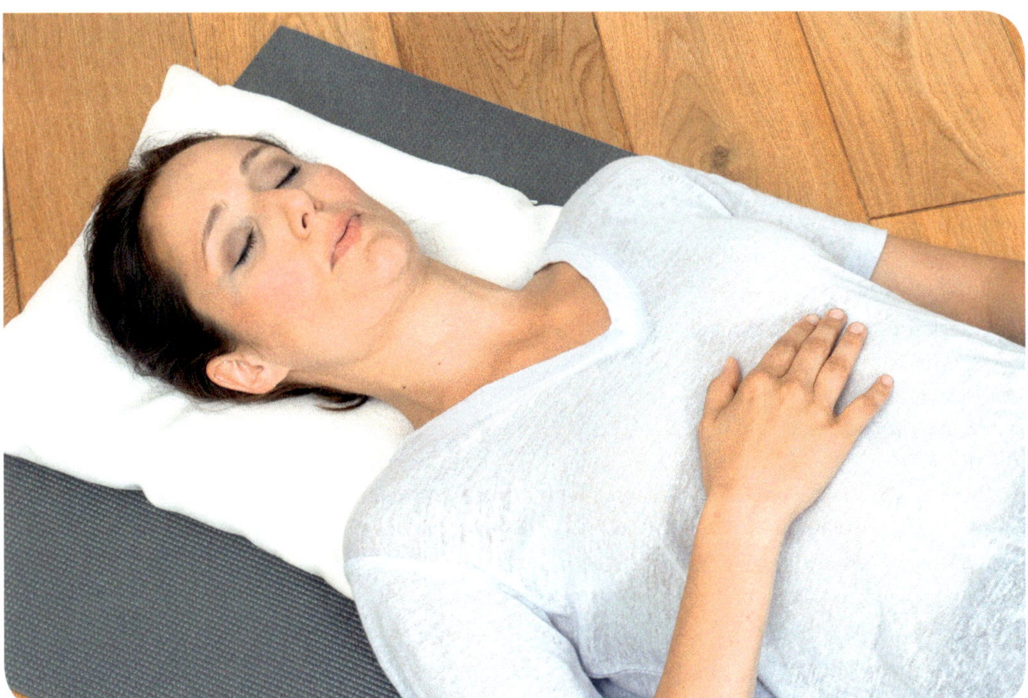

erlebt. Das passierte beispielsweise beim Vorlesen eines Buchs, beim Anhören einer CD eines Hörbuchs.

Wissenschaftliche Untersuchungen konnten zeigen, dass während der Vorstellung im Gehirn dieselben Prozesse ablaufen, wie wenn man die Dinge wirklich erlebt – nur etwas abgeschwächt. Die bewusste Vorstellungskraft kommt dominant aus dem Teil des Gehirns, der sich direkt hinter der Stirn befindet, dem präfrontalen Cortex. Die weitere Aktivierung erfolgt über dieselben Kerne wie im Default Mode Network (auf Deutsch: Ruhezustandsnetzwerk), das unter anderem das Dopamin produzierende System anregt und somit Motivation, Kreativität und eine gewisse Zufriedenheit in uns erzeugt. Diese Entspannungsmethoden können isoliert als Hauptverfahren genutzt werden. Es kann aber auch einleitend oder Teil einer PMR oder des Autogenen Trainings sein, um in eine gewisse Grundstimmung und Ruhe zu kommen. Eine entspannende Audio-Körperreise haben wir Ihnen online zur Verfügung gestellt, den Link finden Sie im Anhang (Seite 237).

MBSR-Meditation

MBSR steht für »Mindfulness-Based Stress Reduction«. Es ist eine achtsamkeitsbasiertes Entspannungsmethode mit dem Ziel der Stressreduktion. Entwickelt wurde die Meditationstechnik von dem US-Wissenschaftler Jon Kabat-Zinn Ende der 1970er-Jahre. Die Methode verzichtet auf einen spirituellen Schwerpunkt und verbindet Anwendungen aus östlichen Meditations- und Körperpraktiken mit dem Wissen der westlichen Psychologie und Stressforschung. Die Wirksamkeit der standardisierten Übungen konnte in Studien vielfach nachgewiesen werden.

Das klassische MBSR-Kurssetting läuft meist in acht Sitzungen ab. Es werden verschiedene Sinne beansprucht, beispielsweise beim Riechen eines Aromas, oder es wird sich ganz auf den Atem konzentriert. Gedanken werden einfach nur beobachtet, aber nicht bewertet. So können Sie Erkenntnisse über sich selbst gewinnen, um eine innere Balance und innere Ruhe zu schaffen.

Mit dem berühmten »Body Scan« wird ohne Bewertung ein gutes Gespür für die verschiedenen Körperbereiche erzielt. Es wird sehr häufig davon gesprochen, Gedanken, Gefühle und Empfindungen an sich vorbeiziehen zu lassen.

Durch regelmäßiges Achtsamkeitstraining wurden messbare positive Veränderungen des Hormonspiegels im Blut nachgewiesen. Außerdem kommt es zu Veränderungen im Gehirn. Die Bereiche der Wahrnehmung (präfrontaler Cortex) und des Gefühls (anteriore Inselrinde) sowie des Hippocampus, der für Lernen, Gedächtnis und emotionale Regulation wichtig ist, werden vergrößert. Gleichzeitig wird der blaue Kern, die Amygdala (Angst, Aggression), eher schrumpfen.

Insgesamt konnte nachgewiesen werden, dass Stress, Depressionen, Ängste und Schmerzen reduziert werden und die Lebensqualität sich verbessert.

Stressreduktion durch Weiterentwicklung der Fähigkeiten

In diesem Buch möchten wir Ihnen so viel wie möglich darüber vermitteln, wie Sie Entspannung bewusst trainieren können, und zwar mit allen Möglichkeiten, die uns der Körper im Laufe der Evolution zur Verfügung gestellt hat. Lesen Sie hierzu auch die

Kapitel zur Atmung (Seite 182), zum Genusstraining (Seite 191) und zur Aktivierung von parasympathischen Funktionen (Seite 212).

Vieles davon wurde ausreichend auf Effektivität untersucht und die Verknüpfungen innerhalb des Nervensystems sind nachvollziehbar.

Im modernen Stressmanagement spielt aber auch die Weiterentwicklung der eigenen Persönlichkeit eine wichtige Rolle. Häufig fällt dabei der Begriff »Lifelong learning«, sprich lebenslanges Lernen. Bei vielen Leuten löst das bereits wieder Stress aus. Sie denken gleich zurück an ihre Schulzeit und sind einfach nur froh darüber, dieses Kapitel längst abgeschlossen zu haben.

Aber es geht vor allem darum, Lernen nicht als Zwang zu sehen. Es lernt sich besser, leichter und effektiver, wenn es mit positiven Emotionen verbunden ist, wie z. B. der Motivation, etwas Neues tun zu wollen, oder etwas, das man schon immer mal tun wollte. Sie wollten schon immer Gitarre spielen oder Italienisch lernen?

Nur zu, wahrscheinlich werden Sie es nicht mehr ganz zur Perfektion bringen, aber Ihr Gehirn wird es Ihnen auf jeden Fall danken. Durch Genuss, Motivation oder neue Herausforderungen wird vor allem der Botenstoff Dopamin ausgeschüttet. Durch Dopamin werden wir kreativ, wach, verknüpfen und verarbeiten Informationen besser. Wir sind dabei glücklicher und motivierter. Wir werden mit einer gewissen Selbstverständlichkeit unsere Ziele weiterverfolgen, bestenfalls, bis wir sie final erreichen.

Wenn wir also dazulernen und kompetenter werden, mehr Fähigkeiten und Fertigkeiten entwickeln, werden wir höchstwahrscheinlich auch gelassener auf die Herausforderungen des Lebens reagieren können.

Life-Kinetik-Methode

Life Kinetik bietet sich in besonderer Form an, um die eigenen Fähigkeiten oder Kompetenzen auszubauen. Es ist eine Trainingsform, die die Sinneswahrnehmungen mit herausfordernden Denkaufgaben und ungewöhnlich spaßiger Bewegung koppelt. Wie funktioniert das Ganze?

Das Gehirn versucht immer, Lösungen zu finden, wenn es vor neuen Herausforderungen steht. Falls es bestimmte Verbindungen oder Verknüpfungen noch nicht gibt, werden diese aufgebaut. Alles ist jederzeit veränderbar und es kann sozusagen umprogrammiert werden. Man spricht auch von der Plastizität des Gehirns.

Je mehr neue Verbindungen wir aufbauen können, umso leistungsfähiger wird unser Gehirn letztendlich sein. Die neuen Verknüpfungen können dabei auch für andere Aufgaben des täglichen (Berufs-)Lebens genutzt werden, wodurch uns viele Dinge möglicherweise leichter von der Hand gehen.

Damit das gelingt, müssen die Übungsaufgaben immer wieder verändert bzw. gesteigert werden, und zwar sobald von zehn Versuchen drei oder vier klappen. Ungewöhnliche Kombinationen verschiedenster Aufgaben regen das Gehirn an, neue Verbindungen zu schaffen. Je mehr Verbindungen, desto leistungsfähiger werden Sie.

Genau dieser Aspekt, dass man an den Punkt kommen muss, an dem eine Übung nicht mehr funktioniert, dass man einmal scheitern muss, um voranzukommen, kann für viele Teilnehmenden eine neue wertvolle, vielleicht auch prägende Erfahrung sein. Gerade in unserer Leistungsgesellschaft, in der der Druck hoch ist, keine Fehler machen zu dürfen, und deswegen der Stresspegel steigt, kann diese neue Sichtweise oder Einstellung für generelle Entspannung sorgen.

Um möglichst viele verschiedene Verknüpfungen der unterschiedlich gelagerten Gehirnareale zu erreichen, arbeitet Life Kinetik mit dem sogenannten synaptischen Modell. Es trennt künstlich die vordere von der hinteren Gehirnhälfte (Fokussierung). Die linke Seite von der rechten (Lateralität) sowie tiefliegende Areale vom darüberliegenden Neocortex (Zentrierung). Auf Basis dieses Modelles lassen sich unzählige verschiedene Übungen und Kombinationen kreieren.

Wir stellen hier eine kleine Übungsauswahl aus dem Life-Kinetik-Basiskomplex »Bewegungskette« zur Verfügung.

Parallelball

Sie führen hier zwei Bewegungen aus, die einzeln für sich relativ einfach durchzuführen sind. In der Kombination werden sie jedoch zur Herausforderung. Natürlich führen Sie die Übung in entspannter Kieferposition aus. Die Zungenspitze befindet sich oben am harten Gaumen, hinter den Schneidezähnen, und der Mund ist immer leicht geöffnet. Vielleicht lässt sich dadurch die Tendenz, bei plötzlichen Anforderungen auf die Zähne zu pressen, auch abtrainieren. Diese Übung ist sehr gut geeignet, um die linke und rechte Gehirnhälfte gut miteinander zu verknüpfen. Generell handelt es sich um eine Einstiegsübung, die jederzeit um Denk- und Wahrnehmungsaufgaben erweitert werden kann.

- Bewegung 1: Werfen Sie zwei Bälle oder andere Wurfgegenstände gleichzeitig ca. 30 cm in die Luft und fangen Sie sie wieder auf. ❶
- Bewegung 2: Kreuzen Sie die Arme im Wechsel oben und unten. ❷
- Bewegung 3: Jetzt kombinieren Sie beide Bewegungen miteinander. Sie werfen die Bälle hoch, kreuzen die Arme und fangen die Bälle mit gekreuzten Armen wieder auf. ❸
- Bewegung 4: Werfen Sie aus der Position die Bälle wieder nach oben und fangen Sie sie wieder in normaler Handstellung auf. Versuchen Sie, den rechten und linken Arm im Wechsel oberhalb und unterhalb kreuzen zu lassen. ❹

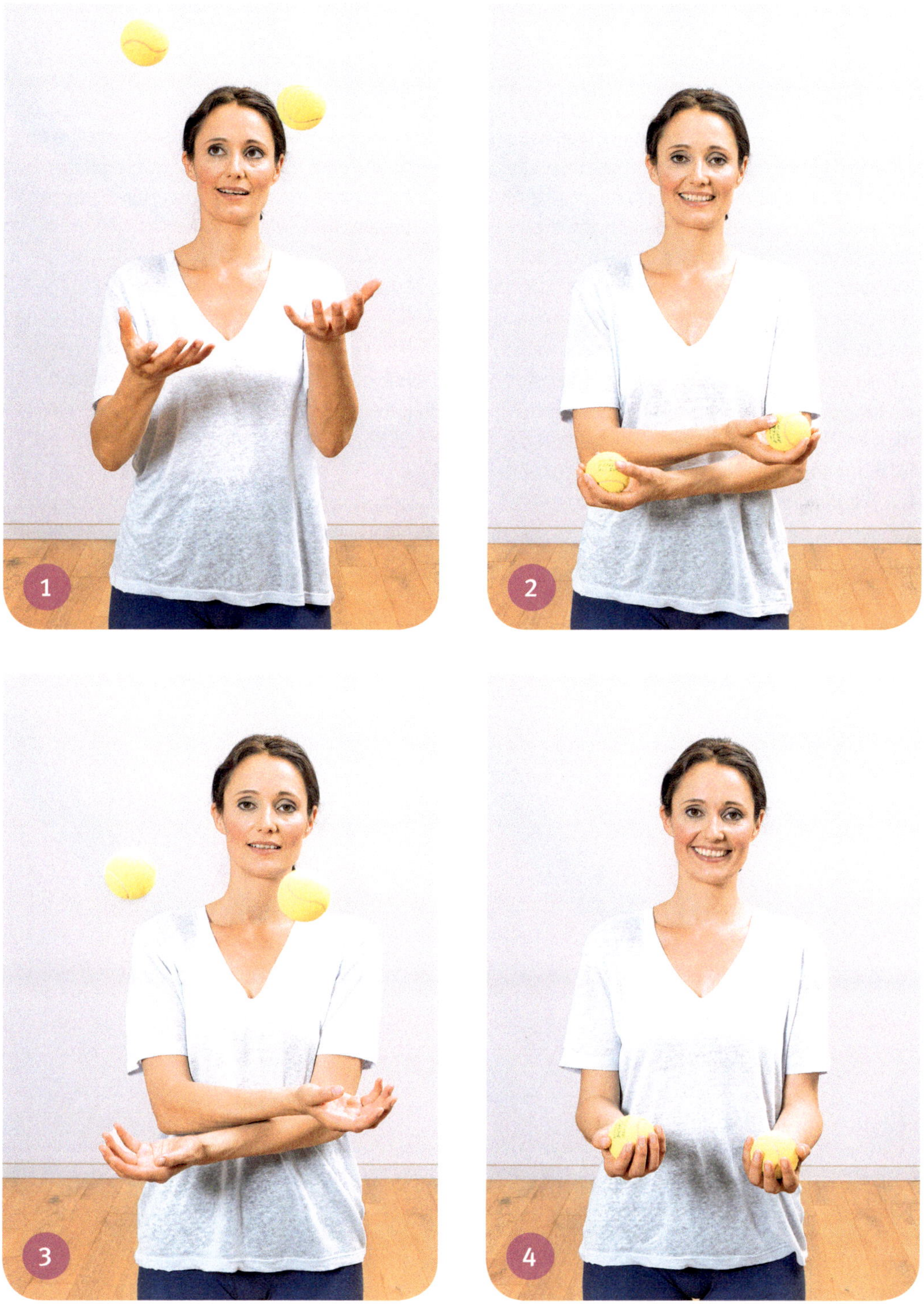
1
2
3
4

Balltanz

Die Balltanz-Übung ist eine der lustigsten Life-Kinetik-Übungen. Am besten führen Sie sie mit einer weiteren aus, um dementsprechenden für einige Lacher zu sorgen. Sie können die Übung aber auch alleine durchführen, indem Sie den Ball gegen eine Wand werfen und wieder auffangen. Dafür müssen Sie sich nur verschiedene Kommandos, Zahlen oder Begrifflichkeiten auf einen Zettel notieren und sichtbar an der Wand anbringen. Die Anweisungen können Sie dann nacheinander ablesen und die entsprechenden Manöver durchführen. Bei der eigenständigen Umsetzung bringen Sie den Zettel frontal zu sich an der Wand an, um die Kommandos ablesen zu können.

1. Variation:

- Ansage während des Werfens für die jeweilige Fanghand.
- Die vorher angesagte Fanghand fängt, dabei muss zugleich das gegenüberliegende Bein nach vorne bewegt werden.

2. Variation/Steigerung: Ansage der jeweiligen Seite gilt für des Bein, das nach vorne gestellt werden soll. Die gegenüberliegende Hand fängt dann den Ball.

3. Variation/Steigerung: Beim Nennen oder Ablesen einer geraden Zahl fängt die linke Hand und das rechte Bein setzt vor. Beim Nennen oder Ablesen einer ungeraden Zahl fängt die rechte Hand und das linke Bein setzt vor.

4. Variation/Steigerung: Beim Nennen oder Ablesen eine Obstsorte fängt die linke Hand. Bei einem Gemüse fängt die rechte Hand

5. Variation/Steigerung: Mischen Sie Buchstaben mit Obst und Gemüse.

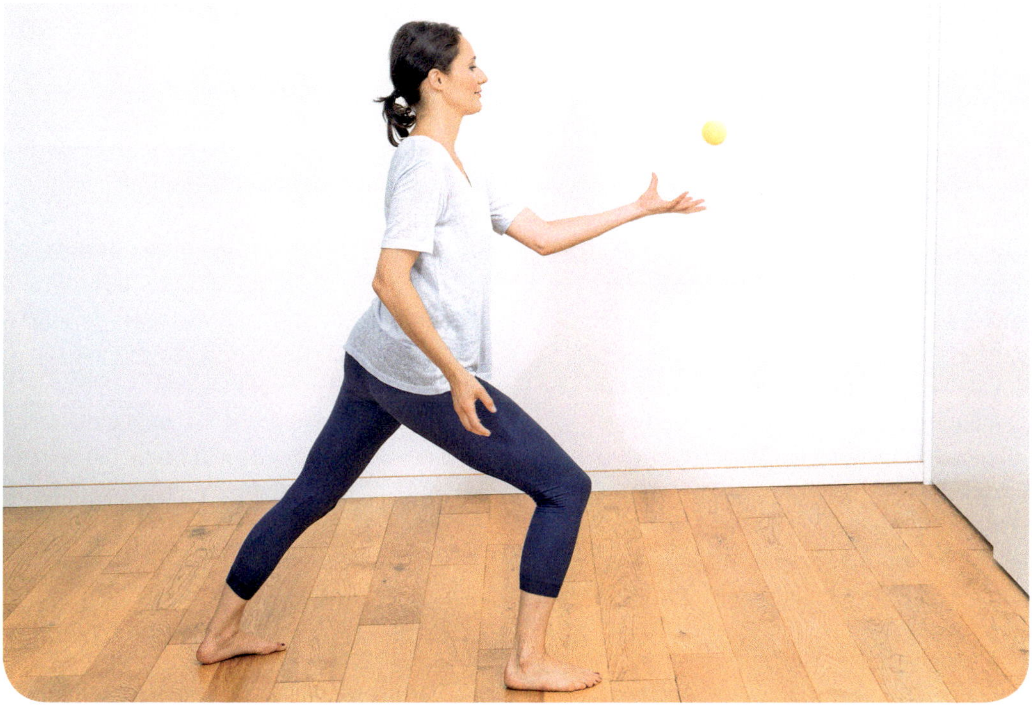

rechts, türkis 8 Karotte	links, grün 5 Apfel	rechts, grau 6 Zucchini	links, rosa 11 Banane
links, grün 127 Blumenkohl	rechts, türkis 39 Radieschen	rechts, rosa 113 Tomate	links, grau 52 Erdbeere
rechts, rosa 249 Mirabellen	rechts, türkis 876 Zwiebel	links, grün 344 Endivien	links, grau 457 Aubergine
links, grün 9 + 7 Kumquat	links, grau 3 + 6 Bohnen	rechts, türkis 8 – 3 Kartoffel	links, rosa 7 + 4 Aprikosen
rechts, grau 13 + 8 Grünkohl	links, rosa 22 – 7 Stachelbeere	rechts, türkis 59 + 11 Kürbis	links, grün 76 – 13 Kirsche

Zähne zählen

Zähne zählen in Quadranten ist eine Übung, die wir aus verschiedenen Gründen kreiert haben. Zum einen passt sie von der Thematik natürlich sehr gut zu unserem Buch. Sie fördert aber auch die Wahrnehmung des eigenen Mundbereichs. Wir gehen aufgrund der Neuroanatomie davon aus, dass durch die gleichzeitige Aktivität von Zunge, Augen und mimischer Muskulatur in Verbindung mit Bewegungsaufträgen eine gute Anforderung entsteht, um tiefe Hirnzentren (Hirnstammbereich) mit dem (Neo-)Cortex zu verknüpfen. Zudem werden möglicherweise fest eingefahrene, automatisierte Bewegungsabläufe entkoppelt. Es entstehen neue Impulse oder neuer wertvoller Input. Eine Entkoppelung von eingefahrenen schmerzbedingten Zwangshaltungen oder Positionen kann ebenso erfolgen.

Vorwissen zur Übung: Zunächst müssen Sie die Zahnreihen zuordnen können. Sie haben sich bestimmt schon einmal bei der halbjährlichen Zahnarztkontrolle gefragt, was der Zahnarzt meint, wenn er seiner Assistentin mehrere Doppelzahlen durchgibt: z. B. 1|4, 2|5, 3|6. Der Zahnarzt benennt damit einzelne Zähne des Ober- und Unterkiefers.

Die erste Zahl meint den Quadranten im jeweiligen Ober- oder Unterkiefer.

Die zweite Zahl benennt den jeweiligen Zahn in der Quadrantenreihe.

Der erste Frontzahn ist die Nummer 1. Die Abbildung (rechts) veranschaulicht dies.

Ohne Weisheitszähne sind es beim Erwachsenen 7 Zähne in einer Reihe.

Vorübung: Zunächst können Sie mit Ihrer Zungenspitze die Zähne einzeln berühren und durchzählen, ob alle vorhanden sind, bzw. ob Sie Auffälligkeiten im Seitenvergleich finden. Sie beginnen mit dem Oberkiefer und wechseln von 1|1 zu 2|1, dann geht es weiter mit 1|2 zu 2|2 usw., bis Sie bei 1|7 und 2|7 angekommen sind.

Danach folgt der Unterkiefer in gleicher Art und Weise …

Übungsdurchführung: Auf Kommando wird mit der Zungenspitze die entsprechende Zahnspitze berührt.

Wenn ein Zahn in einem der rechten Quadranten (1 oder 3) angesteuert wird, bewegen sich die Augen automatisch und möglichst gleichzeitig zur anderen Seite (nach links). Wenn ein Zahn in einem der linken Quadranten (2 oder 3) angesteuert wird, bewegen sich die Augen automatisch nach rechts

Ein Beispiel: 2|3 = der 3. Zahn Ihrer linken Oberkieferzahnreihe wird berührt, die Augen gehen gleichzeitig nach rechts.

Falls Sie am Anfang den Zahn nicht exakt treffen, ist es kein Problem, es geht nicht so ganz genau. Allerding sollte die Zielgenauigkeit immer besser werden.

Los geht's. Hier einige Kommandos: 4|5 3|7 1|4 2|2 1|1 4|7 2|5 4|3 3|1 1|6 2|3 4|2

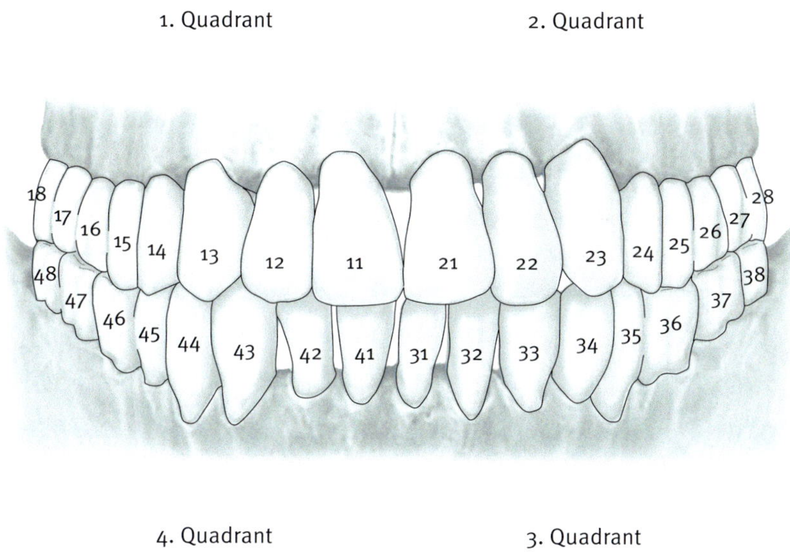

Zahnquadraten

1. Variation/Steigerung: Die Augen bewegen sich wie gerade eben zur Gegenseite, aber zusätzlich richtet sich der Blick beim Berühren eines Zahns in den unteren Quadranten (3 und 4) nach oben (diagonal nach oben).

Demensprechend geht beim Berühren eines Zahnes im oberen Quadranten (1 und 2) der Blick zusätzlich nach unten (diagonal nach unten).

2. Variation/Steigerung: Drehen Sie den Kopf immer entgegensetzt der Augenbewegung zur Seite.

3. Variation/Steigerung: Der Kopf dreht nach rechts, wenn die Summe aus der genannten Doppelzahl eine gerade Zahl ergibt, z.B. Zungenspitze auf 2|2 = 4, die Augen bewegen sich diagonal nach rechts unten, der Kopf bewegt sich nach rechts.

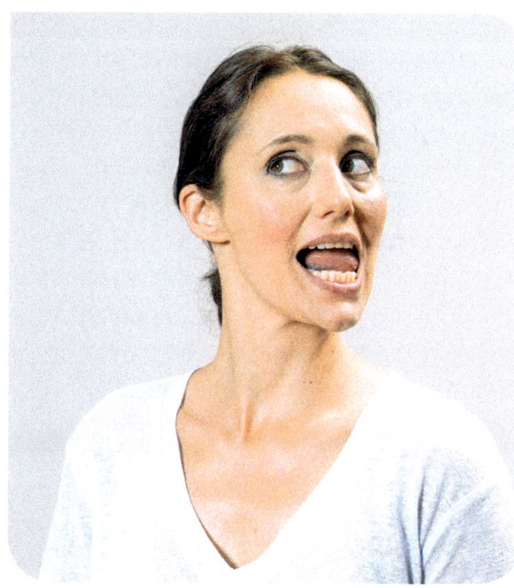

Der Nacken dreht nach links, wenn die Summe aus der genannten Doppelzahl eine ungerade Zahl ergibt, z.B. Zungenspitze auf 4|5 = 9, die Augen bewegen sich diagonal nach links oben, der Nacken bewegt sich nach links.

Salutogenese – der Pfad der Gesunderhaltung

Es stellt sich in vielerlei Hinsicht die Frage, warum manche Menschen trotz großer seelischer und körperlicher Torturen im Laufe ihres Lebens nicht ernsthaft erkranken bzw. ein relativ hohes Alter erreichen. Wenn man die Physiologie des Stresssystems isoliert betrachtet, müssten sich gerade bei extremen oder ernsthaften lebensbedrohlichen Ereignissen, mit teilweise nicht absehbarem Ende, sehr viel mehr auf der für den Körper unvorteilhaften 2. Stressachse abspielen.

Aaron Antonovsky beschäftigte sich mit genau dieser Frage und entwickelte in den 1980er-Jahren das Modell der Salutogenese. Darunter versteht man auch die Lehre der Gesundheit. Aus Antonovskys Sicht ist »gesund sein« kein fixer Zustand, sondern als Ziel eines komplexen Prozesses zu verstehen. Manche Menschen verfügen nach seinem Salutogenese-Modell, über generalisierte Widerstandsreserven, die den Gesundheitsprozess dauerhaft stützen können. Er nennt es auch den Kohärenzsinn. Hier geht es um die Fähigkeit von Personen, lebensbeeinflussende Faktoren in ein bestimmtes Licht zu rücken. Es werden auch charakteristische Wahrnehmungs- und Beurteilungsmuster beschrieben, welche in gewisser Weise typisch sind für einen großen Kohärenzsinn. Dabei fallen drei Begriffe, die vielleicht Richtungsweisen sind, um den Pfad der Salutogenese einschlagen zu können.

Verstehbarkeit

Menschen mit einem großen Kohärenzsinn haben das Gefühl, dass sie die Welt und das, was um sie herum passiert, sehr gut verstehen. Reize aus der inneren und äußeren Umgebung, mit denen sie konfrontiert werden, können gut platziert werden. Alles ist in einer gewissen Form erklärbar, für sie strukturiert und vorhersehbar. Auch Dinge, die überraschend und schnell kommen, können mit großer Wahrscheinlichkeit in ihr Schema des Verstehens eingeordnet werden. Außerdem haben sie das Gefühl, auch von anderen Menschen verstanden zu werden. Antonovsky ordnet diese Fähigkeit der bewussten, kognitiven Seite des Erlebens zu.

In einer immer komplexer werdenden Welt wird es sicher nicht einfacher, alles so zu verstehen, dass man eine Restsicherheit oder ein Vertrauen in die eigenen Fähigkeiten behalten kann; das trifft gerade auf die Entwicklungen zu, die nicht von uns steuerbar oder beeinflussbar sind. Wir sind uns einig, dass Weiterbildung und Lernen immer hilfreich sind, um die eigenen Kompetenzen weiter auszubauen.

Handhabbarkeit

Damit ist gemeint, dass das eigene Potenzial oder die eigenen Ressourcen stets groß genug sind, um Probleme aller Art lösen zu können. Dazu kommt, falls Herausforderungen nicht alleine zu bewältigen sind, ein Netzwerk an Personen oder Haltgeber, das helfen kann. Auch diese Fähigkeit wird dem bewussten kognitiven Erleben zugeordnet.

Hier kann der Netzwerkcheck einen Überblick über das bestehende Netzwerk geben bzw. dabei unterstützen, ein helfendes oder hilfreiches Umfeld aufzubauen.

Bedeutsamkeit, Sinnhaftigkeit

Im Salutogenese-Modell gilt dieser Punkt als wichtigste Eigenschaft. Hier wird vor allem ein Aspekt betont, nämlich dass das eigene Dasein einen Sinn hat. Der eigene große Einsatz, die Energie, die in jegliche Projekte fließt, ist es absolut wert und wird als sinnvoll investierte Zeit gesehen. Dabei spielt es keine Rolle, wie die Sache ausgeht. Die Aktivitäten selbst werden als höchst sinnvoll erachtet; auch wenn sie beschwerlich sind, sind sie willkommen und werden als Herausforderungen wahrgenommen.

Die Tugend, selbst in schwierigsten, vielleicht lebensbedrohlichen Situationen oder verlustreichen Momenten noch einen Sinn sehen zu können, wird nicht immer gleichgut gelingen.

Tatsächlich kann man Sinnhaftigkeit im Leben durch kleine Schritte herausarbeiten. Hier empfehlen wir, beispielweise mit schöpferischen, oder gestalterische Arbeiten beginnen. Man kann dekorativ oder handwerklich tätig werden, um Werte, die selbst geschaffen wurden, sichtbar zu machen. Erlebnisse, Ausflüge, Begegnungen mit anderen Menschen, in die Natur spazieren, sind Erinnerungen, die haften bleiben. Daraus entstehen lebendige Geschichten, die als lebensbereichernd und bedeutsam abgespeichert werden können. Als Hilfestellung dient hier auch das im Buch beschriebene Genusstraining (Seite 191). Es kann eine gute Starthilfe sein, um neue Sinnhaftigkeiten zu entdecken oder Vergessenes wiederzubeleben.

Atemtraining

Das wichtigste Kapitel zur Entspannung ist dieses zum Thema Atmen. Entspannung fängt mit Atemkontrolle an. Ohne korrektes Atmen keine Entspannung.

Um leben zu können und unseren Körper gesund zu erhalten, brauchen wir nicht nur Nahrung und Wasser, sondern auch Luft zum Atmen. Die Atemluft ist wichtiger für uns als Essen und Trinken. Ohne zu essen, können wir einige Wochen überleben. Ohne zu trinken .... nur wenige Tage. Ohne zu atmen .... nur wenige Minuten. Die meisten Menschen können die Luft nur etwa zwei Minuten anhalten. Drei Minuten ohne Sauerstoff führen zu Schäden im empfindlichsten Organ unseres Körpers: dem Gehirn. Deshalb atmet der erwachsene Mensch im normalen Alltag viel tausend – 14400 bis 28800 – Mal.

Grundsätzlich kann man bei einem Atemzug drei Phasen unterscheiden:

- Einatmung (Inspiration)
- Ausatmung (Exspiration)
- Atempause (Interspiratio, Spiramentum)

Der Hauptatemmuskel für den Atemvorgang ist das Zwerchfell. Dieses kuppelförmige Diaphragma liegt zwischen dem Brust- und dem Bauchraum, ist mit den Rippenbögen fest verwachsen, um diese bewegen zu können, und mit zwei Strängen (Schenkel oder Crus) an der vorderen (inneren) Seite der oberen Lendenwirbel befestigt. Im Zwerchfell gibt es Öffnungen für Gefäße und Speiseröhre. Bei der Einatmung spannen die zwei Schenkel an, verkürzen sich und ziehen das Zwerchfell nach unten, in den Lungen entsteht so ein Unterdruck und die Luft strömt durch die Nase ein. Das Zwerchfell verdrängt die Organe im Bauchraum und dadurch wölbt sich der Bauch bei der Einatmung etwas vor. Bei der Ausatmung lassen die Schenkel los, das Zwechfell hebt sich, in den Lungen entsteht ein Überdruck, sodass die Luft wieder hinausgepresst wird. Die Bauchdecke flacht wieder ab.

Die oberen Lendenwirbel müssen stabil sein, um die Zugkräfte der Schenkel gut zu verarbeiten, gerade beim tiefen Einatmen. Das ist häufig die Schwachstelle beim Atemtraining. Wenn Rückenmuskeln schwach sind und die obere Lendenwirbelsäule nicht hohl,

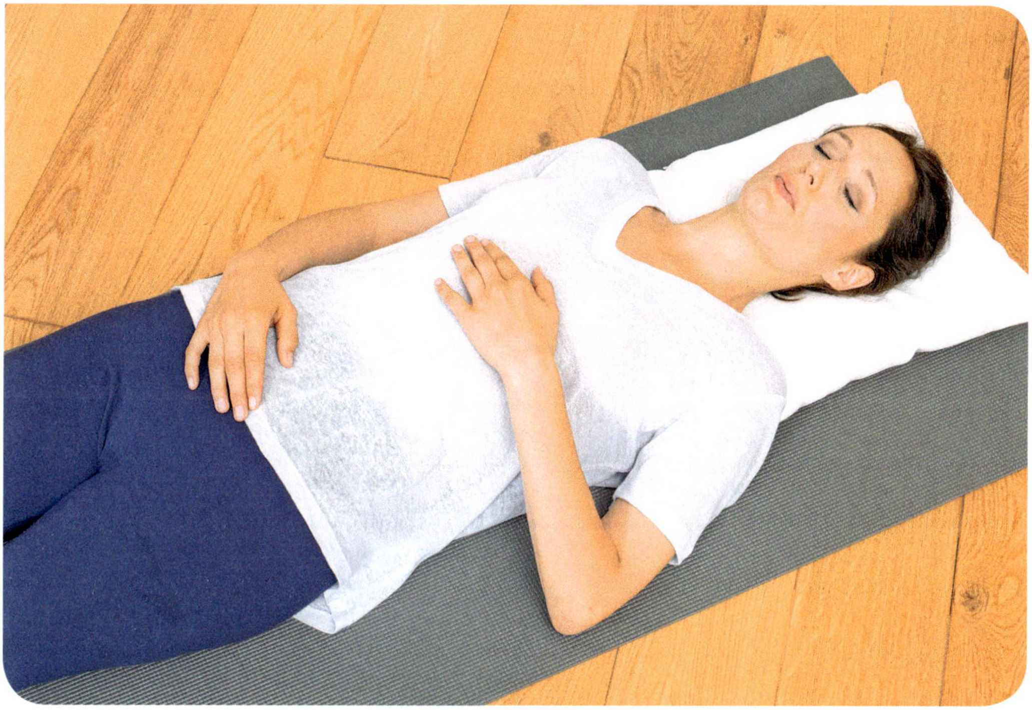

sondern rund ist, kehrt sich die Wirkung der Zwerchfellschenkel um. Bauchatmung wird Brustatmung. Bei Schmerzen wird allgemein zu schnell und oberflächlich geatmet. Auch bei LWS-Beschwerden sollte Atemtraining in der Therapie und im Selbstmanagement integriert sein.

Zwischen der Ausatmung und der nächsten Einatmung gibt es eine kurze Atempause, in der alle beteiligten Atemmuskeln entspannt sind. Der erneute Impuls zum Einatmen kommt automatisch (aus dem Atemzentrum im Hirnstamm) und muss nicht bewusst gesetzt werden.

Jede Phase geht fließend in die nächste über, wobei das Ausatmen ungefähr doppelt so lange wie das Einatmen dauern soll. Die Atempause entsteht auf natürliche Weise am Ende der Ausatemphase und dauert so lange, bis der Impuls zum Einatmen von selbst kommt. Die Einatmung bildet den aktiven Teil des Atemzuges.

Eine ruhige und gleichmäßige, tiefe Bauchatmung ist für unsere Gesundheit fundamental. Sie wirkt harmonisierend und beruhigend auf Körper und Geist. Umgekehrt wirkt sich eine zu rasche und zu flache Atmung negativ aus, weil sie Nervosität, Stress, Verspannungen und Schmerzen steigern kann.

Ohne ruhige, langsame, tiefe Atmung gibt es keine wirkliche Entspannung. Es ist eine primäre Voraussetzung, die zudem sofort hilft. Der Aspekt Nasenatmung, Lippenschluss ist speziell für CMD-Patienten noch relevanter und hält weitere interessante Aspekte bereit.

Die Atmung wird im Atemzentrum, auch Atemnetzwerk genannt, im verlängerten Rückenmark des Hirnstamms automatisch gesteuert. Atmung ist also eine autonome Grundfunktion des menschlichen Körpers. Allerdings auch die einzige automatisch gesteuerte Grundfunktion, die, zumindest zeitweise, willentlich beeinflusst werden kann (hypo- und hyperventilieren). Wegen seiner vitalen Bedeutung kann der Atemrhythmus willkürlich nur kurzfristig variiert werden (z. B. bei Phonation). Das ermöglicht es uns selbst, im Gegensatz zu Herz oder Darm, mit Atemtechniken direkt Einfluss auf das autonome Nervensystem zu nehmen.

Im Vergleich zum Ausatmen zeigt sich beim Einatmen ein dramatischer Unterschied in der Hirnaktivität. Atmen wir durch die Nase ein, stimulieren wir Neuronen im limbischen System, vor allem in der Amygdala und im Hippocampus. Wenn wir uns in Angst oder Panik befinden, wird unser Atemrhythmus schneller. Bei Stress wird die Einatmung dominanter. Diese angeborene Reaktion auf Angst könnte bei Gefahr vorteilhaft sein. Sie erkennen zum Beispiel Signale, die auf Gefahr hindeuten, schneller und können deswegen besser reagieren. Im Umkehrschluss ist Ausatmen wichtig, um »runterzukommen«.

Der Herzschlag kann direkt über die Atmung beeinflusst werden. Dies wird als respiratorische Sinusarrhythmie (RSA) bezeichnet.

- Einatmung: Herz schlägt schneller (der Sympathikus ist aktiv)
- Ausatmung: Herzschlag reduziert sich (der Parasympathikus ist aktiv)

Die Abstände der Herzschläge variieren. Je variabler und kohärenter (gleichmäßiger) sich Ihr Herzschlag in Ruhe darstellt, desto anpassungsfähiger sind Sie, wenn es darum

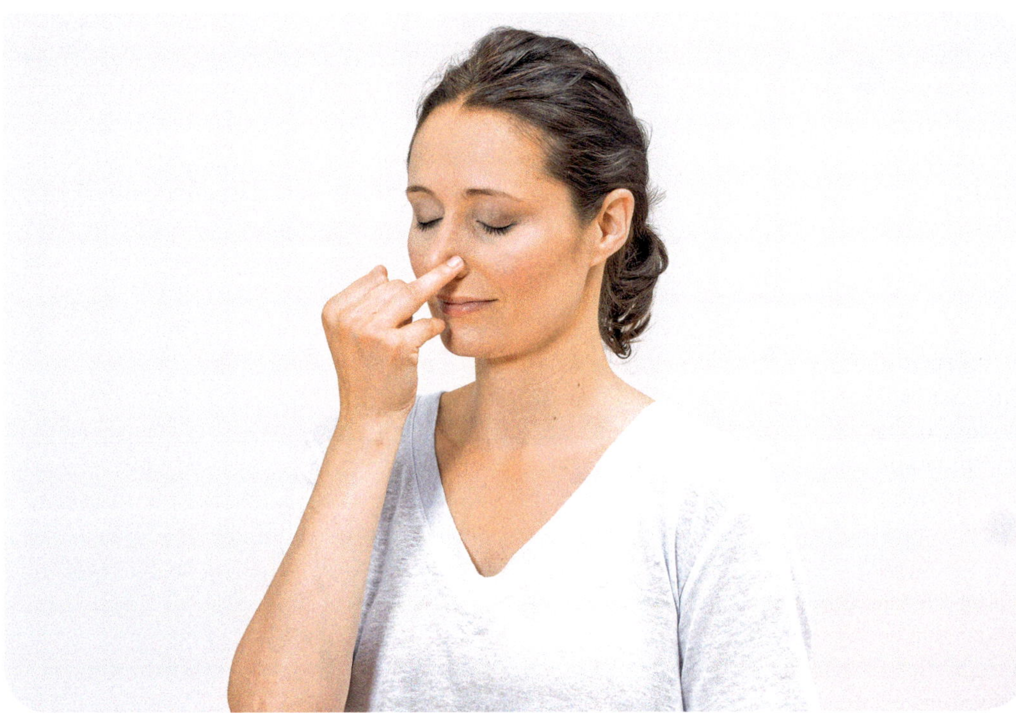

geht, auf äußere Reize oder Stressoren gelassen oder angemessen zu reagieren. Dieses Phänomen wird als Herzratenvariabilität (HRV) bezeichnet.

Moderne Smartwatches, Ringe oder Armbänder messen die HRV und können dadurch beispielsweise den Regenerationszustand nach Belastung und die Schlafqualität anzeigen. Sie ermöglichen somit ein gutes Monitoring des Gesundheitszustands. Man kann sogar angeleitete Entspannungsübungen (vor allem in Form von Atemübungen) durchführen und dabei sichtbar machen, wie sich der Pulsschlag reguliert (Seite 237).

Durch Hyperventilieren, also durch sehr schnelles Ein- und Ausatmen, kann das Atemzentrum überlistet werden. Denn durch schnelles Hecheln wird dem Blut viel CO_2 entzogen, sodass das Atemzentrum für einige Zeit keine aktivierenden Signale mehr an die Zwischenrippenmuskulatur und das Zwerchfell sendet. Die automatische Atmung stoppt. Erst wenn der Kohlendioxidgehalt im Blut wieder ansteigt, wird das Atemzentrum erneut aktiviert.

Nasenatmung

Bei allen nachfolgend beschriebenen Atemübungen wird die Nasenatmung praktiziert. Das hat viele Gründe. Die Nasenatmung ist der Normalfall, man spricht von der sogenannten physiologischen Atmung. Bei CMD-Patienten wird damit zusätzlich der Lippenschluss betont und trainiert.

Bei der Nasenatmung drückt die Zungenspitze, wie beim Schlucken, gegen den harten Gaumen. Die Atemwege werden freigehalten. Bei Mundatmung verliert die Zunge automatisch den natürlichen Gaumenkontakt. Das erleichtert eine Vorverlagerung des Schädels auf den Nacken (eine nach vorne geschobene Kopfposition). Diese Fehlhaltung kann zu Beschwerden im Hals-, Nacken- und Kopfbereich führen: Muskelverspannungen, Kopfschmerzen, usw. Deshalb achten Therapeuten beim Atem-, beim Haltungstraining, bei Schluckübungen auf die korrekte Position Ihrer Zunge.

Die Nase hat eine immunologische Filterfunktion zum Schutz der Lunge. Die Flimmerhärchen der Schleimhäute der Atemwege sorgen dafür, dass Schmutz- und Staubpartikel, kleine Insekten, Blütenpollen, Viren, Bakterien, Pilzsporen und Giftstoffe aus der Luft herausgefiltert, direkt den Rachen hinuntergeschickt und in den Magen geleitet, oder umgehend wieder ausgeatmet werden.

In den Nasennebenhöhlen wird Stickstoffmonoxid (NO) produziert und insbesondere bei Nasenatmung aufgenommen. NO senkt den Gefäßwiderstand in der Lunge und verbessert die Sauerstoffaufnahme. NO entspannt, erweitert die Gefäße, wirkt der Bildung von Arteriosklerose entgegen, vermindert die Entstehung von Blutgerinnseln und wirkt antientzündlich. Durch die Nasenatmung nehmen Sie 10–15 % mehr Sauerstoff auf als bei der Einatmung durch den Mund. Zudem konnte nachgewiesen werden, dass der Gehalt an gelöstem Sauerstoff im Gewebe um 10 % höher war, was die Gehirnleistung fördert. Auch die Ausatmung durch die Nase spielt eine Rolle. Das geringere Tempo der Ausatmung durch die Nase gibt den Lungen mehr Zeit, den Sauerstoff aus der Atemluft zu extrahieren.

Kalte Luft wird beim Durchzug durch die Nase erwärmt und angefeuchtet. Die gut durchblutete Schleimhaut im Naseninneren gibt bei der Einatmung Feuchtigkeit an die Luft ab. So verdunsten täglich 200–300 ml Wasser. Während der Inspiration durch die Nase oder durch den Mund kühlen die Schleimhäute ab. Diese Abkühlung führt dazu, dass beim Ausatmen ein Teil der Feuchtigkeit der aus der Lung kommenden Luft (100 % relative Luftfeuchtigkeit bei 37 °C) an den Schleimhäuten kondensiert. Die Schleimhäute werden dabei wieder befeuchtet.

Der Geruch wird durch die Nase aufgenommen und, ohne dass wir uns dessen bewusst werden, in Gehirnzentren verarbeitet. Über unser Riechorgan Nase wird als Erstes wahrgenommen, wenn etwas nicht stimmt, damit wir uns selbst umgehend reaktiv schützen.

Verschiedene Gehirnteile werden durch Nasenatmung synchronisiert, einfacher gesagt: genauso, wie Uhren wieder aufeinander abgestimmt werden und dann gleich ticken (coherent respiration – synchronous oscillations).

Einerseits betrifft es u. a. die Riechrinde, den Mandelkern (Amygdala), das Seepferdchen (Hippocampus) und den Hypothalamus. Andererseits, auch unabhängig vom Geruch, sorgt eine ruhige Nasenatmung für eine Synchronisierung verschiedenste Hirnareale: bessere Erkenntnisse, überlegtere Entscheidungen, bessere Bewegungskontrolle, also kognitiv, emotional und motorisch.

Letztendlich stimuliert der Hypothalamus den parasympathischen Teil des autonomen Nervensystems vermehrt.

Eine gut funktionierende nasale Atmung in der Nacht reduziert zudem das Schnarchen und sorgt gleichzeitig für besseren und erholsameren Schlaf. Ist die Nase verengt, steigt der Atemwegswiderstand entsprechend an und es wird automatisch und unbewusst auf Mundatmung umgestellt. Auf dem Weg durch den Mund in die Lunge passiert die Atemluft eine natürliche Engstelle, die Schlundenge. Wenn dieser Bereich durch Gewebestrukturen wie vergrößerte Rachenmandeln, Schleimhautschwellung oder Fett weiter verengt ist, kommt es dort zu hörbaren Vibrationen und Verwirbelungen der Atemluft – dem gefürchteten Mundschnarchen.

Physiologisches Seufzen

Physiologisches Seufzen ist angeboren und gekennzeichnet durch eine doppelte Einatmung, gefolgt von einer langen Ausatmung. Im Laufe des Tages und auch während des Schlafes machen wir es einige Male ganz unbewusst. Es sorgt für die richtige Balance zwischen Sauerstoff und Kohlendioxid im Blut.

Auch wenn das Seufzen angeboren ist, hier die Anleitung dafür, den Seufzer bewusst und perfekt auszuführen.

Sie können stehen oder sich bequem hinsetzen, wenn nötig mit einer Rückenlehne.

Atmen Sie zuerst ruhig durch die Nase ein und aus.

Atmen Sie dann durch die Nase 2-mal tief ein, ohne zwischendurch auszuatmen.

Atmen Sie anschließend durch die Nase länger aus, als beide Einatmungen gemeinsam gedauert haben.

Wiederholen Sie diese Prozedur 3- bis 5-mal, bevor Sie weiter entspannt durch die Nase ein- und ausatmen.

Sie können auch nach jedem Seufzer einige Male normal durchatmen.

Und Sie können – leise oder laut – mit offenem Mund seufzen.

Nach einigen Malen fühlen Sie sich erleichtert, der Puls beruhigt sich, Ihr Lächeln kommt zurück.

Sind Sie sich bewusst, oder haben andere Sie darauf aufmerksam gemacht, dass Sie, ohne es selbst zu initiieren, auffällig häufig über den Tag verteilt seufzen, nehmen Sie es als ein Startsignal, das Seufzen als richtige Startübung zu praktizieren, um anschließend weiteres Atemtraining folgen zu lassen.

Eupnoe

Nach oder ohne vorhergehendes Seufzen ist Eupnoe – die normale, gute, mühelose Atmung, die manchmal als ruhige Bauchatmung oder Ruhe-Atemfrequenz bezeichnet wird – ein geeigneter Start eines Atemtrainings.

Bei der Eupnoe wird beim Ausatmen nur der elastische Rückstoß der Lunge verwendet. Eupnoe ist die natürliche Atmung bei allen Säugetieren, einschließlich des Menschen.

Die Atembewegungen erfolgen während der Ruhephase mit einer Frequenz von 10–20 Atemzügen pro Minute. Ein Atemzyklus dauert somit etwa 3–6 Sekunden.

Atmen Sie bitte nur mit dem Bauch, nicht mit der Brust.

Diese Übung kann in entspannter Rückenlage durchgeführt werden. Wenn Sie nicht flach liegen können, legen Sie eine Rolle unter die Knie und ein Kissen unter den Kopf.

Legen Sie Ihre rechte Hand auf die Brust, etwas links der Mitte, wo ihr Herz schlägt. Ihre linke Hand liegt entspannt auf Ihrem Bauch. Beim Einatmen hebt sich Ihre Bauchdecke sanft, während die Brust ruhig bleibt. Beim Ausatmen zieht sich die Bauchdecke nach innen.

Bei dieser Übung handelt es sich um eine Einstiegsübung. Das Wichtigste ist, dass Sie Ihre Atemzyklen allmählich und ohne Stress um bis zu sechs Sekunden verlängern. Die Dauer dieser Übung an sich ist gar nicht mal so wichtig.

Lippenbremse

Setzen Sie sich so bequem wie möglich hin, z. B. auf einem Küchenstuhl mit Rückenlehne. Vor allem Nacken und Schulter sollen sich locker anfühlen. Eventuell brauchen Sie Armlehnen, um die Unterarme ablegen und so die Nacken-Schulter-Muskeln zu entspannen.

Die Einatmung durch die Nase dauert ungefähr halb so lange wie die Ausatmung durch den Mund mit geschürzten Lippen. Die Dauer der Einatmung hängt somit davon ab, wie lange Sie ausatmen können. Können Sie nur 2 Sekunden ausatmen, atmen Sie nur 1 Sekunde ein. Versuchen Sie, die Ausatmung auf 4 Sekunden zu verlängern, dann können Sie 2 Sekunden einatmen.

Gerne können Sie beim Ausatmen summen.

Nasenatmung im optimalen Rhythmus

In der westlichen Literatur wird generell vorgeschlagen, 6-mal pro Minute zu atmen. Der Atemzyklus von 10 Sekunden wird geteilt in 4 Sekunden einatmen und 6 Sekunden ausatmen, ohne zusätzliche Atempause. Insgesamt sollte man 10 Minuten üben: 4–6-10. Dr. Thomas Löw veränderte diesen Rhythmus zu 4711, einer Marke für Kölnisch Wasser, weil es einfacher zu merken ist.

4711

Atmen Sie 4 Sekunden durch die Nase ein und 7 Sekunden durch die Nase aus. Insgesamt atmen Sie auf diese Weise 11 Minuten. Am besten nehmen Sie sich dafür 2-mal täglich Zeit.

Dieser Rhythmus könnte für die Mehrheit der Menschen richtig sein, jedoch nicht für alle.

Wenn Sie ein Gerät zur Bestimmung der Herzkohärenz, die Herzratenvariabilität (HRV), zur Verfügung haben, können Sie Ihren eigenen, individuell optimalen Atemrhythmus bestimmen. Das individuelle Optimum eines Atemzyklus liegt laut HRV-Aufzeichnungen irgendwo zwischen 7 und 12 Sekunden.

Varianten: Ein Zyklus von 7 Sekunden (3 Sekunden ein-, 4 Sekunden ausatmen) bedeutet ca. 8,5 Atemzüge pro Minute und kann schon einen Trainingseffekt bewirken, weil der Atem etwas tiefer und länger ist als bei der Eupnoe-Übung.

Ein Zyklus von 10 Sekunden (4 Sekunden ein-, 6 Sekunden ausatmen) bedeutet 6 Atemzüge pro Minute.

Ein Zyklus von 11 Sekunden (4 Sekunden ein-, 7 Sekunden ausatmen) nach Dr. Thomas Löw bedeutet ca. 5 ½ Atemzüge pro Minute.

Ein Zyklus von 12 Sekunden (5 Sekunden ein-, 7 Sekunden ausatmen) bedeutet 5 Atemzüge pro Minute.

Valsalva

Beim Valsalva-Versuch atmen Sie zunächst tief durch die Nase ein, halten sich dann mit den Fingern die Nase zu und atmen dann durch den Mund kräftig aus. Dieser Atemzug dauert etwa 10 Sekunden, 4 Sekunden Einatmung, 6 Sekunden Ausatmung. Die Ausatmung kann mit 6 kurzen Stößen ausgeführt werden.

Der Valsalva-Versuch findet in verschiedenen medizinischen Bereichen Anwendung, z. B. als Vagusmanöver zur Normalisierung des Herzschlags durch Anregung des autonomen Nervensystems.

Atemtechniken mit Atempause

Jeder Atemzyklus besteht aus Einatmung und Ausatmung und ist mit einer kurzen Atempause zwischen der aktiven Phase der Kohlendioxidabgabe und der Sauerstoffaufnahme verbunden.

Am natürlichsten fühlt es sich an, wenn eine kurze Atempause der Ausatmung folgt (Postexspirationsphase).

Die ultrakurze Atempause nach der Einatmung, die Postinspirationsphase, wird oft nicht wahrgenommen.

Da die Atmung die einzige automatisch gesteuerte Grundfunktion ist, die zeitweise willentlich beeinflusst werden kann, können sowohl Ein- und Ausatmung als auch beide Atempausen, also alle vier Variablen, einzeln bewusst verändert werden. So ergeben sich sehr viele Übungsmöglichkeiten. Nachfolgend werden einige bekannte und beliebte Optionen erläutert.

Prinzipiell sollte die Ausatmung (parasympathisch) länger als die Einatmung (sympathisch) sein. Es ist erwiesen, dass das zu mehr Entspannung führt, weil die sympathische Dominanz wegen Stress durch parasympathische Stimulierung von allein reduziert wird.

Bequem gerade sitzen, mit oder ohne Rückenlehne bzw. Armlehnen, ist als Ausgangsstellung die erste Wahl. Sie dürfen selbstverständlich auch in Rückenlage üben.

5–5–5

Starten Sie zuerst mit der einfachen Kombination: »5–5–5« oder »5:5:5«. Atmen Sie 5 Sekunden ein, machen Sie 5 Sekunden Atempause, atmen Sie 5 Sekunden aus. Nach 2–3 Minuten fühlen Sie bereits einen wohltuenden Effekt.

Versuchen Sie nach und nach, wie bereits vorher empfohlen, 10 Minuten lang zu üben.

Sie können durch die Nase oder durch den Mund ausatmen.

4–7–8

Nun geht es zu 4–7–8: 4 Sekunden einatmen, 7 Sekunden Atempause, 8 Sekunden ausatmen. Die Ausatmung dauert nun doppelt so lange wie die Einatmung. Die Pause von 7 Sekunden kann anfänglich zu lang, somit zu stressig, und ungewünscht sein. Machen Sie sich bitte keinen Stress, wenn 7 Sekunden Pause, nicht auf Anhieb möglich sind. Machen Sie die Pause, so lange Sie können, und steigern Sie sich nach und nach. Nach etwa 5 Tagen sollte Ihnen die Pause von 7 Sekunden auf jeden Fall gelingen. Einfach in der Ruhe bleiben und täglich üben. Das Wichtigste ist der Rhythmus, also das Verhältnis 4:7:8. Zählen Sie Ihre »Sekunden« einfach schneller. Sie können die Übung nach Belieben beschleunigen oder verlangsamen, bis sie sich für Sie richtig anfühlt.

Zu beachten: Legen Sie beim Ausatmen die Zungenspitze auf dem harten Gaumen direkt hinter die oberen Vorderzähnen. Pressen Sie die Luft durch die leicht geöffneten Lippen, sodass ein zischendes Geräusch entsteht, und spüren Sie, wie sich die Spannungen in Ihrem Körper lösen.

Die wichtigste Phase der 4:7:8-Atemübung ist das Halten des Atems. Wiederholen Sie den Atemzyklus im ersten Monat jeweils nur 3-mal. Die gesamte Übung dauert somit 57 Sekunden. Oder sogar weniger, wenn Sie schneller atmen. Später können Sie diesen Atemzyklus 8-mal machen, gerne auch mehrmals am Tag.

Wechselatmung

Nasenzyklus

Als Nasenzyklus bezeichnet man eine natürliche, wechselseitige Anschwellung der Nasenmuscheln ohne äußeren Reiz. Den abgeschwollenen Zustand nennt man Arbeitsphase; in dieser strömt viel Luft durch die Nasenhöhle.

Ist eine Seite geschwollen, befindet diese sich in der Ruhephase; in dieser Phase gelangt weniger Luft durch die Nasenhöhle und die Bildung von Turbulenzen wird vermindert. Somit verringert sich der Kontakt der Atemluft mit der Schleimhaut, daher wird weniger Feuchtigkeit abgegeben. Der Vorgang dient der Regeneration der Nasenschleimhaut.

Bei etwa vier von fünf gesunden Menschen tritt der Zyklus auf und dauert zwischen einer halben Stunde und einem halben Tag! Ein Zyklus der Wechselatemtechnik dauert jedoch, ohne Atempause, nur 15 Sekunden.

Wechselatemtechnik 5:10

So geht die Wechselatemtechnik, im 5:10-Rhythmus, ohne Atempause:

Nehmen Sie eine bequeme Sitzposition ein. Beugen Sie Zeige- und Mittelfinger der rechten Hand zur Handfläche. So können Sie mit dem Daumen das rechte und mit dem Ring- und kleinen Finger das linke Nasenloch verschließen. Sie können Ihre Stirn auch auf den Kuppen des Ring- und Mittelfingers ablegen, wenn das für Sie bequem ist. Ihre linke Hand liegt bequem auf dem linken Bein.

Verschließen Sie nun mit dem Daumen das rechte Nasenloch und zählen Sie beim Einatmen bis fünf. Verschließen Sie dann mit Ring- und kleinem Finger das linke Nasenloch und zählen Sie beim Ausatmen bis zehn.

Halten Sie nach wie vor das linke Nasenloch verschlossen, atmen Sie nun 5 Sekunden rechts ein, verschließen Sie dann das rechte Nasenloch, damit Sie links 10 Sekunden ausatmen können.

Wechseln Sie so einige Male hin und her. Am besten wirkt diese Atemübung mit 10–20 Wiederholungen.

Atempausen nach der Einatmung sollten Sie nur dann einbauen, wenn Sie schon in der Atmung geübt sind. Anderenfalls könnte es zu leichter Atemnot kommen, die Sie unnötig stresst. Wenn Sie mit Atempausen üben, können Sie den Rhythmus 4:16:8 verwenden.

Genusstraining: Entspannung mit allen Sinnen

Wenn das Wort Training in Zusammenhang mit Genuss oder Entspannung genannt wird, fühlt sich das komisch an. Training bedeutet hier: etwas kontinuierlich so oft und so lange durchführen, dass es nachhaltig wirkt.

Was hier trainiert wird, ist, darauf zu achten, etwas bewusst wahrzunehmen und etwas Schönes und Wohltuendes bewusst durchzuführen und damit gefühlsbetonte Strukturen im zentralen Nervensystem positiv zu aktivieren.

Wir fokussieren uns in den nächsten Kapiteln auf unsere fünf Sinne: Riechen, Schmecken, Sehen, Hören und Fühlen. Weitere Kapitel mit Techniken und Übungen für Hirnnerven, die dabei eine Rolle spielen, schließen daran an.

Sie werden Empfehlungen und Übungen finden, die Sie ansprechen, und andere, die Ihnen vielleicht weniger gefallen. Manche kennen Sie vielleicht, manche sind ganz neu. So können Sie Ihre eigenen Wünsche und Vorlieben in Gewohnheiten und Rituale umwandeln. Sie müssen dabei nichts überstürzen. Es geht auch darum, dass Sie merken, spüren, dass die einzelnen Komponenten eine positive Veränderung bewirken: auf Ihre Stimmung, auf Ihre Verfassung und auf Ihren Körper.

Was Sie dazu brauchen, ist in erster Linie Zeit. Davon müssten Sie sich wohl ein wenig freischaufeln. Zweitens brauchen Sie, drinnen oder draußen, eine Wohlfühlecke, einen Wohlfühlort zum Entspannen.

Überlegen Sie mal, welches Sinnesorgan bei Ihnen sehr ausgeprägt ist.

Sind Sie ein visueller Typ? Müssen Sie alles erst sehen? Sie sagen häufig: »Zeig mal …« Da haben wir es!

Haben Sie ein gutes Gehör oder, was sehr häufig vorkommt, sind Sie hörgeschädigt? Stört Sie Straßenlärm in der Wohnung? Lieben Sie Musik oder bevorzugen Sie Ruhe und Stille?

Oder sind Sie ein taktiler Typ? Müssen Sie alles erst anfassen? Lieben Sie es, angefasst zu werden? Oder fühlen Sie sich eher unbequem beim Berühren oder Berührtwerden? Haben Sie ein Hobby, bei dem Sie mit den Händen sehr aktiv sind?

Sind Sie geruchsempfindlich? Nehmen Sie jeden Geruch wahr, stören Sie sich aber häufig auch an zu intensiven Gerüchen?

Zum Entspannen und Genießen dürfen Sie Ihre Stärke ausspielen. Das tut gut! Hoffentlich packt Sie dann die Neugier, alle Ihre Sinne zu entdecken und neu wahrzunehmen. Irgendwann setzen Sie alle Sinne automatisch ein. Dann haben Sie das Konzept verinnerlicht.

Verinnerlichen bedeutet z. B., dass Sie sich bewusster sind, was Sie fühlen, fühlen möchten, und das bewusster in die Tat umsetzen. Dazu werden im zentralen Nervensystem Netzwerke angesprochen, aktiviert, trainiert. Hier sind die Inselrinde, die Frontallappen der Großhirnrinden, mit dem emotionalen Gedächtnis, die Verbindungen zum Hypothalamus und von dort zum parasympathischen Nervensystem, hervorzuheben.

Es sind tatsächlich die kleinen Dinge des normalen Alltags, die uns mühelos helfen können, uns besser zu fühlen und Stress abzubauen. Gerade wenn Sie unter Kaumuskelschmerzen oder Spannungskopfschmerzen leiden, können Sie selbst vieles ausprobieren. Es ist für jeden etwas dabei. Machen Sie sich zur Gewohnheit, was Ihnen gefällt. So entwickeln sich persönliche Rituale, Anker, Rückzugsmöglichkeiten, Ressourcen, Resilienz.

Was gibt es, außer Zeit und Raum, zu beachten? Achten, beachten, beobachten Sie Ihre Sinneswahrnehmungen. Bewusst wahrnehmen ist Achtsamkeitstraining. Was ist Ihr dominanter Sinn? Kosten Sie diesen bewusst aus.

Eine Methode, Genuss und Genießen entspannt und schrittweise zu lernen, ist vom Großmeister des Achtsamkeitstrainings, Prof. Jon Kabat-Zinn, beschrieben worden. Basierend auf buddhistischen Meditations- und Achtsamkeitspraktiken, entwickelte er das Mindfulness-Based-Stress-Reduction (MBSR, Achtsamkeit-basierte Stressreduzierung)-Konzept. Es verknüpft ganzkörperliche Aufmerksamkeitsübungen und Achtsamkeitsmeditation. Grundprinzipien sind: absichtsvoll zu sein, im Hier und Jetzt zu sein und zu bleiben, nicht zu bewerten, wertfrei zu sein.

Rosinen-Übung für alle Sinne

Ein bekanntes Beispiel ist die Rosinen-Übung. Die Übung, mit allen fünf Sinnen und dem Kauorgan, ist mit einer Rosine beschrieben, kann aber auch mit anderen kleinen essbaren Produkten durchgeführt werden und dauert etwa 15 Minuten. In unserem Beispiel dürfen Sie sich eine Praline gönnen.

Setzen Sie sich irgendwohin, wo Sie bequem und gerade sitzen können und nicht gestört werden. Ihr Rücken darf gestützt sein. Ihre Füße spüren den Boden. Es ist nicht kalt oder heiß. Es läuft keine Musik. Es brennt keine Duftlampe. Das mobile und das Festnetz-Telefon sind ausgeschaltet. Mindestens für die nächsten zehn Minuten.

Nehmen Sie eine Praline aus der Schachtel und legen Sie sie vor sich auf einem Tellerchen oder einer Serviette hin.

Atmen Sie mindestens drei Mal tief und langsam ein und aus.

Sehen. Schauen Sie sich Ihre Praline an. Wie sieht sie aus? Schauen Sie gut hin und beschreiben Sie sie ausführlich und so präzise wie möglich. Glatt, mit Muster …? Gerne können Sie dazu das Tellerchen oder Ihr Kopf drehen.

Tasten. Nehmen Sie die Praline wieder auf und spüren Sie, wie sie sich anfühlt. Noch hart, schon weich und zusammendrückbar, klebrig?

Hören. Bringen Sie die Praline zum rechten Ohr. Schütteln und drücken Sie. Was hören Sie? Knackt es? (Deshalb nehme ich gerne eine Erdnuss zum Aufknacken.) Das Gleiche am anderen Ohr. Gibt es einen Unterschied zwischen beiden Ohren?

Riechen. Halten Sie die Praline an die Nase. Riechen Sie dran und beschreiben Sie den Geruch.

Schmecken. Legen Sie die Praline auf die Zungenspitze, später etwas weiter nach hinten. Lecken Sie Ihre Finger mit den Lippen ab! Schieben Sie die Praline mit der Zunge links-rechts über den Gaumen. Wie schmeckt sie? Machen Sie diese Probe recht lange und halten Sie sich mit hineinbeißen noch zurück. Die Praline schmilzt. Verändert sich der Geschmack? Gerne können Sie beim Schmecken die Augen schließen.

Beißen. Dann, endlich, beißen Sie hinein. Wie verändert sich der Geschmack? Hat die Praline einen flüssigen Inhalt? Wie ändert sich das Gefühl?

Kauen. Bearbeiten Sie Ihre Praline (etwas) länger als sonst. Bis sie komplett eingespeichelt ist. Verändert sich der Geschmack weiter?

Schlucken. Nach dem Kauen schlucken Sie die Praline langsam herunter und spüren Sie den Verlauf in der Speiseröhre so weit wie möglich.

Schmecken. Die Praline ist nun weg. Wie ist jetzt der Geschmack? Was hat Sie am meisten überrascht? Wie der Geschmack sich ändert? Wie lange Sie gekaut haben? Wie lange waren Sie dabei? Haben Gedanken Sie zwischendurch gestört?

Öffnen Sie Ihre Augen und atmen Sie wieder einige Male langsam und tief ein und aus. Wie war es? Morgen oder übermorgen wieder? Mit einer Dattel oder Feige?

Geruchssinn und Düfte

Ein bestimmter Geruch kann den ein oder anderen sofort in einen Stresszustand versetzen. Inklusive Übelkeit, Kopfschmerzen, Verspannungen oder sogar Panik. Angenehme Düfte können unsere Stimmung hingegen positiv beeinflussen. Wenn Sie empfindlich auf Gerüche reagieren, ist es für Sie wichtig, Gerüche bewusster wahrnehmen. Und wir möchten Sie motivieren, Düfte gezielt einzusetzen, um sich wohlzufühlen und zu entspannen.

Der Geruchs-, Riech- oder olfaktorische Sinn ist mit 350 Duftrezeptoren, 20–30 Millionen Riechzellen und Verbindungen zu mehreren Gehirnzentren angelegt. Der Geruchssinn ist bei der Geburt kein unbeschriebenes Blatt und durch Riechen sind wir in der Lage, schnell und viel dazu zu lernen. Über 10.000 Düfte können Menschen unterscheiden.

Der Geruchssinn ist kulturell, durch vielfältige positive und negative Erfahrungen und hormonelle Veränderungen wie Pubertät oder Zyklus geprägt. Er ist dadurch sehr individuell, dennoch global vergleichbar.

Ein Geruch wird entweder, mehr oder weniger, als angenehm, unangenehm oder als gefährlich empfunden. Gefahrenerkennung erfordert blitzartige Fluchtreaktionen, noch vor der bewussten Wahrnehmung.

Die unbewusste Riechwahrnehmung über Gehirnzentren, die mit Emotionen verknüpft sind, lösen dementsprechend Angst oder Freude, Ekel oder Verlangen, Abscheu oder Zuneigung aus.

Gerüche und Düfte können uns somit belasten, anregen oder entspannen. Bei oder nach Erkrankungen kann der Riechsinn sehr beeinträchtigt und mental sehr belastend sein oder sogar gefährlich werden. Riechtraining wäre in dem Fall integrierter Bestandteil einer Gesamtbehandlung.

Entspannung mit Düften

Wie kann nun Ihr Geruchsinn gezielt und bewusst zu Ihrer Entspannung beitragen?

In diesem Ratgeber fokussieren wir uns auf Entspannung durch ätherische Öle in einer Duftlampe. Ätherische Öle in einer Duftlampe können sehr zum Wohlbefinden und zur Entspannung beitragen. Eine Duftlampe im Wohn-, Schlafzimmer, Büro, Unterrichtsraum kann als bewusstes Ritual mühelos in den Alltag integriert werden.

Die Düfte können auch durch Anwendung auf der Haut beruhigend wirken, hier empfehlen wir, sich mit speziell ausgebildeten Aromatherapeuten zusammenzutun, die Sie hier gut beraten können.

Ätherische Öle mit einer beruhigenden, entspannenden Wirkung: Lavendel (fein), Bergamotte, Vanilleextrakt, Neroli, Benzoe Siam, Kamille (Römische), Jasmin, Rosengeranie, Ylang-Ylang, Grapefruit, Muskatersalbei, Engelwurz (= Angelikawurzelöl), Immortelle (= Strohblume), Majoran, Melisse, Rose, (Bitter-)Orange, Mandarine, Zitrone, Limette, Kakao (Extrakt), Vetiver, Koniferenöle, Patchouli, Rosenholz, Sandelholz, Weihrauch (arabisch), Weihrauch (indisch).

Die wichtigsten Düfte zur Stimulierung des Parasympathikus sind Lavendel (fein) und Bergamotte.

Lavendel

Die Hauptwirkstoffe von Lavendel, Linalool und Linalylacetat, blockieren den Fluss der Stresshormone Adrenalin, Noradrenalin bzw. Kortisol. Dazu wird der Abbau des Glücksbotenstoffs Serotonin gehemmt. Die Effekte: Ruhe, Entspannung, innere Ausgeglichenheit, weniger Angstgefühle, leichteres Einschlafen, weniger Albträume und Linderung von Liebeskummer! Zur schnellen Hilfe tröpfeln Sie 1–2 Tropfen Lavendel (und/oder Bergamotte) auf ein Taschentuch und inhalieren sie. Bereits 5 Minuten intensives Schnuppern von Lavendel-Duft genügen, um die Kortisolkonzentration sinken zu lassen. 1 Tropfen Lavendel-Öl auf die Schläfen gerieben, kann Spannungs-Kopfschmerzen lösen. Gegen Platz- oder Flugangst werden Lavendel-Weichkapseln empfohlen.

Bergamotte
Der Duft des Zitrusbäumchens Bergamotte ist der einzige mit dieser starken entspannenden Wirkung. Die Duftlampe für Aromatherapie ist das Mittel der Wahl. Lavendel und Bergamotte scheinen am besten parasympathisch zu aktivieren und somit zu entspannen.

Intensität

Je nach Zusammensetzung des Duftes haben Aromen in Duftlampen, Deodorants, Eaux de Toilette und Parfüms unterschiedliche Duftintensitäten und Duftwirkungen. Riechstoffauswahl und Riechstoffkonzentration beeinflussen sowohl die Duftintensität als auch die Duftwirkung.

Dabei werden folgende Schwellenwerte beobachtet:

1. Duftwirkungsschwelle: Ab dieser noch nicht wahrnehmbaren Intensität reagiert der Körper auf den Duft.
2. Wahrnehmungsschwelle: Die sogenannte Aura, man riecht etwas, kann es jedoch noch nicht zuordnen.
3. Erkennbarkeitsschwelle: Der Duft ist erkennbar und benennbar; mit steigender Duft-Intensität wandelt sich der Duft von »angenehm« (so soll er sein) über »aufdringlich« bis hin zur
4. Flucht-Schwelle, die unbewusst eine Fluchtreaktion auslöst.

Geschmacksinn und Kauen

Schmecken und Riechen hängen eng zusammen. Wenn wir nicht essen, findet Riechen beim Einatmen durch die Nase statt (orthonasales Riechen). Beim Essen und Trinken steigen die Aromen über den Rachen auf. Schmecken ist also teilweise tatsächlich Riechen! Dieses retronasale Riechen wird umso intensiver, je länger gekaut wird.

Schmecken hängt auch direkt mit Kauen zusammen. Wenn Sie gute, gesunde Nahrung lange kauen, schmeckt es nach und nach immer besser. Wenn es beim Kauen keine Geschmackzunahme, sondern eher eine -abnahme gibt, handelt es wohl um intensiv verarbeitete Lebensmittel, wie so manche Fertiggerichte.

Kauen und Drücken mit der Zunge fördert die Durchblutung und damit die Sauerstoffversorgung des Gehirns, wie viele Studien, vor allem in Japan, gezeigt haben. Kauen in Ruhe unterstützt somit den Stressabbau und bei Aktivitäten Konzentration, Leistung, Denk- und Gefühlsprozesse.

Durch die vermehrte Durchblutung des Gehirns werden Müdigkeit bzw. Trägheit nach dem Mittagsessen verringert und das Wohlbefinden erhöht. Mittagschläfchen, ade!

Umgekehrt, wenn zum Beispiel nach Zahnverlust weniger gekaut und das Gehirn weniger durchblutet wird, erklärt dies, zum Teil, die Korrelation mit dem Auftreten von Demenz. Die Forschungsergebnisse deuten auf einen Zusammenhang zwischen dem Kauen und der Aufrechterhaltung von Gedächtnis und Aufmerksamkeit hin.

Kautraining bei CMD

Kauen ist also wichtig, aber ist es bei CMD auch machbar? Vor dem Einstieg in das Kau-Training ist es wichtig zu wissen, wann Sie es nicht, oder noch nicht, durchführen sollen.

Bestehende Kiefergelenksproblematik, wie am Anfang dieses Buchs erörtert, soll zuerst abgeklärt und gegebenenfalls vom Zahnarzt, und eventuell zusätzlich vom Physiotherapeuten, behandelt werden.

Häufig ist eine Schienentherapie angezeigt. In der akuten Phase ist Kautraining noch nicht angebracht, außer dafür, dass Sie lernen, mit der Schiene vorsichtig und mit kleinen Bissen zu essen. Bei starken Schmerzen brauchen Sie zusätzlich Medikamente. Ein Physiotherapeut wird Ihr Gelenk mit manueller Therapie traktieren und Sie lernen dabei die wichtigste Übung für das Kiefergelenk als Selbsthilfe. Wenn nötig, werden Partner bzw. Eltern instruiert, diese Traktionstechnik zu Hause weiterzuführen. Weitere Übungen oder Behandlungen können für andere Strukturen, wie die obere Halswirbelsäule, erforderlich sein.

Die meisten CMD-Patienten haben keine Gelenk-, sondern Muskelschmerzen. Am häufigsten betroffen sind die Kaumuskeln. Andere Muskelgruppen, wie Gesichts-, Hals- und Nackenmuskeln, werden häufig in Mitleidenschaft gezogen.

Auch hierbei ist es angebracht, zuerst die Ursache herauszufinden. Häufig ist die Verzahnung problematisch. Die Zähne können in Ruhe oder bei Bewegung zu viel bzw. viel zu lange Kontakt miteinander haben. Oder, umgekehrt, erforderliche Zahnkontakte fehlen. Das erfordert kieferorthopädische und zahnärztliche Maßnahmen und, im Extremfall, kieferchirurgische Eingriffe. Ihr Behandler bestimmt dann, wann irgendwelche Behandlungen oder Übungen beginnen können.

Wenn bei Ihnen Knirschen, Pressen und andere stressbedingte Muskelaktivitäten wie Nägelkauen, andauerndes Kaugummikauen usw. als Ursache der Muskelschmerzen festgestellt werden, lautet die Diagnose: Bruxismus oder Parafunktionen. Auch diese werden zuerst fachmännisch behandelt. Erstens mit einer Entspannungsschiene, die Sie nachts tragen. Unerlässlich! Die Schiene schützt Ihre Zähne gegen Abrieb und verringert die Zahngleitbewegung beim Knirschen. Wenn erforderlich, kann ein Physiotherapeut eine Vielzahl von Behandlungsmöglichkeiten nutzen. Und dazu sollen die Stressfaktoren erörtert und angegangen werden.

Die Kaumuskeln sind kräftig, durch das Knirschen aber überlastet. Und obwohl sie kräftig sind, fehlt den Kaumuskeln häufig Ausdauerkraft. Manche Menschen können maximal 10 Minuten lang weiche Speisen verzehren. Sobald die Schmerzen es zulassen, sollte das Kautraining beginnen.

Kauen, Schmecken und Kosten kann auf zwei Arten trainiert werden: zur Mahlzeit und zwischen den Mahlzeiten oder in Anlehnung an die Rosinen-Übung von Kabat-Zinn als Achtsamkeitstraining.

Zwischen den Mahlzeiten als Achtsamkeitstraining: Nehmen Sie sich 8–10 Minuten Zeit.

- Phase 1: Wählen Sie ein Lebensmittel: Rosine, Möhre, Gurke, Tomate, Apfel, Birne, Feige, Dattel … Atmen Sie zuerst eine Minute langsam und tief ein und aus, etwa 6-mal in einer Minute. Riechen Sie das gewählte Erzeugnis mit offenen, dann mit geschlossen Augen. Nehmen Sie sich Zeit und beachten Sie, ob sich bereits Speichel bildet.

- Phase 2: Nehmen Sie einen Bissen und lassen Sie ihn auf der Zunge. Jetzt werden die Geschmackknospen aktiviert: Wie schmeckt es? Beginnen Sie zu kauen. Bleibt oder verändert sich der Geschmack? Wird das Lebensmittel geschmackvoller? Eventuell können Sie Flüssiges schon schlucken. Kauen Sie so lange weiter, bis der ganzen Happen breiig ist. Ändert sich der Geschmack weiter? Schlucken Sie und schicken Sie das Flüssige auf die Reise durch den Verdauungstrakt. Der bedankt sich für die gute Vorarbeit!

- Phase 3: Erst jetzt beißen Sie wieder ein Stück ab und beginnen den Zyklus von neuem.

Nach drei Durchgängen atmen Sie eine Minute langsam tief durch und bei der Einatmung riechen Sie nochmals am verbliebenen Lebensmittel.

Wenn Sie diese Übung gemeistert haben, werden Sie Ihre Mahlzeiten, ohne Phase 1, mehr genießen.

Kaugummikauen

Kontinuierliches Kaugummikauen kann zu einer Überlastung, zu Verspannungen und Schmerzen der Kaumuskulatur führen. Bestehen bereits Beschwerden, so können sich diese durch Kaugummikauen verschlechtern. Gleichzeitig ist Kaugummikauen eigentlich eine gute Lockerungsmethode für angespannte Kaumuskeln, denn Kauen und Zungenbewegungen fördern die Durchblutung des Gehirns und lösen Verspannungen. Das bedeutet im Umkehrschluss, dass Sie Kaugummikauen gerne als Kautraining einsetzen dürfen, aber eben nur in Maßen. Kautraining, inklusive dosierten Kaugummikauens, fördert insgesamt die Rehabilitation des Kauorgans, verbessert den Geschmack, unterstützt die Verdauung und die Gehirnfunktionen und fördert Entspannung.

Sehsinn, Farben und Licht

Die Farbe Blau

Farbpsychologisch wird gesagt: Blau beruhigt, regt die Kreativität an, fördert neue Lösungsstrategien. Blau ermutigt auch, außerhalb des gewohnten Rahmens zu denken und kreativ zu sein. Blau lässt tatsächlich Straßenkriminalität und Aggressionen in Gefängnissen abnehmen, Suizidraten sinken, wie es in Japan, England, Schottland, der Schweiz nachgewiesen werden konnte. Können Sie mehr Blau in Ihren Alltag einbringen?

Die vier wichtigsten Blautöne:

- Himmelblau (Hellblau) wird mit Gefühlen von Ruhe, Stille, Schutz und Großzügigkeit verbunden. Hellere Farbtöne werden mit der Erinnerung, der Introspektion und der Kommunikation mit sich selbst in Verbindung gebracht. Himmelblau wird in Schlafzimmern verwendet, um Schlaflosigkeit entgegenzuwirken.
- Dunkelblau wird mit Wahrheit, Mäßigung, Stabilität, Ordnung und Ernsthaftigkeit assoziiert. Häufig findet dieser Blauton bei Polizei- oder Sicherheitsuniformen Verwendung.
- Marineblau wird mit Treue, Verpflichtung, Unendlichkeit, mit Eleganz und Wirtschaftskraft, Gefühlen der Ruhe und Entspannung assoziiert. Der Nachthimmel und die Tiefen des Meeres werden als marineblau wahrgenommen.

- Türkisblau, zwischen Blau und Grün, vermittelt die Qualitäten beider Farben: Ruhe und Wachstum, geistige Klarheit, Kreativität, Selbstbeobachtung, Ausgeglichenheit und emotionale Kontrolle.

Blaues Licht

Zum Entspannen brauchen wir also Blau. Nicht nur blaue Farbtöne, sondern auch die Blauanteile des Lichts. Urlaub unter dem blauen Himmel, im blauen Wasser. Es regt die parasympathische Funktion an, es verbessert den HRV, es fördert den zirkadianen Zyklus. Jedoch gilt es Gefahren zu beachten.

Morgens und Spätnachmittags ist der dunkle Blaulichtanteil geringer. Der morgendliche Spaziergang oder der Frühsport ist super gesund und birgt wenig Gefahr für die Augen. Später tagsüber steigt der Blaulichtanteil und ist das Tragen einer Sonnenbrille erforderlich. Vor allem dort, wo das dunkle Blaulicht extremer ist, wie beim Skifahren oder am Meer, aber auch im Straßenverkehr, sollten Sie Ihre Sonnenbrille nicht vergessen.

Bei modernen, stromsparenden LED-Leuchtmitteln können Sie häufig warmweißes und kaltweißes Licht, mit hohem Blauanteil, einstellen. Warmweiß ist in jedem Fall augenfreundlicher. LED-Licht mit hohem dunklem Blaulichtanteil bekommen Sie leider von vielen Fernsehern, Computer-Bildschirmen, Tablets und Smartphones ab.

Dieses kurzwellige Blaulicht, gerade abends, hemmt die Bildung von Melatonin und stört so den Schlafrhythmus. Im Dunklen, z. B. im Bett, auf Monitore und Displays zu starren, ist absolut zu unterlassen. Auch, weil das blaue Licht durch die kurze Distanz zwischen Augen und Bildschirm die Netzhaut schädigen kann und die dauerhafte Fokussierung auf den Nahbereich belastend ist.

Gute Gründe also, die Bildschirmzeit zu reduzieren, einen Blaulichtfilter anzubringen, eine Blaufilterbrille zu tragen, den Abstand zum Bildschirm vergrößern, Ihre Haltung zu korrigieren, den Schreibtisch in die Nähe eines Fensters zu stellen oder weitere Kunstlichtquellen einzuschalten, die einen geringen Blaulicht- und einen großen Warmlicht-Anteil haben. Gerne können Sie eine azurblaue oder cyanblaue LED-Lichtquelle etwas seitlich zu sich aufstellen, damit Sie nicht direkt hineinblicken. Helleres Blau, auch Cyanblau, stimuliert ebenfalls die parasympathische Aktivität des Hypothalamus, und bewirkt somit Entspannung ohne schädliche Nebeneffekte.

Hörsinn und Musik

Unser Hörsinn ist besonders komplex und Belästigungen und Probleme des Gehörorgans sind allgegenwärtig und vielfältig. Lärm stresst und schädigt. Auch unser Hörsinn braucht Pflege und Auszeiten. Hörverlust tritt früher, häufiger und stärker auf. Hörverlust, Lärmtraumata und Stress sind häufige Ursachen von Tinnitus, Pfeif-, Brummtönen oder anderen Geräuschen »im Ohr«. Ebenso können, neben Nervenerkrankungen und Tumoren, die Halswirbelsäule und Kiefergelenksentzündungen an Tinnitus beteiligt sein.

Umgekehrt bieten das Hören, Zuhören, Sprechen, Singen, Musizieren sehr geeignete Möglichkeiten, bewusst zur Ruhe zu kommen und tief zu entspannen. Sich zurückziehen und es sich bequem machen, sich Zeit nehmen, sich auf der ausgewählten Musik einlassen, ist ein erster Schritt zur musikalischen Entspannung.

Welche Songs, welche Musikstücke, welche Stimmen, welche Komponisten, oder welche Naturgeräusche fallen Ihnen spontan zur Entspannung ein? Und mit welcher Erinnerung ist diese Musik fest für Sie verknüpft?

Psychoakustik beschäftigt sich mit sämtlichen subjektiven Reaktionen auf alle Geräusche, Töne und Klänge, also mit der »Warum«-Frage: Warum werden Schallwellen so oder so wahrgenommen? Sie setzt sich mit dem Zusammenhang zwischen einem objektiv messbaren, physikalischem Schallreiz und der dadurch hervorgerufenen individuellen Hörwahrnehmung auseinander. »Physik trifft Psychologie!«

Und das ist jetzt für Sie interessant. Was macht Stress? Was tut gut? Wenn es Sie interessiert und wenn Sie das verstehen, werden Sie viele Optionen zum Hörgenuss und zum Entspannen kennenlernen und Stress durch Lärm aus dem Weg gehen.

Geräusche, Stimmen und Musik

Um uns wohlzufühlen und entspannen zu können, müssen unsere Sinne verwöhnt werden. So auch der Hörsinn.

Es gibt viele verschiedene Naturgeräusche, Stimmen, Gesänge, Klänge und Musikstücke, die Sie mögen, lieben oder … sogar meiden (da sie Sie stressen). Bei manchen Geräuschen kann uns hingegen ein wohliger Schauer über den Rücken laufen.

Im Kontext dieses Buchs legen wir den Fokus auf Musik, die tief berührt und tief entspannt bzw. heilt. Unser Gehörsinn ist sehr individuell. Dennoch ist aus der Geschichte, aus eigener Erfahrung und aus der Wissenschaft bekannt, dass bestimmte musikalische Merkmale vorhanden sein müssten, um die entspannende Wirkung zu entfalten.

Der Einfluss von Musik und Gesängen auf die emotionalen Zentren des Gehirns bietet viele Möglichkeiten zu entspannen, zu regenerieren, zu stimulieren. Den Ausdruck »heilende Kraft der Musik« gibt es seit Urzeiten.

Merkmale

Ein wesentliches Merkmal bei rituellen Gesängen im Hinduismus und Buddhismus ist die Anzahl der Wiederholungen eines Mantras: 108, eine heilige Harshad- oder Niven-Zahl.

Ohne darauf tiefer einzugehen, reicht es festzustellen, dass tatsächlich viele Wiederholungen erforderlich sind, um das Nachdenken zu überwinden, wohlige Entspannung zu erreichen und sich selbst zu fühlen. Geübte können diesen Zustand auch mit der Hälfte (54), einem Viertel (27) oder sogar einem Zwölftel (9) von 108 erreichen.
In vielen verschiedenen Studien konnten Hirnforscher nachweisen, dass Rhythmus und Wiederholung der Mantras (mindestens 15 Minuten) die üblichen unruhigen und unregelmäßigen Gehirnwellenmuster gleichmäßiger werden und nicht mehr so stark ausschlagen lassen. Durch viele Wiederholungen synchronisieren sich mehrere Gehirnzentren mit Rhythmus und Klang, wir fühlen uns im »Flow«, vollkommen im Einklang mit uns selbst. All das hat sofortige Auswirkungen auf das Gehirn.

Musik hören ist zwar ein subjektives Hörerlebnis, beeinflusst jedoch eindeutig objektive, messbare Parameter. In unserem heutigen wissenschaftsbasierten Zeitalter gibt es ständig neue Untersuchungen zu den Effekten von Musik.

Welche Gehirnstrukturen werden mit welcher Musik angesprochen? Welche Effekte hat Musik auf die Entwicklung der Kindheit, auf Krankheiten usw.?

Wohltuende Musik löst eine Kaskade von wohltuende Botenstoffen, auch Glückshormone genannt, wie Dopamin, Serotonin, Oxytocin, Endorphinen und Phenylethylamin aus. Die Eigenproduktion dieser Botenstoffe kann durch viele verschiedene Aktionen und Aktivitäten stimuliert werden: Düfte, Licht, Lachen, Berührungen, Ernährung, Bewegung und Training, Entspannung, Meditation und Sound.

Die Zutaten für Entspannung sind: ein langsamer Herzschlag-Beat, sanfter tiefer Bass, sphärische Synthesizers und/oder natürliche Instrumente, Glöckchen o. Ä., eine unaufdringliche, harmonische Melodie, gerne auch mit Naturgeräuschen (Regen, Meeresrauschen, Wasserfall, Vogelgezwitscher). Studien belegten, dass die Entspannung nach 10–19 Minuten eintritt. Die mystische, heilige Zahl von 108 Wiederholungen wird somit erreicht.

Lewis-Hodgson von Mindlab International Research hat 2016 bei englischen Testpersonen den Song entdeckt, der am meisten entspannt: »Weightless« von Marconi Union senkte das Angst-Stressniveau um ca. 65 % und auch physiologische Werte in Ruhe (Herz- und Atemfrequenz, Blutdruck) verringerten sich um 35 %.

Musik mit einer Frequenz von 528 Hz ist durch ihre Wirkung auf den Hormonhaushalt und das autonome Nervensystem stark stressreduzierend. Und das schon nach 5 Minuten!

Bitte nicht vergessen: Hören Sie nicht zu laut Musik. Gerade so laut, wie Sie die Musik gut hören. Bei Hörverlust ist eine Hörhilfe erforderlich. Tinnitus tritt bei Hörverlust auf. Geräusche oder Musik sollten Ihre (lauten) Ohrgeräusche nicht komplett maskieren.

Tinnitus

Bei Tinnitus aurium, lateinisch für »das Klingeln der Ohren«, wird zwischen objektivem und subjektivem Tinnitus unterschieden.

Objektiver Tinnitus beruht auf einer von außen wahrnehmbaren oder zumindest messbaren körpereigenen Schallquelle. Es ist selten und wird als »somatosound« bezeichnet. Subjektiver Tinnitus bezeichnet ein Symptom oder Syndrom, bei dem der Betroffene Geräusche wahrnimmt, die keine äußere, für andere Personen wahrnehmbare Quelle besitzen und die keinen Signal- oder Informationscharakter für den Betroffenen haben.

Die Art der scheinbaren Ohrgeräusche ist sehr vielfältig. Die akustischen Eindrücke werden als Brummton oder Pfeifton, Zischen, Rauschen, Quietschen, Knacken oder Klopfen beschrieben. Das Geräusch kann in seiner Intensität gleichbleibend sein, es kann jedoch auch einen rhythmisch-pulsierenden Charakter haben.

Da Tinnitus oft ein Symptom einer anderen Störung oder Krankheit ist, sollte versucht werden, die Ursache ausfindig zu machen.

Ursachen

Tinnitus kann im Zusammenhang mit vielfältigen anderen Erkrankungen des Ohres oder der Hörbahn auftreten. Auffallend ist die Beziehung zwischen Tinnitus und Hörverlust.

Beim noch frischen (akuten) Tinnitus sollte außerdem eine weiterführende Diagnostik möglicher Begleitfaktoren (z. B. Funktionsstörungen der Halswirbelsäule und des Kiefergelenks) erfolgen.

Eine akute Diskusverlagerung im Kiefergelenk geht üblicherweise mit einer Entzündung einher. Das könnte Nervenbahnen in einem Schädelspalt vom Kiefergelenk zum Innenohr irritieren. Wenn das Kiefergelenk mittels einer Distraktionsschiene entlastet wird und die Entzündung ausgeheilt ist, verschwinden auch die Ohrgeräusche. Die Behandlung wird üblicherweise mit physiotherapeutischen Übungen, Manueller Therapie für Kiefergelenk, Kauapparat und Halswirbelsäule, fortgesetzt.

Wegen der gleichen nervalen Versorgung durch den 3. Drillingsnervast kann bei einer Verspannung der Kaumuskeln eine gleichzeitige Verspannung der Trommelfellspanner (M. tensor tympani) und Gaumensegelspanner erklärt werden. Techniken im Mund durch einen spezialisierten Therapeuten und auch allgemeine Entspannung zur Verringerung der Kaumuskelaktivität könnten bei dieser Ursache eventuell auch Tinnitus lindern.

Therapien

Eine präzise Diagnostik bei Tinnitus-Patienten ist angebracht, da in manchen Fällen eine ursachenorientierte Behandlung möglich ist. Dazu kann eine Vielzahl von ganz unterschiedlichen Behandlungen, auch in Kombination, versucht werden. Das Beste daran ist, dass Sie viele Behandlungen selbst durchführen können.

Von allen Behandlungsoptionen gibt es für Verhaltenstherapeutische Ansätze (CBT) die beste Evidenz, vor allem in Kombination mit anderen Therapien wie Entspannungsverfahren (Autogenes Training, progressive Muskelentspannung, craniosacrale Entspannung oder auch Qigong oder Biofeedback. Ebenfalls wird Eye Movement Desensitization and Reprocessing (EMDR), auf Deutsch »Desensibilisierung und Verarbeitung durch Augenbewegung«, bei Tinnitus erforscht. Augenbewegungen nach links und rechts während eines Gesprächs oder einer Erinnerung führen dazu, dass das Gehirn Aufmerksamkeit teilen muss. Womöglich lässt das Tinnitus in den Hintergrund treten. Nach vielen Wiederholungen könnte eine (relative) stabile Veränderung in den betroffenen Hirnstrukturen erfolgen.

Die Forschung und die Therapieverfahren bei Tinnitus haben sich aber auch vom Ohr zum Gehirn verlagert. Medikamente oder Substanzen, die in den Botenstoff-Haushalt eingreifen, sind noch ohne überzeugende Nachweise bei Vergleichsstudien. Neuartige akustische Optionen sind stark im Kommen, brauchen jedoch ebenfalls weitere Forschung zum Nachweis der Effektivität. Verschiedene Formen der akustischen Stimulation mit einer Applikation oder einem Gerät sind ebenfalls Möglichkeiten zur Selbsthilfe.

Fazit: Ein länger bestehender Tinnitus ohne klare Ursache sollte vom HNO-Arzt untersucht und ein Hörtest gemacht werden. Bei allen Patienten mit subjektivem Tinnitus kann ein Hörverlust die Ursache sein. Kontinuierlicher Stress kann ebenfalls ein auslösender Faktor für Tinnitus sein, vor allem wenn Kiefergelenk, Kaumuskeln oder Halswirbelsäule zusätzlich eine Rolle spielen. Umgekehrt können Hörverlust und Tinnitus auch täglich Stress verursachen.

Nach den ärztlichen Untersuchungen und physiotherapeutischen oder psychotherapeutischen Befunderhebungen kann ein umfassendes, maßgeschneidertes Behandlungspaket, inkl. einer Selbsttherapie wie verhaltenstherapeutischer Aufgaben, Atemübungen, Entspannungstechniken, Entspannungsmusik usw., zusammengestellt werden.

Tastsinn und Berührung

Unsere Tastempfindung ist die Fähigkeit, Berührungen und taktile Reize auf der Haut und Schleimhaut (Zunge) wahrzunehmen. Und zwar in zwei Wahrnehmungsrichtungen des Tastsinns: berührt werden und selbst berühren.

Die eher passive Wahrnehmung wird »taktil« genannt. Das aktive Ertasten, das Erfühlen, wird als »haptisch« bezeichnet. Wir Menschen können das am besten mit der Zungenspitze und den Fingerbeeren. Das sind die vorgewölbten Tastballen auf der Innenseite der Fingerendglieder.

Die Grundlage unseres Tastsinns ist der mechanische Anteil der Oberflächensensibilität. Das ist die Erfassung von Reizen über Sinnesfühler in der Haut und Unterhaut.

Zusätzlich zu Temperatur- und Schmerzempfindung können wir über die Haut drei weitere Sinnesqualitäten empfinden: Druck, Berührung und Vibration. Dazu haben wir verschiedene Sinnesfühler in unseren Hautschichten, die auf mechanische Verformung reagieren: unsere Mechanosensoren oder Mechanorezeptoren, die in der höchsten Dichte an der Zunge und, an zweiter Stelle, an den Finger vorkommen. Deshalb reden wir vom Fingerspitzengefühl. Über die Zunge gibt es dagegen weniger schmeichelnde Sprüche.

Die Sensoren für Druck passen sich langsam, die für Berührung passen sich schnell an. Wenn Sie an irgendeiner Körperstelle gedrückt werden, nehmen Sie das die ganze Zeit über wahr. Wenn Sie dagegen Ihre Unterwäsche anziehen, spüren Sie die Berührung von Textil auf Ihrer Haut. Jedoch nicht lange. Zum Glück. Stellen Sie sich mal vor, dass Sie alle Kleidungsstücke den ganzen Tag überall auf Ihrer Haut spürten.

Die Haut ist unser größtes Organ, sie hat eine Fläche von ca. zwei Quadratmetern, und sie ist auch eines unserer wichtigsten Sinnesorgane. Millionen Sensoren in der Haut helfen uns, die Umwelt wahrzunehmen: Berührung, Druck, und auch Sonne, Wind und Wasser zu fühlen. Der taktile Sinn kann nicht abgeschaltet werden.

Gefühlsbetonte Berührungsmassage (Affective Touch)

Berührung ist nicht nur für Mechanorezeption, sondern auch für die normale körperliche und seelische Entwicklung entscheidend. Angenehme Berührungsreize führen z. B. zur Ausschüttung des Kuschelhormons Oxytocin. Babys, die nicht berührt, gestreichelt, umarmt werden (soziale, gefühlsbetonte Berührung), entwickeln sich schlechter, bilden weniger Wachstumshormone, dafür aber viel mehr Stresshormone. Die Haut ist also ein soziales Organ.

Die nachfolgende Art von Massage wird Affective Touch genannt. Synonyme sind: psychoregulatorische Massage (PRM), psycho-aktive Massage (PAM), gefühlsregulierende Massagetherapie (affect-regulating massage therapy, ARMT), Slow Stroke Massage (langsam streichende Massage) oder auch Berührungsmedizin. Die verschiedenen Benennungen machen vielleicht konfus. Weitere werden wohl folgen.

Das Konzept beruht auf spezifischen Merkmalen:

- Streicheln, sanft berühren und Drücken
- langsam: weniger als 10 cm per Sekunde. Besser nur 3–5 cm!
- mindestens 30 Minuten
- nur auf der behaarten Haut, also nicht auf Handflächen, Fußsohlen, Stirn, Nase
- Es muss angenehm sein. Es muss behagen. So wie Sie Ihr krankes Kind in den Arm nehmen, drücken und streicheln. Oder Ihre Freundin, Ihre Verwandten bei starken körperlichen oder seelischen Schmerzen. So wie Sie liebevoll Ihre Katze streicheln.

Wie wirkt es? Intensive Forschung in den letzten 15 Jahren hat vieles nachgewiesen. Zusammengefasst geht es um zwei Aspekte: 1. die Aktivierung bestimmter Nervenfasern (C-taktile Fasern zusammen mit Aβ-Fasern) und 2. deren spezifischen Wirkung im zentralen Nervensystem: Aktivierung der wichtigsten Gefühlszentren und Ausschüttung des Kuschelhormons Oxytocin.

So befassen sich aktuelle Affective-Touch-Studien mit den Prozessen im zentralen Nervensystem, vom Rückenmark über den Hirnstamm hin zu den höheren Gefühlszentren. Im zentralen Nervensystem werden die wichtigsten Gefühlszentren wie die Inselrinde von Reil, der vordere cinguläre Cortex und oberflächliche und tiefere Bereiche der vorderen Stirnlappen aktiviert. Zudem wird vor allem das Kuschelhormon Oxytocin freigesetzt. Die Oxytocin-Forschung zeigt, dass dieser Botenstoff in drei Wirkungskreisen mit neun Funktionen eine wichtige direkte oder hintergründig regulierende Rolle spielt. Man kann nicht genug davon haben! Oxytocin ein Kuschelhormon zu nennen, ist da fast eine Beleidigung.

Was ist zu beachten? Sorgen Sie für einen wohltemperierten, wohlriechenden Raum mit angenehmen entspannenden Farben und dezentem Licht und auch eine Auswahl entspannender Musik, die Ihnen und Ihrem Partner gefällt. Kombinationen von Geruch, Musik oder Geräuschen verändern nachweislich die Berührungsempfindung (cross sensory stimulation).

Das Handy ist im Flugmodus, das Telefon ausgeschaltet, die Türklingel können Sie nicht hören. Trinken Sie eine Tasse Tee, unterhalten Sie sich, bequem im Sitzen, und kommen Sie in Stimmung. Es ist »die Zeit für sich«. Stehen Sie auf und umarmen, drücken Sie sich wohltuend. Atmen Sie dabei ruhig, lang, tief ein und aus.

Utensilien, die Sie brauchen:

- bequeme, weiche Liege
- frische, wohlriechende Decke oder Handtuch auf der Liege und eine Decke zum Zudecken
- Kissenrolle für unter die Knie
- Kissen für den Kopf, wenn Sie Nackenschmerzen haben

- warme Hände und eventuell mehrere Pfauenfedern oder zwei Rasierpinsel
- angenehm duftendes Massageöl, wenn Sie möchten

Partnermassage
Eine Person legt sich bequem auf den Rücken, die Kissenrolle unter den Knien.

Das Streicheln geschieht ohne Druck. Das Tempo ist langsam, dennoch variabel. Zwischen 3 und 5 cm pro Sekunde. Wenn es mal zu schnell ist: auch nicht schlimm. Je erfahrener Sie werden, desto besser fühlen Sie, welches Tempo am besten entspannt und wohltut. Die Hände (oder Federn, Pinsel) behalten kontinuierlich Kontakt mit der Haut: Bitte nicht abheben und an einer anderen Stelle wieder auflegen.

Ihr Partner sitzt hinter Ihnen ebenfalls bequem, sodass er entspannt an Ihrem Kopf arbeiten kann. Beachten Sie, dass Sie so bequem liegen, dass Sie das Gewicht Ihres Kopfes ganz abgeben, loslassen können. Spüren Sie genau hin.

Zuerst nehmen Sie fünf lange Atemzüge in den Bauch, wobei die Ausatmung stets etwas länger ist als die Einatmung. Die ganze Session dauert 20–30 Minuten.

1. Ihr Partner legt seine Hände unter Ihren Kopf, sodass Sie Ihren Kopf vertrauensvoll in die Hände sinken lassen können. Ihr Partner beginnt die Massage am Hinterkopf. Am unteren Rand des Kopfes übt er mit allen Fingern sanfte Streichungen aus, beginnend an der Mitte des Hinterkopfs bis zu den Ohren, er wiederholt es bis zu 10-mal.
2. Nun übt Ihr Partner mit allen Fingerkuppen weiche Knetungen am gesamten Hinterhaupt aus, vom unteren Rand des Hinterkopfs beginnend nach oben. Gerne kann auch ein wenig fester geknetet werden, wenn es für Sie angenehm ist. Diese Massage kann 2 Minuten ausgeübt werden.
3. Mit einem guten Griff beider Hände am Rand des Hinterkopfs hält Ihr Partner Ihren Kopf fest und übt einen leichten Zug am Kopf zu sich aus, so spüren Sie eine wohltuende Entlastung der Halswirbelsäule. Nach dem Zug wird langsam losgelassen, bevor dieser Zug bis zu 5-mal wiederholt werden kann.
4. Direkt hinter den Ohren befinden sich beidseitig prominente Knochenfortsätze. Ihr Partner massiert diese mit kreisenden Bewegungen der Daumen. Dabei kann der Druck sanfter und fester ausgeübt werden, insgesamt kann diese Massage gut 2 Minuten ausgeübt werden.
5. Direkt am äußeren Augenrand befindet sich eine weiche Stelle, die Schläfe. Ihr Partner massiert hier beidseits sehr weich mit den Daumen in kreisenden Bewegungen. Dabei kann er die Betonung der kreisenden Massage nach hinten ausüben und insgesamt 2 Minuten massieren.
6. Ihr Partner übt nun mit seinen Fingerkuppen beidseitig ein wiederholtes Ausstreichen, an der Nase beginnend, über/auf/unterhalb der Jochbögen aus. Zunächst wird mit sanftem, dann auch, wenn es angenehm ist, mit festerem Druck massiert, die Ausstreichungen können gerne 10-mal wiederholt werden.
7. Ebenso kann Ihr Partner auf den Wangen von innen nach außen massieren. Auch hier wird die Massage 2–3 Minuten lang von innen nach außen ausgeführt. Diese Massage beginnt an den Mundwinkeln

und geht bis annähernd zu den Ohren. Die Wangenmuskulatur langsam und weich mit allen Fingerkuppen massieren. Wenn es sich gut anfühlt, kann auch mit etwas mehr Druck massiert werden. Die Hände legen sich in Gänze dem Gesichtsfeld auf und massieren, kreisend mit eher weniger Druck, weich für eine gute Entspannung.

8. Weiteres Ausstreichen kann Ihr Partner auf/über unterhalb des knöchernen Rands des Unterkiefers von innen nach außen ausüben. Das Ausstreichen beginnt in der Mitte des Unterkiefers und es wird bis zum äußeren Rand des Unterkiefers massiert. Das Ausstreichen kann bis zu 10-mal wiederholt werden.
9. Ihr Partner nimmt dann den Unterkieferrand mit den Fingerkuppen von unten und den Daumen von oben und streicht von zentral bis zum äußeren Unterkieferwinkel aus. Das kann bis zu 5-mal wiederholt werden
10. Dehnen des Mundbodens: Die Fingerkuppen streichen am unteren Unterkieferrand, befinden sich in den Weichteilen des Unterkiefers, sinken sanft in den Mundboden, streichen aus, massieren und dehnen sanft. Die Daumen streichen am oberen Unterkieferrand aus. Dieses Massieren 5-mal wiederholen.
11. Der Partner massiert langsam mit den Handflächen und Fingerkuppen die gesamte Kopfhaut mit wenig Kraft. Wenn es angenehm ist, kann er auch mehr Druck ausüben. Diese wohltuende Massage kann bis zu 5 Minuten ausgeübt werden.
12. Die Stirn wird flächig weich mit den Fingerkuppen von einer zur anderen Seite ausgestrichen, von links nach rechts, dann auch von rechts nach links, in jede Richtung 5-mal ausstreichen.
13. Danach das Ausstreichen mit allen Fingerkuppen beider Hände von der Mitte nach außen ausüben, auch mit angehaltenem Zug nach außen möglich; 5-mal ausüben.
14. Lift des Stirnbeins: Der Partner legt seine Handballen an die Seiten des Stirnbeins, übt erst einen Druck nach innen aus. Indem er diesen Druck hält, liftet er das Stirnbein wie ein Visier nach vorne und hält den Lift gut 5 Sekunden an. Danach lässt er den Lift langsam los, bevor er weitere 4 Lifts ausübt.
15. Lift der Scheitelbeine: Die Hände liegen seitlich an den Scheitelbeinen auf. Die Daumenspitzen berühren sich am Scheitel. Der Partner macht mit den Fingerkuppen beider Hände eine beidseitige Lift-, Anhebungsbewegung. Dieser Lift wird bis zu 5 Sekunden gehalten, langsam losgelassen, bevor 4 weitere Lifts ausgeübt werden.
16. Danach wird mit den Zeigefingern in kreisenden Bewegungen und sanft die Nasenwurzel leicht massiert – gerne 2 Minuten.
17. Entlastung am Stirn-Nasen-Übergang: Die Finger einer Hand haken sich am Stirnbeinrand ein. Daumen- und Zeigefingerkuppe der anderen Hand greifen die Nasenwurzel. Der Partner zieht nun seine beiden Hände auseinander und übt einen Zug auf die Knochenverbindung aus. Der Zug wird fünf Sekunden gehalten, danach wird langsam losgelassen. Das Ganze 5-mal wiederholen.
18. Der Kehlkopf wird mit einem sanften Griff mit Daumen und Zeigefinger genommen und seitlich nach rechts und links bewegt. Diese Bewegung kann zu beiden Seiten 5-mal wiederholt werden.
19. Mit je vier Fingern beider Hände wird die seitliche Halsmuskulatur sanft

nach innen massiert. Die Massage kann 1–2 Minuten ausgeübt werden

20. Auf/vor/hinter den Schlüsselbeinen wird mit den Fingerkuppen massiert und ausgestrichen. Dabei beginnt man am inneren Beginn der Schlüsselbeine und streicht bis zum Ende aus. Die Ausstreichbewegungen 5-mal wiederholen.
21. Zum stimulierenden Abschluss knetet man mit allen Fingerkuppen die gesamte Kopfhaut mit stärkerem Druck 1–2 Minuten. Der Griff geht tief zum Haaransatz. Der Partner zieht an der Kopfhaut über den Haarwurzeln an verschiedenen Stellen des Kopfes. So kann über den gesamten Bereich des Kopfes die Durchblutung der Kopfhaut angeregt werden.
22. Als Abschluss machen Sie eine kurze kräftige Fußmassage mit starkem Druck auf beiden Fußsohlen.

Gelungene Massagesitzungen zeichnen sich durch eine sichtbare Entspannung der Augenbrauenrunzler-Muskeln (Mm. corrugatores supercilii) aus.

Massagegriffe an Kopf und Hals als Selbsthilfe

Legen Sie sich in Rückenlage auf eine weiche Unterlage und betten Sie Ihren Kopf auf ein Kissen. Legen Sie sich so hin, dass Sie das Gewicht Ihres Kopfs komplett an die Unterlage abgeben können. Nehmen Sie nun fünf tiefe Atemzüge, wobei die Ausatmung stets etwas länger dauert als die Einatmung.

1. Führen Sie nun am unteren Rand Ihres Hinterkopfs mit allen Fingern sanfte Streichungen aus. Beginnen Sie an der Mitte des Kopfs und streichen Sie in Richtung der Ohren. Wiederholen Sie diese streichelnden Bewegungen gerne 10-mal.
2. Bearbeiten Sie dann den Hinterkopf mit sanften Knetungen der Fingerkuppen, wandern Sie dabei vom unteren Nackenbereich nach oben. Massieren Sie so Ihre Kopfhaut für 2–3 Minuten.
3. Verschränken Sie Ihre Hände am unteren Hinterkopf und geben Sie das Gewicht des Kopfs an Ihre Hände ab. Mit einem leichten Gegendruck beider Hände fixieren Sie quasi Ihren Kopf und können nun einen symmetrischen Zug am Kopf nach oben ausüben, was Ihre Halswirbelsäule sehr entlastet. Der Zug kann einige Male wiederholt werden.
4. Direkt hinter den Ohren finden Sie einen leicht spürbaren Knochenfortsatz. Massieren Sie diesen Bereich mit kreisenden Bewegungen der Zeige- und Mittelfinger, gerne ca. 2 Minuten.
5. Massieren Sie nun Ihren Schläfenbereich mit den Fingerkuppen der mittleren drei Finger in langsamen und kreisenden Bewegungen. Führen Sie die Massage so lange aus, wie sie Ihnen guttut. Gerne können Sie mit den Kreisen auch in Richtung Haaransatz wandern.
6. Streichen Sie dann mit sanften Bewegungen über die Jochbeine. Beginnen Sie an der Nase und streichen Sie von dort über die Wangenknochen in Richtung Ohren. Gerne bis zu 10-mal.
7. Streichen Sie auch den Bereich unterhalb der Wangenknochen, den weichen Teil der Wangen, mit sanften, aber etwas stärkeren Streichungen aus.
8. Als Nächstes streichen Sie den Bereich um Ihr Kinn aus. Beginnen Sie in der Mitte und streichen Sie beidseitig am Kieferknochen entlang in Richtung Ohren. Auch hier wieder 10-mal. Nehmen Sie den Unterkieferrand mit den Finger-

kuppen von oben und den Daumen von unten und streichen Sie von der Mitte bis zum äußeren Unterkieferwinkel aus. Diese Technik können Sie 5-mal wiederholen. Mit diesem Griff können Sie auch den Mundboden dehnen. Die Fingerkuppen streichen am oberen Unterkieferrand, die Daumen befinden sich in den Weichteilen des Unterkiefers, sinken sanft in den Mundboden, streichen aus und massieren und dehnen sanft den Mundboden. Beachten Sie, dass Sie am Mundboden weich massieren. Wiederholen Sie diese Technik 5-mal

9. Massieren Sie nun mit allen Fingerkuppen (und den Handflächen) die gesamte Kopfhaut. Wenden Sie so viel Druck auf, wie es für Sie angenehm ist. Diese Massage können für Sie 3–5 Minuten ausführen.
10. Streichen Sie dann Ihre Stirn aus. Beginnen Sie an einem Schläfenbereich und streichen Sie in kleinen Bewegungen in Richtung Stirnmitte. Dann streichen Sie von der anderen Schläfe in Richtung Stirnmitte. Sehr angenehm ist es auch, wenn Sie in die andere Richtung streichen: Legen Sie die Fingerkuppen in die Mitte der Stirn und streichen Sie mit der rechten Hand zur rechten Außenseite und mit den linken Fingern an den linken Rand.
11. Lift am Stirnbein: Legen Sie die Handballen jeweils an eine Seite des Stirnbeins, Ihre Finger zeigen nach oben. Üben Sie nun sanften Druck aus und heben Sie damit das Stirnbein sozusagen etwas nach vorne. Halten Sie diese Position 5–10 Sekunden, danach wieder entspannen. Wiederholen Sie die Bewegung 5-mal.
12. Lift an den Scheitelbeinen: Ihre Handflächen liegen flach auf der Kopfhaut, sodass sich die Fingerkuppen am Scheitel berühren. Ziehen Sie die Fingerkuppen nun zusätzlich mit sanftem Druck aufeinander zu, dabei heben Sie die Scheitelbeine mit den Handballen leicht nach oben. Halten Sie auch diese Position 5–10 Sekunden. Kurz entspannen und die Bewegung 5-mal wiederholen.
13. Massieren Sie nun Ihre Nasenwurzel mit den Zeigefingern mit kleinen kreisenden Bewegungen. Wenden Sie so viel Druck auf, wie es angenehm für Sie ist. Die Massage können Sie gerne 1–2 Minuten ausführen und genießen.
14. Legen Sie nun eine Hand über Ihre Stirn an den Bereich zwischen den Augenbrauen. Die andere Hand umgreift mit Daumen und Zeigefinger die Nasenwurzel. Ziehen Sie nun mit der oberen Hand leicht in Richtung Haaransatz, mit der unteren Hand sanft nach unten. Halten Sie diese Dehnung dieses Bereichs etwa 5 Sekunden, lassen Sie dann wieder locker, Insgesamt können Sie die Dehnung 5-mal wiederholen.
15. Zum Entlasten der Nasennebenhöhlen schieben Sie Ihren rechten Daumen unter den linken Oberkieferknochen und üben sanften Druck nach oben, während Sie mit den linken Zeige- und Mittelfingern Ihr linkes Ohr umgreifen und einen deutlichen Zug nach außen ausüben. Diese Technik üben Sie mit beiden Seiten 5-mal aus.
16. Legen Sie Ihre Hände nun an Ihre untere Gesichtshälfte. Die Handfläche liegt am Kinn, die Finger liegen auf den Wangenknochen und zeigen in Richtung Ohren. Nun ziehen Sie mit sanftem Zug der Fingerspitzen den Wangenbereich schräg nach unten in Richtung Kinn. Halten Sie diese Dehnung 10 Sekunden und wiederholen Sie sie 5-mal.

17. Im nächsten Übungsschritt halten Sie Ihren Kehlkopf mit sanftem Griff von Daumen und Zeigefinger. Bewegen Sie den Kehlkopf sanft nach rechts und links, gerne 6-mal im Wechsel.
18. Massieren Sie nun mit Ihren Fingern die seitliche Halsmuskulatur, indem Sie von den Seiten unterhalb der Ohren sanft in Richtung Kehlkopf streichen. Massieren Sie mit so viel Druck, wie es angenehm ist, und gönnen Sie sich diese Massage 1–2 Minuten.
19. Nun massieren Sie den Bereich um Ihre Schlüsselbeine. Streichen Sie von der Mitte nach außen und wiederholen Sie die Streichung 5- bis 10-mal.
20. Zum stimulierenden Abschluss kneten Sie mit allen Fingerkuppen nochmals die gesamte Kopfhaut mit etwas stärkerem Druck. Massieren Sie Ihre Kopfhaut, solange Sie möchten.
21. Greifen Sie dann abschließend tief in den Haaransatz. Üben Sie angenehmen Zug auf die Haarwurzeln aus und heben Sie so sanft Ihre Kopfhaut an verschiedenen Stellen. Das fördert die Durchblutung und ist ein wunderbarer Abschluss der Massage.

Akupressur

Zum Abschluss dieses Kapitels auserwählte Akupunkturpunkte, die durch Druck und kreisende Bewegungen nach der Lehre der Traditionellen Chinesischen Medizin (TCM) zur Entspannung beitragen können. Diese Punkte können Sie bei sich selbst bearbeiten oder von einer zweiten Person massieren lassen. Ein anderer Partner kann, im Gegensatz zu Ihnen selbst, beidseitig gleichzeitig massieren. Nehmen Sie sich Zeit. Jeder Punkt sollte einige Minuten massiert werden, eventuell im Wechsel mit anderen Punkten oder mit abwechselnden Griffen, da Ungeübte schnell müde werden. Massieren Sie die Punkte, die Sie als wirksam empfinden, mehrmals wöchentlich.

Dickdarm 4 (Hegu):

- An der Daumenseite des Mittelhandknochens des Zeigefingers, präzise in der Mitte.
- Druck gibt eine starke Druckempfindung. Dieser Punkt hilft bei vielen Beschwerden im Kopfbereich und wird z. B. in der Zahnheilkunde als Anästhesiepunkt eingesetzt.

Dickdarm 11 (Quchi):

- Am Ende der Ellenbogenfalte (an der Außenseite) drücken Sie zum darunterliegenden Knochenteil des Oberarms.
- Am Ende der Ellenbogenfalte (an der Außenseite) drücken Sie zum darunterliegenden Knochenteil des Oberarms. Auch dieser Punkt wird in der Anästhesie eingesetzt. Beide haben nachgewiesene stimulierende Effekte auf Strukturen des zentralen Nervensystems zur Schmerzhemmung.

Herz 3 (Shaohai):

- Am Ende der Ellenbogenfalte (an der Innenseite) drücken Sie zum darunterliegenden Knochenteil des Oberarms.
- Dieser Punkt gilt in der TCM als »Happy Point«, als Stimmungsaufheller.

Herz 7 (Shenmen):

- Innerhalb der äußeren Sehne und gegen den kleinen prominenten Knochen am Beginn des Kleinfingerballens am Handgelenk.
- In der TCM ein wichtiger Punkt bei Angst und Schlafstörungen.

Kreislauf 6 (Neiguan):

- Zwei Daumenbreiten oberhalb des Handgelenks, mittig auf der Innenseite des Unterarms, zwischen zwei Beugesehnen, direkt neben dem Mittelnerv.
- Ein sehr wichtiger Punkt in der TCM für Unruhezustände, Schlafstörungen, Herzrasen, Brustschmerz, Magenschmerz, Brechreiz, Schluckauf

Kreislauf 7 (Daling):

- Mittig auf der Beugeseite des Handgelenks. Wieder zwischen den beiden Beugesehnen.
- Hilft bei den Beschwerden, bei denen auch Kreislauf 6 Linderung verschafft.

Kreislauf 8 (Laogong):

- Beugen Sie die Finger zur Handfläche. Dort, wo der Mittelfinger auf die Handfläche trifft, liegt der Punkt, in einer Linie von Kreislauf 7 zur Spitze des Mittelfingers.
- Bei diesem Punkt geht es um Kreislauf, Hitzeschlag, Ohnmacht und Fieber.

Leber 2 (Xingjian):

- Kurz vor Ende der Schwimmhaut zwischen der Großzehe und der zweiten Zehe.

Leber 3 (Taichong):

- Zwei Daumenbreit vom Ende der Schwimmhaut zwischen der Großzehe und der zweiten Zehe.
- Beide Leberpunkte haben eine sedierende, entspannende Wirkung, auch auf Muskelverspannungen, Kopfschmerzen und Schwindel durch innere Anspannung.

Milz 6 (Sanyinjiao), Niere 8 (Jiaoxin) und Leber 5 (Ligou), bilden zusammen eine größere Zone

- Die Zone liegt am hinteren Rand des Schienbeins zwischen zwei und fünf Daumenbreit oberhalb des inneren Knöchelvorsprungs. Diese Zone hat fast immer einen erhöhten Druckschmerz. Deshalb ist der wichtigste Punkt in der Zone einfach selbst zu erspüren.
- Die Zone wirkt bei Verspannungen und Beschwerden im Becken- und Genitalbereich.

Magen 36 (Zusanli)

- Drei Daumenbreit unterhalb des Kniegelenkspalts im Muskel seitlich des Schienbeins.
- Wahrscheinlich der bekannteste Akupunkturpunkt und energetischer Sammelpunkt, angezeigt bei psychosomatischen Problemen.

Gallenblase 34 (Yanglingquan)

- In der Delle direkt vor und unterhalb des Wadenbeinköpfchens.
- In der TCM ein Meisterpunkt der Muskulatur, aber auch für Schwindel.

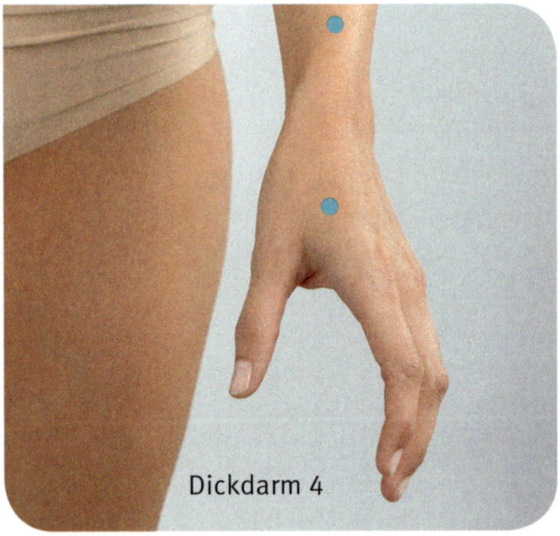
Dickdarm 4

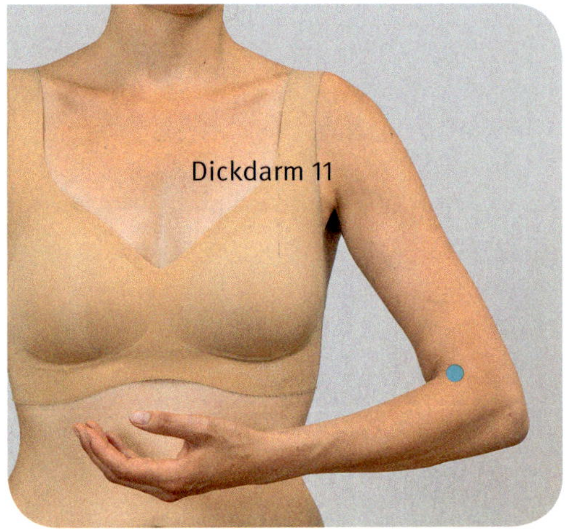
Dickdarm 11

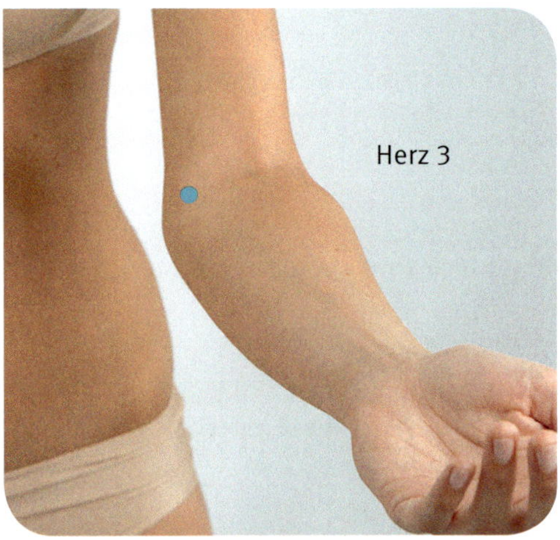
Herz 3

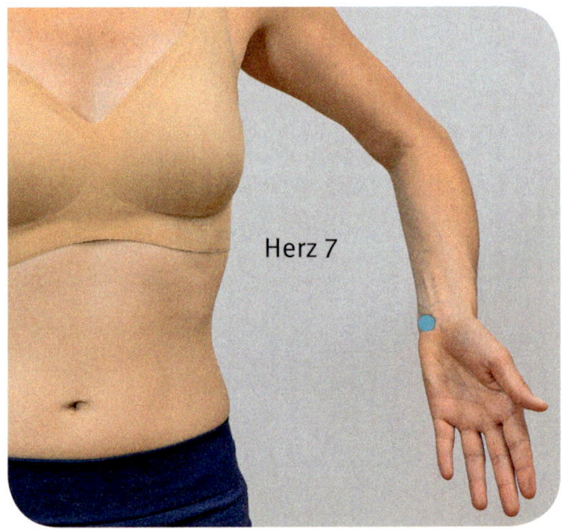
Herz 7

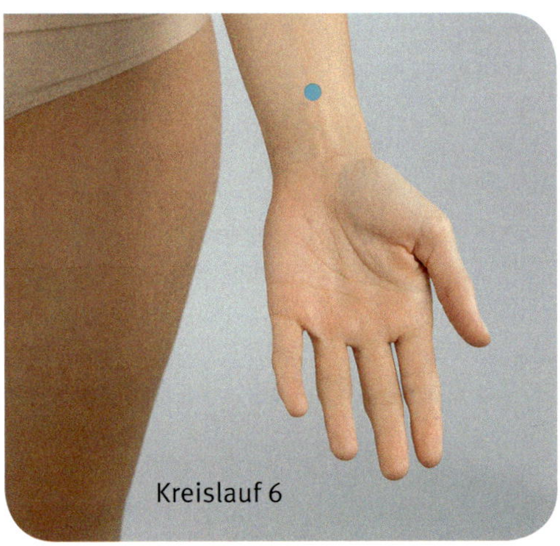
Kreislauf 6

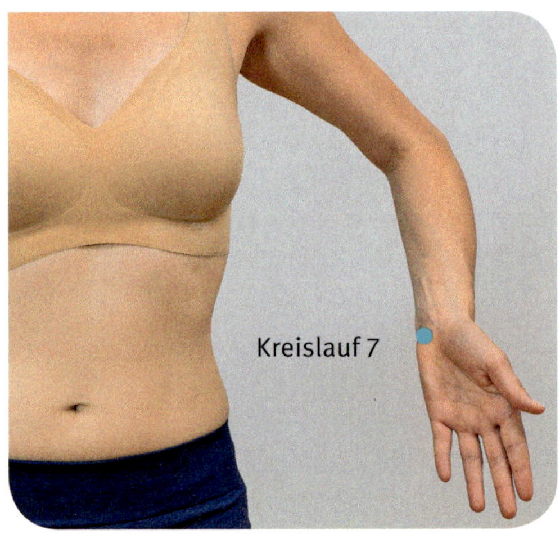
Kreislauf 7

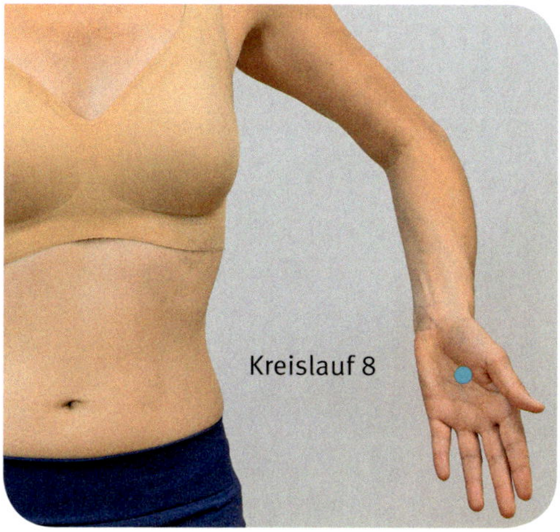
Kreislauf 8

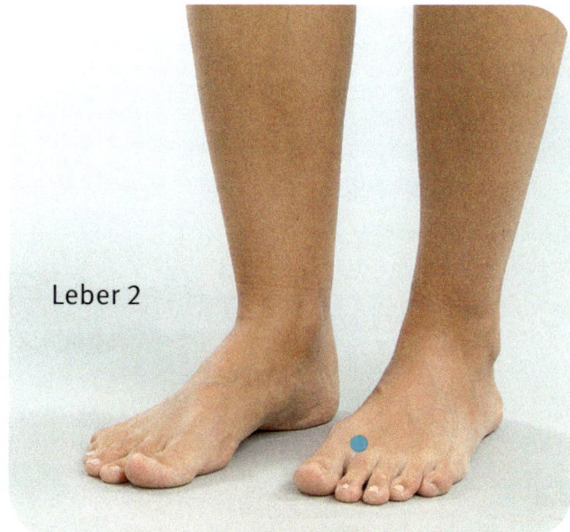
Leber 2

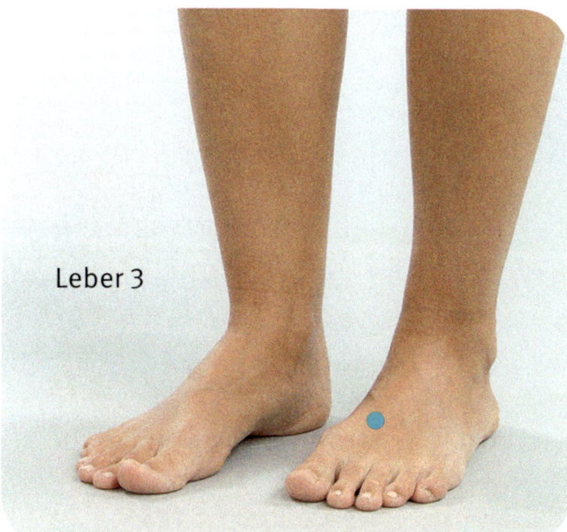
Leber 3

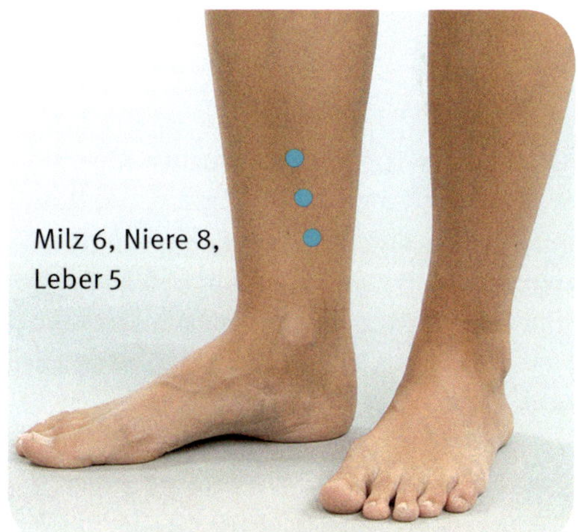
Milz 6, Niere 8,
Leber 5

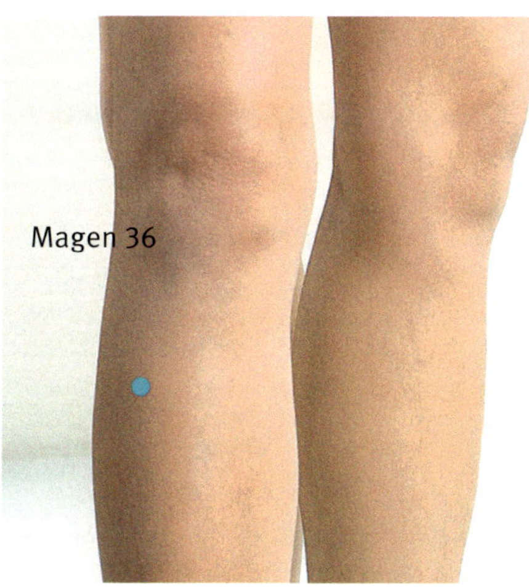
Magen 36

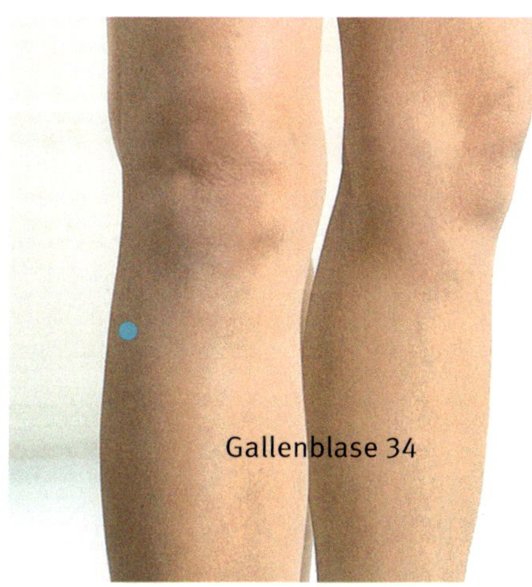
Gallenblase 34

Aktivierung von parasympathischen Funktionen

Der Begriff Vagus-Training ist weit verbreitet. Dazu gibt es viele Bücher, wissenschaftliche Veröffentlichungen und YouTube-Videos.

Mit Vagus-Training ist gemeint: »durch Stimulation des parasympathischen Teils des autonomen (oder vegetativen) Nervensystems, kurz ANS, Entspannung und Regeneration fördern« und dadurch automatisch die Dominanz des Gegenspielers, des sympathischen Teils des ANS, reduzieren.

Das ist nicht nur sehr wichtig für Leistungssportler, die sich nach einem Wettkampf erholen müssen, aber vielleicht nichts essen, nicht einschlafen oder schlecht durchschlafen können oder vor einem Spiel zu sehr angespannt sind. Es gilt für alle Menschen mit einer anspruchsvollen, intensiven körperlichen oder geistigen Arbeit, Angestellte oder Führungspersonen, Eltern, Pflegende, Schulkinder usw. Und ganz besonders für Menschen, die Traumata zu bewältigen haben.

Vor einigen Jahrzehnten gab es die Ansicht, dass man das sympathische Nervensystem aktiv dämpfen könne. Mittlerweile ist es Konsens, dass es die sympathische Aktivität verringert, wenn der Parasympathikus aktiviert wird. Es ist wie das Yin-Yang-Prinzip.

Der Vagusnerv ist der längste Hirnnerv mit parasympathischen Funktionen und wandert und schweift im Körper vom Kopf bis zum Bauch umher. Zusätzlich gibt es noch drei Hirnnerven mit parasympathischen Aufgaben:

- 3. Hirnnerv (Nervus oculomotorius): Augenbewegungsnerv
- 7. Hirnnerv (Nervus facialis): Fazialisnerv, der Gesichtsnerv
- 9. Hirnnerv (Nervus glossopharyngeus): Zungen- und Rachennerv

Zudem gibt es ganz unten im Rückenmark, im Kreuzmark, noch parasympathische Kerne, die Einfluss auf die Strukturen im Becken haben.

Die Zentren im Gehirn, die, hintereinandergeschaltet, für die parasympathische Aktivierung durch den Hypothalamus zuständig sind, spielen ebenfalls eine Rolle bei den beschriebenen Übungen, Techniken und Modalitäten. All das umfasst der Begriff »Vagustraining«.

Was können Sie nun weiter tun, um den Vagus zu aktivieren, zu trainieren? Oder, allgemeiner und richtig formuliert, wie können Sie den parasympathischen Teil des autonomen Nervensystems aktivieren und somit einen dominanten sympathischen Anteil ausgleichen?

Übungen für Sie zum Training dieser Hirnnerven gehen aus den Beschwerden, die lästigen Begleiterscheinungen von CMD sein können, hervor: zu wenig Speichelproduktion? Schluckstörungen? Stimme versagt? Heiserkeit? Geschmackverlust oder -störungen? Schwierigkeiten, den Blick scharf zu stellen, zu fokussieren? Bei solchen Beschwerden, vor allem, wenn sich diese nicht in kürzester Zeit verbessern, ist eine ärztliche Abklärung angesagt.

3. Hirnnerv, der Augenbewegungsnerv

Mit dem 3. Hirnnerv, dem Nervus oculomotorius, laufen aus einem separaten, zusätzlichen Kern im Mittelhirn oberhalb des Hirnstamms parasympathischen Fasern zum Auge. Dieser Nucleus accessorius nervi oculomotorii, früher Edinger-Westphal-Kern genannt, ist zweigeteilt.

Einerseits bekommt der Kern über den Sehnerv Information über Helligkeit und Abstand zu dem, was gesehen werden soll. Das führt durch Ansteuerung des Pupillenmuskels zum Pupillenreflex, zur Pupillenverengung und zur Nahakkommodation. Dazu sendet der Kern über Nervenfasern Signale zu einem Nervenknoten hinter dem Auge in der Augenhöhle. Bei Stress, und somit erhöhter Sympathikus-Aktivität, sendet der Kern keine Signale und die Pupille bleibt weitgestellt.

Lateralsehen und Cinéma interne Technik

Leichter variierter Druck mit der Handwurzel gegen das geschlossene Auge kann einen Reflex bewirken und die Funktion des Nervenknotens hinter dem Auge beeinflussen.

Beim sogenannten okulokardialen Reflex, auch »Augen-Herz-Reflex« genannt, aktivieren leichter anhaltender oder intermittierender Druck auf die Augenballen oder maximal seitliches Schauen Sensoren des 1. Astes des Drillingsnervs, die Signale zum sensiblen Kern im Hirnstamm leiten. Von dort werden Signale direkt zum hinteren motorischen Vaguskern geschaltet. Über den Vagusnerv führt das zur Reduzierung der Herzfrequenz und Sie fühlen sich deutlich ruhiger. Das Akkommodationstraining sollte so auch einfacher werden.

Lateralsehen nach Rosenberg im Sitzen
Verschränken Sie Ihre Hände hinter dem Kopf und lehnen Sie sich entspannt im Stuhl zurück. Halten Sie mit beiden Händen den Kopf still und schauen Sie 1 Minute so weit wie möglich nach links oder rechts. Das ist anstrengend und Sie spüren die Dehnung an beiden Augen. Durch den okulokardialen Reflex verringert sich Ihr Puls und Sie beruhigen, entspannen sich. Atmen Sie in dieser Position ruhig und tief ein und aus. Halten Sie Ihre Zungenspitze am harten Gaumen. Wiederholen Sie diese Übung mit Blick zur anderen Seite. Wenn es Ihnen guttut, wiederholen Sie diese Übung zu beiden Sei-

ten. Zur Verbesserung der Beweglichkeit der HWS ist diese Übung bei der oberen HWS beschrieben (Seite 56). Schmerzen oder Schwindel sollten hierbei nicht auftreten.

Cinéma interne oder Kopfkino
Setzen Sie sich an einen Tisch und stützen Sie beide Ellbogen darauf. Lehnen Sie nun Ihren Kopf mit den Augen auf beide Handwurzeln oder Daumballen. Variieren Sie durch leichte Bewegungen den Druck. Der Druck variiert zwischen »leicht« und »ganz leicht« und sollte nie schmerzhaft sein. Nach einiger Zeit werden Sie hinter den geschlossenen Augen weiße, gelbe Sternchen oder sogenannte »Mouches volantes« (»fliegende Fliegen«) sehen.

Sie können sich auch auf den Rücken legen, die Augen schließen, die Augenlider sozusagen von der Innenseite betrachten und warten, bis die »Mouches volantes« erscheinen. Das ist völlig normal. Bei zunehmendem Alter kommt es zu Alterung (Schrumpfung oder Abhebung) des Glaskörpers und es entstehen Glaskörpertrübungen, da sich feine Eiweißteile vom Augenwasser getrennt und zu lichtdichten Klümpchen zusammengeschlossen haben. Dann sind die Pünktchen oder Flecken auch bei geöffneten Augen sichtbar.

Sie können sich auch Szenen aus Ihren Lieblingsfilmen vorstellen. Wenn Sie sich auf dieser Weise einen Film abspielen, wird das »Cinéma interne« genannt, also »innerer Film«. Dabei atmen Sie die ganze Zeit ruhig und tief, und vielleicht läuft im Hintergrund oder über Kopfhörer der Soundtrack Ihres Lieblingsfilms.

Druck oder Kühlung mit einer Augenmaske

Eine einfache entspannende Variante ist in Rückenlage mit einer Maske auf den Augen. Das Gewicht der Maske ersetzt die eigenen Hände. Sie können jedoch mit beiden Handballen zusätzlich Druck ausüben. Einfache Masken, z. B. mit Lavendel-Geruch, tun es. Masken mit einem Gel-Pad können zusätzlich für Kühlung sorgen

Wenn Signale von der Haut und vom Auge über den Drillingsnerv zu erhöhter Aktivität des Vagusnervs führen, bietet dieser Reflex möglicherweise die Erklärung für den Effekt von Tape auf der Haut in diesem Gebiet. Tatsächlich erzählen viele Patienten, dass ein nächtliches Gesicht-Stirn-Tape auch bei Erkältungen hilft: Es kommt zu einer vermehrten Abgabe von Nasensekret. Zusätzlich kann das Tape für einen größeren Entspannungseffekt mit Minzöl, Lavendelöl oder Ähnlichem befeuchtet, mit Rotlicht erwärmt oder mit kaltem Wasser gekühlt werden, je nach Vorliebe und Jahreszeit.

Akkommodationsübungen

Nachfolgend werden fünf möglichen Übungen dafür beschrieben, die Scharfeinstellung beim Sehen zu trainieren. Probieren sie diese aus und wenn Sie mit einer mehr Schwierigkeiten haben, dann üben Sie diese etwas öfter. Wie immer, halten Sie Ihre Zungenspitze vorne oben am harten Gaumen.

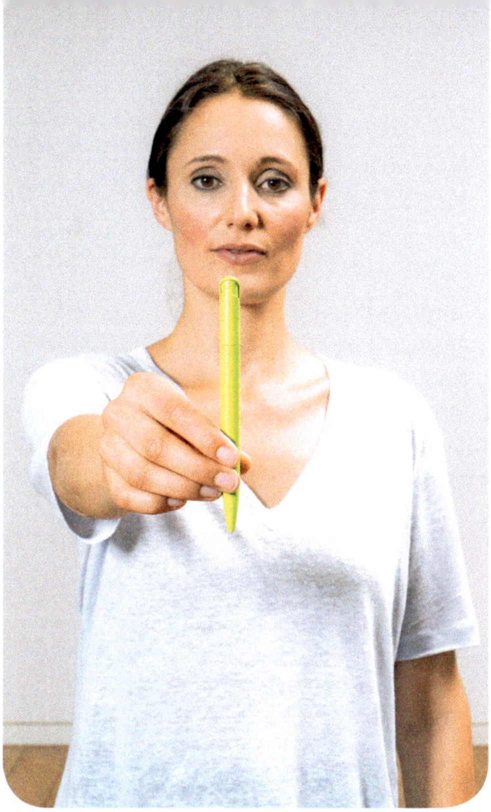

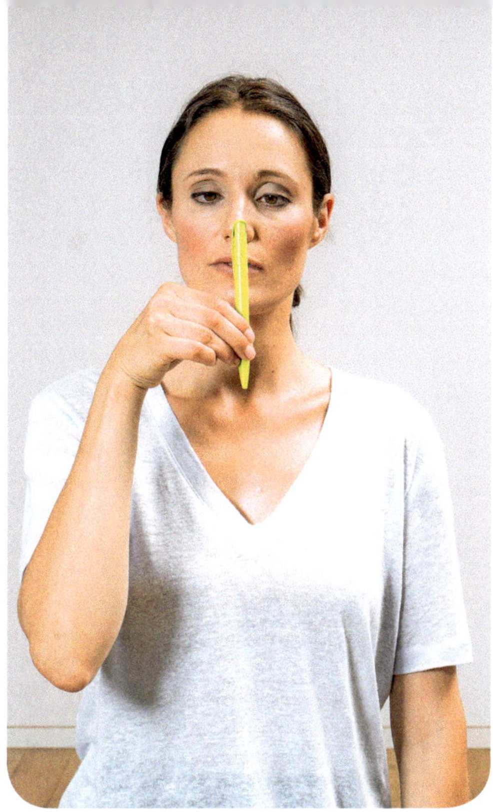

Dreiecksübung für das Auge

Nehmen Sie sich einen Kugelschreiber oder Bleistift, gerne mit Aufschrift.

Halten Sie den Stift mit einem gestreckten Arm auf Augenhöhe vor sich. Schauen Sie hin und stellen Sie Ihren Blick auf den Stift scharf. ❶

Bewegen Sie nun den Stift langsam und gleichmäßig auf sich zu. Nicht weit vor der Nase werden Sie den Stift doppelt sehen. Bewegen Sie nun den Stift langsam nach unten in Richtung Kinn. ❷ Folgen Sie dem Stift mit beiden Augen, aber beugen Sie dabei Ihren Kopf und Nacken nicht. Bevor Sie den Stift aus den Augen verlieren, strecken Sie Ihren Arm wieder bis zum Ausgangspunkt auf Augenhöhe nach vorne oben.

Wiederholen Sie diese Übung mindestens 3-mal und das wiederum maximal 3-mal am Tag.

Diese Übung ist super für zwischendurch, vor allem wenn Sie im Büro viele Stunden am Bildschirm arbeiten.

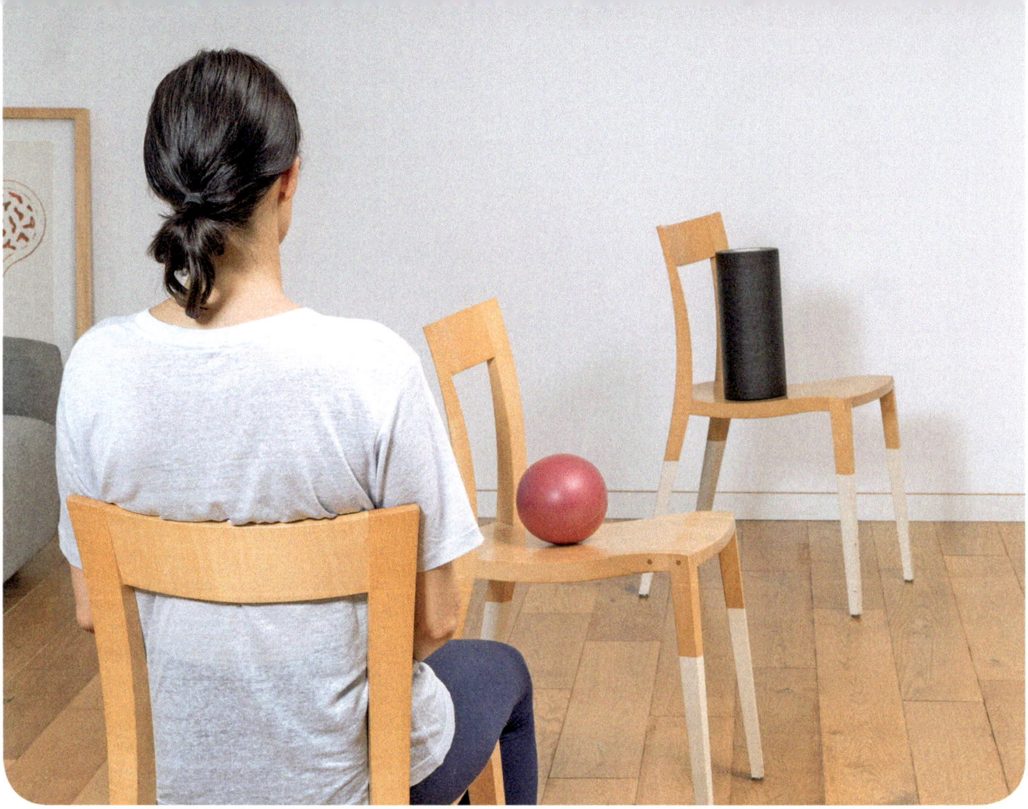

Nah-Fern-Sehen

Platzieren Sie zwei Objekte einige Meter hintereinander versetzt und setzen Sie sich entspannt, gut gestützt in einer geraden Linie davor und atmen Sie ruhig durch die Nase ein und langsam, länger durch die Nase oder den Mund aus. Schauen Sie sich das entferntere Objekt einige Sekunden an und richten Sie Ihren Blick dann schnell auf das vordere, nähere Objekt. So trainieren Sie das Scharfstellen, die Akkommodation. Vor allem die Nahakkommodation kann schwieriger sein und sollte trainiert werden.

Eine Steigerung kann mit unterschiedlichem Licht erfolgen. Platzieren Sie eines der Objekte an einem dunkleren Ort und das andere in einem hellen Lichtspot. Schauen Sie wieder beide Objekte nacheinander an. Die Pupille sollte sich schnell wechselnden Lichtverhältnissen anpassen können: Bei Dunkelheit sollte sie geweitet sein, bei Helligkeit zieht sie sich unmittelbar zusammen, um weniger Licht einfallen zu lassen. Bei hohem Stress kann die Pupille weitgestellt sein, eventuell sogar einseitig. Mit Hilfe dieser Übung lässt sich das beeinflussen.

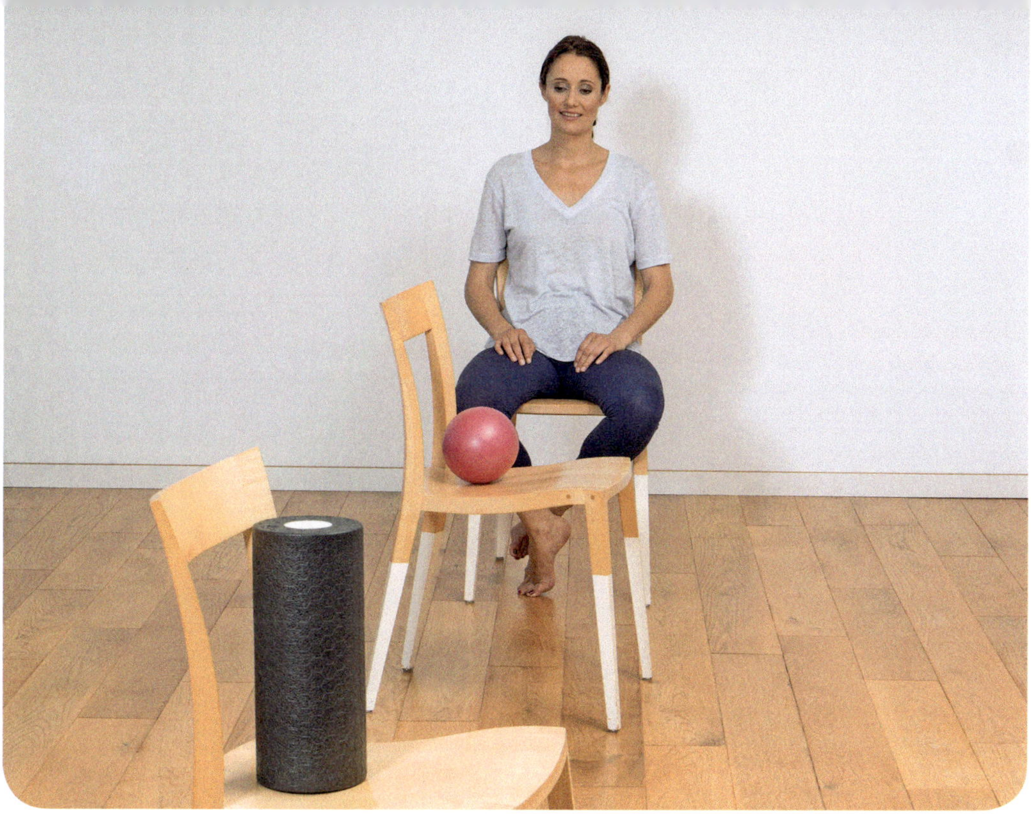

Achterbahn, Figure of Eight

Wie bei der vorherigen Übung platzieren sie zwei (oder mehrere) Objekte hintereinander und schauen sich diese Objekte nacheinander an. Dann, als Fortsetzung der vorherigen Übung, wandern Sie mit Ihrem Blick um die Objekte herum und drehen Ihre Kreise.

Machen Sie diese Übungen regelmäßig, wenn Sie merken, dass sie Ihnen beim Fernsehen, beim Autofahren oder bei der Arbeit am Bildschirm hilft.

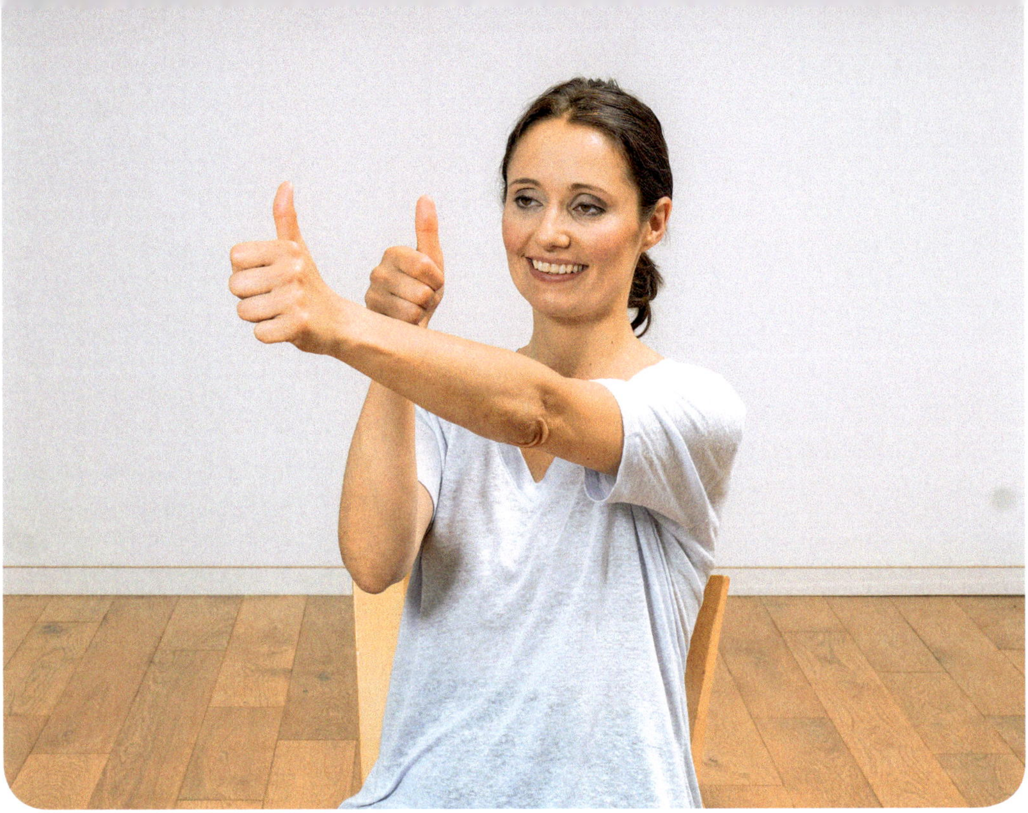

Drei Daumen

Klar haben Sie nur zwei Daumen. Bei dieser Übung gewinnen Sie aber sozusagen einen dazu.

Strecken Sie beide Arme mit dem gestreckten Daumen nach vorne in Augenhöhe aus. Der linke Arm ist nur halb, der rechte Arm ganz gestreckt. Schauen Sie sich den linken Daumen an und stellen Sie Ihren Blick scharf. Den hinteren rechten Daumen nehmen Sie nun doppelt und etwas verschwommen wahr. Schauen Sie dann den rechten Daumen an. Nun erscheint der vordere linke Daumen doppelt. Wiederholen Sie dieses Spielchen einige Male. Am Schluss schauen Sie sich ein entferntes Objekt an und stellen Ihren Blick darauf scharf.

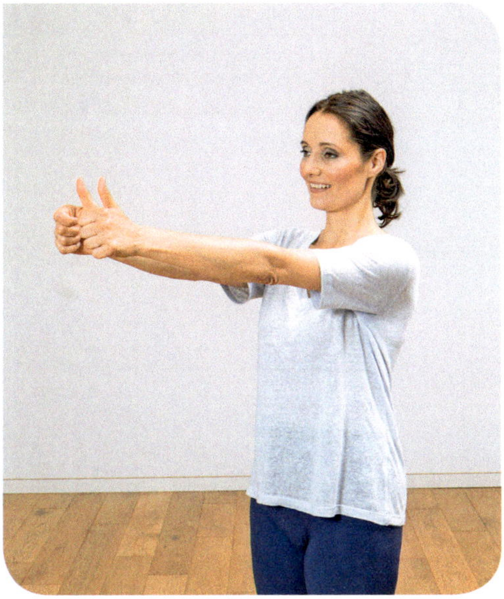

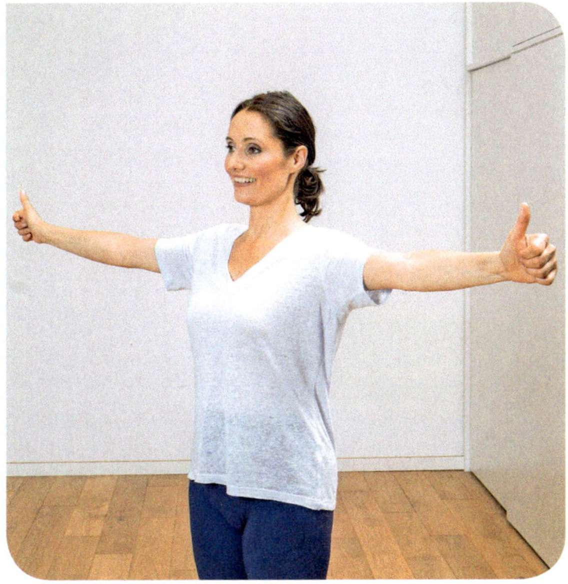

Zwei Säulen

Strecken Sie beide Arme mit nach oben zeigenden Daumen nach vorne aus. Stellen Sie Ihren Blick auf die beiden Daumen scharf. Bewegen Sie nun beide Arme jeweils zur Seite und behalten Sie beide Daumen so lange wie möglich im Blick. Verweilen Sie einen Moment in dem Bereich, in dem Sie die beiden Daumen eigentlich nur noch erahnen können. Führen Sie dann die Arme wieder zusammen und stellen Sie den Blick auf die Daumen wieder scharf. Wiederholen Sie die Übung noch 2-mal.

Diese Übung eignet sich ebenfalls zur Entspannung der Augen. Bildschirmarbeit, bei der Sie 50 cm vom Monitor entfernt sitzen, macht die Augen starr und unbeweglich. Das bringt eventuell auch Kopf- und Nackenstress mit sich. Schmerzen sind die Folge unserer einseitigen optischen Orientierung nach vorne. Ausgleich finden Augen und Geist mit einer kurzen Pausenübung. Wenden Sie sich vom Bildschirm ab und fixieren Sie Bilder und Gegenstände in unterschiedlicher Entfernung, lassen Sie den Blick abwechselnd in die Ferne schweifen, starren Sie Löcher in die Luft und stellen Sie den Blick bewusst unscharf. Kleine Pausen für den Ziliarmuskels sind pure Regeneration für die Augen.

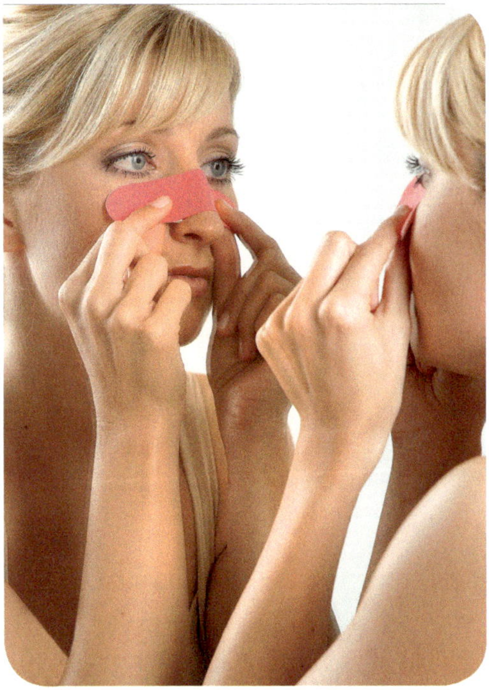 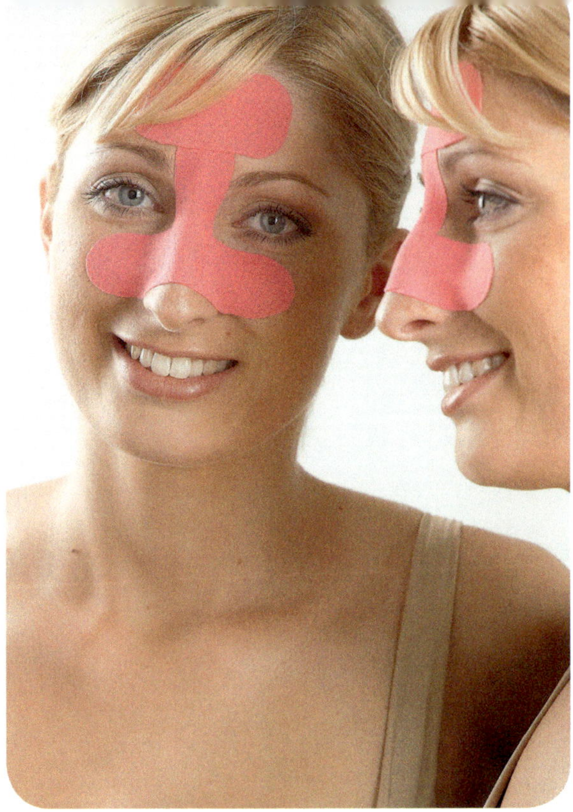

N3-Tape: Kombiniertes Stirn-Gesicht-Tape

Tape

- Anzahl: 1 bis 3
- Form: I
- Breite: 2,5 bis 4 cm
- Zug: ohne
- Dauer: bis 7 Tage

Anleitung

- Messen Sie die drei benötigten Tapes zuerst aus und schneiden Sie die Streifen wie gemessen ab. Die gemessene Länge ist auch die Tapelänge: Tapes im Gesicht werden ohne Zug geklebt.
- Schneiden Sie für das Nase-Stirn-Tape das Tape der Standardbreite 5 cm längs durch.
- Kleben Sie zuerst dieses halbbreite (2,5 cm) Tape von der Nasenspitze zur Stirn. Dieses Tape ist die verbindende Brücke für beide Quertapes.
- Kleben Sie das nächste Tape, ebenfalls ohne Zug, vom Nasenrücken horizontal nach links und nach rechts.
- Das quere Stirntape wird ebenfalls, wenn nötig, zwischen Augenbrauen und Stirnhaargrenze geschmälert.
- Starten Sie wieder mittig und legen Sie das Tape ohne Zug nach links und nach rechts horizontal an.
- Wenn kein Bedarf an einem Stirntape besteht, kann nur das Gesichtstape, ohne Nasenbrücke, angelegt werden.

7. Hirnnerv, der Gesichtsnerv

Die Muskeln im Gesicht, die vom Fazialisnerv versorgt werden, die Beschwerden, die diese verursachen können, und wie Sie diese selbst behandeln können, haben wir Ihnen bereits im Buchkapitel »Muskeln« vorgestellt.

Der Fazialisnerv leitet über zwei Äste Signale der Geschmacksknospen von den vorderen zwei Dritteln der Zunge und vom harten Gaumen zum Hirnstamm. Von dort gibt es viele aufsteigende und auch wieder absteigende Verbindungen zum Gehirn, beispielsweise zu Zentren, die mit Emotionen verknüpft sind und in denen auch eine Integration von weiteren Sinneseindrücken stattfindet. Wenn etwas schlecht schmeckt, also nach Gefahr schmeckt, entsteht sofort eine Stress-Abwehr-Reaktion, eventuell sogar ein Würgreflex.

Der Geschmack ist eng mit dem Riechsinn und dem Kauen verknüpft. Das Kautraining ist im Kapitel »Geschmacksinn und Kauen« (Seite 191) erläutert.

Zusätzlich versorgt der Fazialisnerv, zusammen mit dem Zungen- und Rachennerv, mehrere Speicheldrüsen. Bei gesunden Menschen beträgt die Speichelproduktion rund 1–1,5 l pro Tag. Speichel wird beim Kauen produziert. Angenehme Düfte oder Vorstellungen lassen das Wasser bereits vorher im Mund zusammenlaufen – verursacht durch Aktivität im Mandelkern und in einem Teil des Stirnlappens hinter dem Auge. Beide Bereiche sind für die Emotionalität sehr wichtig.

Die Produktion von Speichel könnte somit »gute«, konditionierte emotionale Hintergründe haben. Wenn Sie dagegen öfter über einen trockenen Mund klagen, hilft es als Training, Pastillen zu lutschen. Lutschbonbons gibt es zuckerfrei, glutenfrei, alkoholfrei, mit beruhigenden, entzündungshemmenden Substanzen und Kräuterextrakten.

Die Lutsch- oder Kauaktivität wird die Speichelproduktion fördern. Wenn nicht, sollten Sie Ihren Arzt aufsuchen. Im Abschnitt über Kaugummikauen (Seite 191) ist erläutert, dass Kauen entspannt. Entspannung und normale Speichelproduktion gehen miteinander einher und können sich gegenseitig unterstützen.

Auch die Haupt- und Zusatztränendrüsen werden vom 7. Hirnnerv versorgt. Wenn Augen dauernd tränen oder immer trocken sind, ist jedenfalls eine ärztliche Untersuchung erforderlich.

9. Hirnnerv, der Zungen- und Rachennerv

Der Zungen- und Rachennerv (Nervus glossopharyngeus) hat viele sehr verschiedene Aufgaben. Er versorgt zum Beispiel die große Ohrspeicheldrüse. Eine schmerzhafte Entzündung sollte vom Ohr-, Kiefergelenk- oder Kaumuskelschmerz unterschieden werden.

Der 9. Hirnnerv versorgt zudem das hintere Drittel der Zunge und den Rachen für die Geschmackssinne.

Auch werden Muskeln, die wichtig für den Schluckakt sind, von ihm angesteuert. Schlucken ist sehr komplex. Daran sind fünf Hirnnerven und auch Nerven aus der oberen Halswirbelsäule beteiligt. Das Schluckzentrum im Hirnstamm koordiniert die Aktionen zu diesen Nerven und insgesamt 26 gepaarten Muskeln. Vor allem die Muskeln des Gaumensegels und des Kehlkopfs werden vom 9. (und 10.) Hirnnerv versorgt. Der 9. und der 10. Hirnnerv bilden eine funktionelle Einheit für diese Region.

Wenn keine Schluckstörungen mit Verlust des Schluckreflexes vorliegen, können zum Training der Muskulatur verschiedenen Übungen durchgeführt werden.

Um den hinteren Gaumen zu trainieren und auch als Abschluss der Übungen für die inneren und äußeren Zungen- und Zungenbeinmuskeln gibt es folgende Übungen:

Schlucken in Slow-Motion, mit den verschiedenen Schluckphasen vom Mund bis zum Rachen und zur Speiseröhre, als bewusster Akt. Beim Schlucken liegt nur die Zungenspitze oben am vorderen harten Gaumen. Dafür sorgt der obere Längsmuskel der Zunge, der vom Zungennerv versorgt wird. Der Zunge-Gaumen-Muskel, der die Zunge zum harten Gaumen bringt und die Schlundenge verschließt, wird vom 9. Hirnnerv versorgt.

Aussprechen von:

- »-ng« (wie in -ung, -ong, -ang), langanhaltend, mit Vibrationen am Gaumen
- »k«, oft wiederholt und dabei einatmen
- »g«, Aussprache wie im Englischen vor »e«, also »gee« wie in »generation«.

Wichtig ist, dass Sie bei diesen Übungen die Gesichtsmuskeln und die Zungenmuskeln ruhen lassen.

Auch Kehlkopfvibrationen stimulieren den 9. Hirnnerv. Schnurren, Summen, Singen und Gurgeln lösen diese Vibrationen aus, mit denen Sie wunderbar üben können. Zum Summen eignen sich vor allem die Vokale A, O und U. Hiermit verbunden ist eine tiefe Ausatmung, die vom Parasympathikus bestimmt ist, denn bei der nächsten Einatmung ist bereits wieder der Sympathikus aktiver. Neben dem Schnurren können auch kurze Melodien leise oder summend in ständiger Wiederholung genutzt werden.

Und so landen wir bei Om, oder A-U-M.

»Om« kommt aus dem Sanskrit und heißt auf Deutsch »Om«. Ja, OM ist unübersetzbar. Es steht für alle anderen Wörter, für Alles, das Universum, das Erfassen des Universums und somit auch für das Erfassen von uns selbst.

Ohne uns in die Geschichte des Hinduismus zu stürzen ist es doch erstaunlich, dass in unserer modernen Zeit die Forschung nach und nach die positiven Effekte von Yoga, Meditation und Atemübungen bestätigt.

Der Buchstabe A:

- A ist der erste Laut, den ein Baby normalerweise produziert, und der erste Buchstabe des Alphabets.
- A ist der Laut, der am nächsten beim Herzen, weit im Rachen hinten entsteht.
- A kann nur mit offenem Mund ausgesprochen werden und repräsentiert deshalb eine Öffnung, den Anfang, alles Beginnende im Menschen und auf der Welt.
- A steht auch für unser Wachbewusstsein.

Der Buchstabe U:

- U ist ein Laut, der zwischen dem Rachen und den Lippen, im Gaumen, also zwischen Hinten und Vorn, nämlich in der Mitte gebildet wird.

- U steht deshalb für alles, was »dazwischen« ist, im Wandel, im Umbruch.
- U steht für das Zwischenbewusstsein – zwischen dem Wachen und dem Tiefschlaf. Für den Traumschlaf.

A und U nacheinander werden zusammen O.

Der Buchstabe M:

- M wird mit den Lippen, also vorne gebildet.
- Im Gegensatz zu A, das mit offenem Mund gesprochen wird, entsteht M nur, wenn wir die Lippen geschlossen haben. Eine gute Übung auch für den Lippenschluss.
- Es symbolisiert also den Verschluss, den Abschluss, das Ankommen, das Ende – im positiven und negativen Sinne.
- M steht ebenfalls für Tiefschlaf.

A, U und M sind die einzigen Töne, die ohne Zunge produziert werden können. Ruhen Sie nach »Om« in sich. Das wäre der vierte, lautlose »Ton«.

Sie können »Om« wiederholt rezitieren, singen, mit der entsprechenden Musik begleiten oder sich sogar einer Chanting-Gruppe, die es in vielen deutschen Großstädten gibt, anschließen.

Finden Sie an diesen Übungen Gefallen, helfen sie Ihnen, frischer, wacher und entspannter zu sein, dann können Sie sich überlegen, wann und wo Sie das Summen und Tönen zu einem festen Ritual machen können und wollen. Gerade wenn Sie merken, dass Ihre Stimme heiser wird, wenn Sie sehr angespannt sind, wenn Sie unter Stress stehen, sind diese Übungen sehr zu empfehlen.

10. Hirnnerv, der Vagusnerv, Nervus vagus

Der Vagusnerv ist der größte der vier Hirnnerven mit parasympathischen Funktionen, besitzt die meisten Zellen (bis zu 200 Millionen) und hat vier Kerngebiete im Hirnstamm. Insgesamt beinhaltet der Vagusnerv mehr Zellen als das restliche periphere Nervensystem. 80–90 % aller Fasern senden Signale vom Verdauungstrakt zum Hirnstamm und nur 10–20 % senden von dort Signale in den Körper.

Alle vier Kerngebiete bieten Möglichkeiten, den Vagusnerv zu stimulieren, und für vieles gibt es direkte oder indirekte Wirkungsnachweise.

Sensibler Kern

Reizsignale aus dem Rachen- und Kehlkopf oder aus Teilen des Ohres, z. B. dem äußeren Gehörgang, kommen im sensiblen Kerngebiet des Drillingsnervs im Hirnstamm an.

Etwa parallel zum Trigeminuskerngebiet ist im Hirnstamm der Solitariusbahn und -kern (Nucleus tractus solitarii) lokalisiert. Signale vom Ohr, die keinen Schmerz verursachen (Berührung, Druck, Vibration und elektrische), kommen direkt oder über Nervenverbindungen zum mittleren und unteren Solitariuskerngebiet.

Im mittleren und unteren Kernbereich enden ebenfalls Signale von Gefäßchemorezeptoren, die Atemfrequenz und -tiefe reflektorisch stimulieren, und vom Magen-Darm-Trakt zur Regulierung des Appetit- und Hungerempfindens und der Nahrungsaufnahme. Sehen Sie hierzu auch das Kapitel »Atemtraining« (Seite 180).

Der obere Bereich des langgezogenen Kerns, der Geschmackskern, empfängt die Geschmacksignale von drei Hirnnerven: von den vorderen zwei Dritteln der Zunge über den 7. Hirnnerv, vom hinteren Drittel der Zunge über den 9. und vom Zungengrund und Kehldeckel über 10. Hirnnerv. Sehen Sie hierzu auch das Kapitel »Geschmacksinn und Kauen« (Seite 191).

Behandlung am Ohr

Da bekannt ist, dass der Vagusnerv ein Stückchen des Ohrs sensibel versorgt, kann man durch Behandlung des Ohrs auf den Nerv einwirken. Und das Stückchen Haut ist die Außenseite des Trommelfells, ein Teil des äußeren Gehörgangs und der Innenseite der Ohrmuschel, allerdings zusammen mit dem 7. Hirnnerv. An der sensiblen Nervenversorgung des äußeren Ohrs beteiligen sich insgesamt 4 Hirnnerven (der 5., 7., 9. und 10.) und auch Äste aus der oberen Halswirbelsäule. Eine klare Verteilung ist nicht bekannt, es gibt Überlappungen und individuelle Unterschiede. Da all diese Nerven ihre Signale zum selben sensiblen Kerngebiet des 5. Hirnnervs im Hirnstamm leiten, ist es nicht so wichtig, welcher Nerv welches Stückchen Ohr versorgt. Vom sensiblen Kerngebiet ist bekannt, dass direkte Verbindungen zum dritten (Solitarius) und vierten (der untere, hintere) Vaguskern verlaufen und so der Vagusnerv aktiviert wird.

Beide Ohren können in Rückenlage simultan, zur allgemeinen Entspannung sanft massiert und geknetet werden. Probieren Sie es mal (mindestens) zehn Minuten aus. Auch hier gilt: lange Atemzüge und vor allem langes Ausatmen.

Sensible Nervenversorgung des Ohrs.

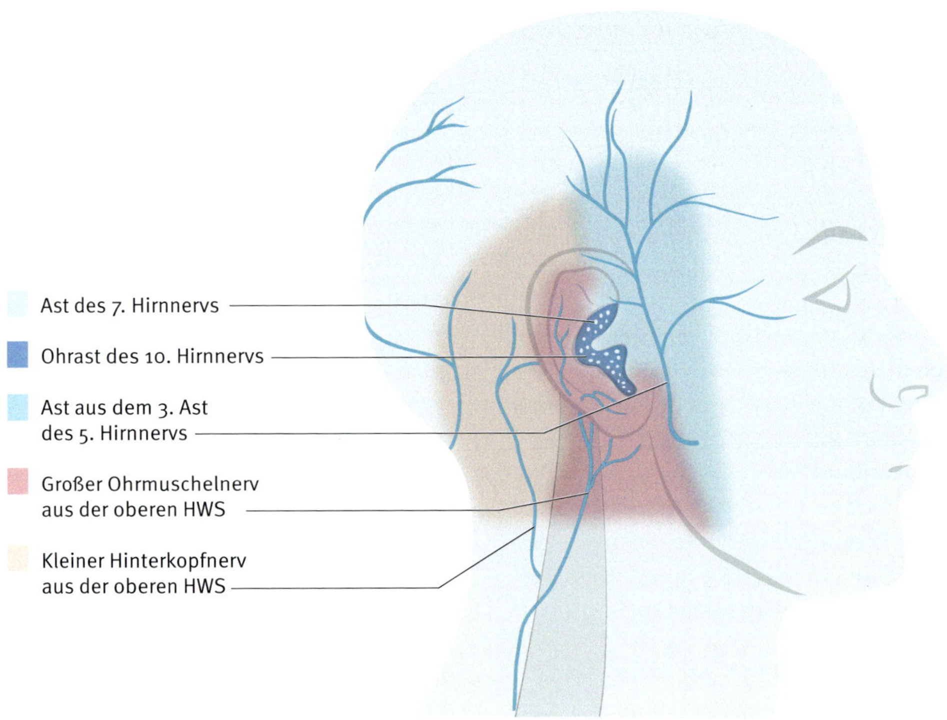

Das linke und das rechte Ohr scheinen unterschiedliche Auswirkungen zu zeigen. Dementsprechend bietet es sich an, beide Ohren in Rücken- oder Seitenlage 10 Minuten separat mit beiden Händen zu massieren und die Effekte zu vergleichen.

Wenn Sie die Ohrmassage lieben, können Sie es anatomisch noch genauer durchführen oder machen lassen. Der äußere Gehörgang (nicht nummeriert) ist ebenfalls vagal versorgt und verantwortlich für verschiedene Reflexe, wie den Hustenreflex bei Reizung. Ein Stäbchen aus Holz, Kunststoff, Stahl oder mit elektrischen Impulsen ermöglicht einen einfachen Zugang zum Gehörgang und zum Ohrhöhlenbereich.

Sie können auch mit Ihren Ohren wackeln und dazu die Augenbrauen und Stirnmuskeln bewegen. Das ist eine lustige Abwechslung und dazu sinnvoll. Diese Muskeln werden vom hinteren Ohrast des 7. Hirnnervs versorgt, der ebenfalls direkt mit dem Vagusnerv verbunden ist. Wenn Sie Ihre Ohrbewegungen wahrnehmen, spüren Sie, dass sensible Fasern des Vagusnervs aktiviert werden. Wackeln Sie mit den Ohren vor und nach der Ohrmassage, um den sofortigen Effekt zu spüren.

Tauchreflex

Neben den okulokardialen und aurikulovagalen Reflexen gibt es noch einen wirkungsvollen Reflex des Vagussystems: den trigeminokardialen Reflex oder Tauchreflex (mammalian diving reflex).

Ein exzellentes Beispiel, um den parasympathischen Teil des Nervensystems zu stimulieren, ist der Tauchreflex. Wenn Sie Ihre Stirn, Ihre Nase und Ihr Gesicht in ein Becken mit kaltem Wasser halten, werden die

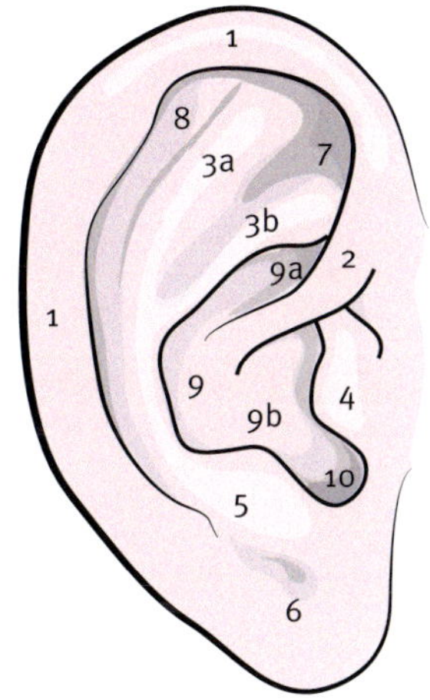

1 Ohrleiste, 2 Leistenschenkel, 3 Ohrwulst, 3a oberer Schenkel, 3b unterer Schenkel, 4 Ziegenbock, 5 Gegenecke, 6 Ohrläppchen, 7 Dreieckige Grube, 8 Wanne, 9 Ohrmuschel, 9a Cymba conchae, 9b Cavum conchae, 10 Vertiefung zw. 4 + 5

temperaturempfindlichen Nervenfasern stimuliert. Diese kommen im Hirnstamm zum langgezogenen sensiblen Kerngebiet des Drillingsnervs. Von dort verlaufen Nervenfasern direkt zum hinteren motorischen Vaguskern, der über ausgehenden Nervenfasern das Herz langsamer schlagen lässt, um Sauerstoff zu sparen. Eventuell kommt es, als Schutzmechanismus, sogar zum Atemstillstand (Apnoe). Nicht nur der Puls verlangsamt sich, auch der Stoffwechsel wird verringert, und das Blut wird aus den Gliedmaßen Richtung Gehirn geleitet. Der Tauchreflex ist eine der wirksamsten Techniken zur sofortigen Entspannung.

Am einfachsten und sehr wirkungsvoll ist es morgens am Waschbecken mit dem kalten Wasser aus dem Wasserhahn. Für Fortgeschrittene ist es Eintauchen und Atemanhalten, so wie beim Tauchen. Das Wasser soll frisch, jedoch nicht zu kalt sein. 16 °C sind top, weil der lymphatische Fluss dann noch funktioniert. Unter 10 °C soll es nicht sein, aber wenn Sie große Lust auf mehr haben, probieren Sie es mal mit einer Ladung Eisblöckchen im Wasser. Eine Eiswürfelmassage des Gesichts und der Stirn tut es auch.

Bei hohem Stress kaltes Wasser trinken: Die temperaturempfindlichen Vagusrezeptoren im Rachenraum sorgen für eine sofortige Entspannung.

Geschmackskern (Nucleus solitarius)

Der mittlere und untere Bereich des Solitariuskerngebiets empfängt fortlaufend Signale aus dem Magen-Darm-Trakt. Mit dem Hypothalamus aktiviert er den hinteren motorischen Vaguskern, der die Bauchorgane ansteuert. Durchfall, Verstopfung, Blähungen, Druckgefühl, Übelkeit, Erbrechen usw. können einen Krankheitshintergrund haben und sollten, wenn anhaltend, abgeklärt werden. Oft jedoch kann keine strukturelle Erkrankung festgestellt werden und die Beschwerden sind auf Lifestyle, Ess- und Trinkgewohnheiten und auf Faktoren, die als Stress empfunden werden, zurückzuführen.

Auch der Magen-Darm-Trakt steht im Fokus der Wissenschaft. Unsere Darmflora (das Darmmikrobiom) könnte ursächlich an Stressempfinden, Unwohlsein, Gemütsschwankungen, Depressionen und ähnlichem beteiligt sein. Unabhängig vom Darmmikrobiom ist bereits vieles über die Ernährungsumstellung bekannt.

Ernährungsberatung mit entsprechender Umstellung der Ess- und Trinkgewohnheiten ist oft unumgänglich.

Eine – sicher nicht vollständige – Auflistung, die für Ihr inneres Gleichgewicht hilfreich sein kann: Zucker und zu viel gesättigte Fette (mit Omega-6-Fettsäuren) sind fast immer die Bösen. Menschen brauchen gesunde Fette, zu empfehlen sind Fischöl und pflanzliche Öle aus Raps, Oliven, Leinsamen, Algen oder Echium – alle mit viel Omega-3-Fettsäuren.

Auch zu hoher Alkohol- und Kaffeekonsum könnte eine Rolle spielen. Alkoholverzehr also bitte in Maßen und genussvoll. Oder entdecken Sie gesunde Teesorten wie Ingwer-, Kamille-, Kräuter- oder grünen Tee. Auch bietet es sich an, Limonaden mit allen möglichen Fruchtkombinationen ohne Zuckerzugabe selbst herzustellen.

Aber Obacht: Viele Menschen klagen über Unverträglichkeiten. Die vier häufigsten sind die gegenüber Klebereiweiß Gluten (Zöliakie), Laktose (Milchzucker), Fruktose (Fruchtzucker), Histamin.

Der Milchzucker Laktose ist ein Zweifachzucker, der durch das Enzym Laktase gespalten wird. Wenn das Enzym Laktase unzureichend oder nicht mehr produziert wird, gelangt Laktose in den Dickdarm, wo sie von Bakterien abgebaut wird und Gase entstehen, die zu Beschwerden wie Durchfall, Völlegefühl oder Flatulenz führen. Es reicht meist aus, laktosehaltige Lebensmittel, insbesondere Milch, Sahne und Butter, zu meiden. Joghurt und Käse enthalten deutlich weniger Laktose und werden daher in den meisten Fällen noch gut vertragen.

Liegt eine intestinale Fruktoseintoleranz vor, gelingt es dem Körper nicht, die Fruktose mit aus dem Dünndarm zu schleusen. Wenn der Fruchtzucker in den Dickdarm gelangt, kommt es zu ähnlichen Störungen des Verdauungstrakts wie bei einer Laktoseunverträglichkeit (intestinale Fruktoseintoleranz).

Darüber hinaus bindet die nicht resorbierte Fruktose die essenzielle Aminosäure Tryptophan und kann so ihre Aufnahme behindern. Tryptophan wird für die Synthese des Glückshormons Serotonin sowie des Schlafhormons Melatonin benötigt. Eine Unterversorgung mit Tryptophan kann sich daher negativ auf die Stimmungslage sowie den Tag-Nacht-Rhythmus auswirken.

Wer mit einer Histaminintoleranz zu tun hat, sollte auf aufgewärmte Gerichte, Trockenobst, alkoholische Getränke, Rohmilchkäse, Rohwurst oder geräucherten Fisch verzichten.

Zur Stressbewältigung und zum Entspannen brauchen Sie auch ausreichend GABA: Gamma- oder γ-Aminobuttersäure. GABA ist der wichtigste beruhigende Botenstoff im zentralen Nervensystem und trägt zu einem gesunden Schlaf bei. GABA wird im Gehirn und in der Bauchspeicheldrüse mit Hilfe von Glutamat hergestellt. Es ist ein normaler Nahrungsbestandteil und in eiweißreicher Nahrung in großen Mengen zu finden.

Einen sehr hohen Gehalt an Glutamat besitzen: Parmesankäse, Walnüsse, Hühnerei, Tomaten, grüne Bohnen, Spargel, Brokkoli, Spinat, Spirulina, Kartoffeln, Litschi, Kürbiskerne oder auch Reis. Grüner Tee, mit dem Antioxidans Epigallocatechingallat (EGCG), erhöht die Aktivität von GABA.

Weitere Möglichkeiten zur parasympathischen Aktivierung

Atemtechniken, Düfte, Kautraining, Licht, Musik, affektive Massage wirken entspannend und wurden bereits in vorherigen Kapiteln beschrieben.

Was können Sie weiter tun, über die direkte periphere Aktivierung des Vagusnervs hinaus, um den parasympathischen Teil des autonomen Nervensystems zu aktivieren und somit zu entspannen, zu regenerieren und ein wohltuendes Gleichgewicht wiederherzustellen? Viel! Und messbar! Wissenschaftler (Laborde, Mosley & Mertgen) haben vielfältige nachgewiesene Möglichkeiten systematisch aufgelistet.

Parasympathische Effekte lassen sich messen, z. B. die kardiale Vaguskontrolle (Cardiac Vagal Control CVC) mit Herzratenvariabilität (HRV). Die Verlangsamung des Atemrhythmus, die Vertiefung der Atmung, das Absinken des Blutdrucks können Sie direkt selbst spüren beziehungsweise messen.

Hier ein paar Methoden, die Sie im Alltag einfach anwenden können.

Neben Wasser im Gesicht (Tauchreflex) und dem Trinken von kaltem Wasser bei hohem Stress helfen auch: Wassertreten, Bauchwaschung (auch mit Massage in Uhrzeigersinn) oder Güsse nach Kneipp. Auch Saunagänge sind hilfreich, sollten aber nicht zu heiß sein und nicht zu lang dauern. Danach an der kalten Luft, im kalten Becken, unter der kalten Dusche abkühlen. Körperkühlung allgemein ist wichtig, vor allen nach Belastung, Training oder Wettkampf. Nachts sollte das Schlafzimmer kühl sein (16–18 °C).

Guter Schlaf/Schlafhygiene ist ebenfalls wichtig. Wenn Sie Einschlaf- bzw. Durchschlafprobleme haben, lassen Sie sich untersuchen und beraten. Schnarchen und Atemaussetzer sind ernsthafte Probleme. Kontinuierlicher Atemwegsüberdruck mit Nasen- oder Nasen-Mund-Maske (continuous positive airway pressure, CPAP) reduziert eine überhöhte Vagusnerv-Kontrolle, die durch Atemaussetzer im Schlaf verursacht wird.

Bewegung (spazieren, Qigong, Tai-Chi-Chuan, Yoga) und moderates aerobes Training (für die Entspannung danach) sollten Teil Ihres Alltags werden. Wenn Sie an Kopf und Körper mehrere Schmerzbereiche haben, scheint Qigong – die ruhige, chinesische Form der Morgengymnastik – zum Einstieg empfehlenswert. Bewegung allgemein, gerne spielerisch und in einer Gruppe, ist immer hilfreich. Life Kinetik oder kinesiologische Übungen eignen sich dafür hervorragend. Um sich zu entspannen, helfen auch rhythmische Bewegungen. Wenn Sie zu passender Musik mit gebeugten Knien mit den Füßen stampfen, hat das eine beruhigende, stressreduzierende und erdende Wirkung. Auch intensives Schütteln und Zittern wirkt entspannend. Das Schütteln des Unterkiefers entspannt die Kau- und Gesichtsmuskeln.

Frische Luft in der Natur. Erholung am Meer, am See, wenn es nicht zu heiß ist. Urlaub in den Bergen belastet den Körper zunächst. Die Entspannung tritt eher danach auf.

Soziale Kontakte im Allgemeinen. Dazu gehören auch Haustiere: Streicheln, Spielen und bei Wind und Wetter mit dem Hund Gassi gehen.

Und lachen Sie, denn Lachen ist gesund. Das bedarf keine weitere Erläuterung. Wir sollten es nur öfter tun. Lachen wegen nichts Bestimmtem und in der Gruppe wird in mehreren Großstädten als Lach-Yoga (Group Based Laughter Yoga GBLY) angeboten. Es folgt einer klaren Struktur, inklusive Atemtechniken, Bewegung, Meditation.

Entspannungsübungen wie Autogenes Training, Meditation und spirituelle Übungen wirken sich ebenfalls alle positiv auf den parasympathischen Teil des autonomen Nervensystems aus und sorgen so für innere Ruhe.

Schmerzhemmung, sei es durch Therapie, Medikamente oder den Umgang mit Schmerz, ist abschließend ebenfalls ein wichtiger Punkt. Verhaltenstherapeutische Übungen, Bewusstseinsübungen können gut mit den obenstehenden Maßnahmen kombiniert werden, um so mentale Stressoren bewusst zu bewältigen, zu vermeiden, zu eliminieren.

Yoga

Speziell für den Vagusnerv bieten sich Yoga-Haltungen und -Bewegungen (»Asanas«) an, die »Raum schaffen« und den Nerv in seinem Verlauf nicht zusammendrücken. Die nachfolgenden exemplarischen Übungen sollen auf keinen Fall Schmerzen auslösen oder verstärken. Dementsprechend gibt es empfehlenswerte, angepasste Variationen, die z. B. den Nacken und den unteren Rücken weniger belasten. Yoga ist immer achtsam, gefühlvoll und verknüpft mit Atemtechniken.

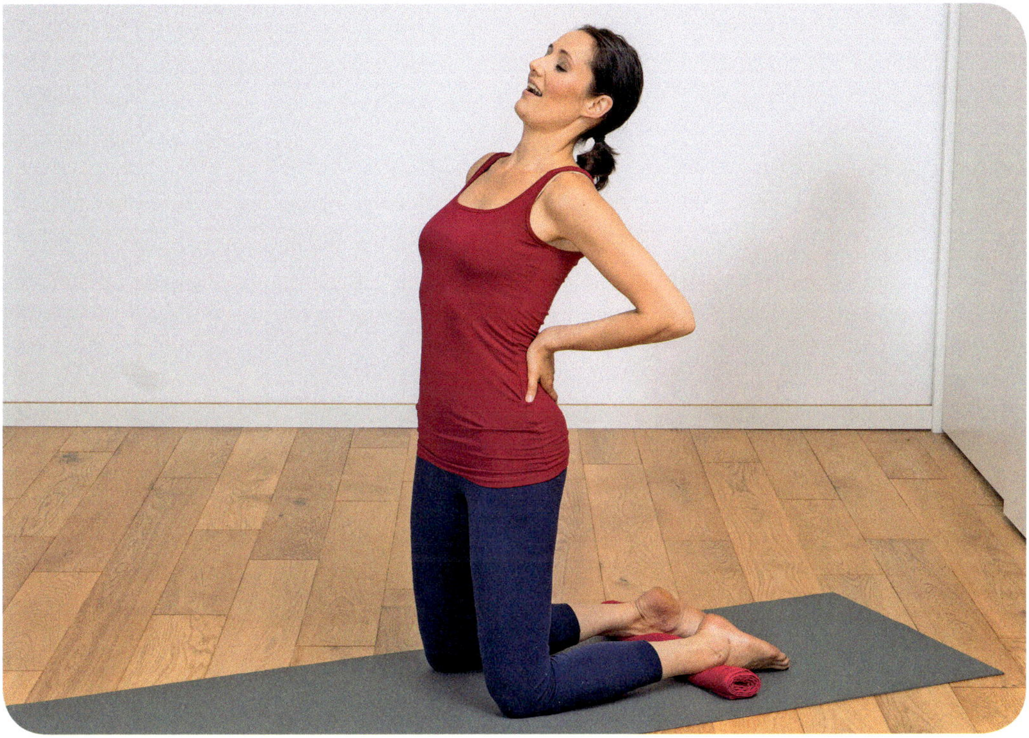

Ustrasana (Kamel) im Kniestand

Legen Sie im Kniestand zunächst die Hände in den unteren Rücken. Wenn Ihre Sprunggelenke die Überstreckung nicht aushalten, legen Sie ein zusammengerolltes Handtuch darunter. Ihre Zungenspitze liegt am vorderen harten Gaumen. Machen und halten Sie das Doppelkinn. Atmen Sie ruhig ein und aus. Neigen Sie Ihren Rumpf nach und nach weiter nach hinten. Die Oberschenkel bleiben dabei senkrecht, die Hüfte bleibt gestreckt. Auch die untere Halswirbelsäule wird gestreckt. Das Doppelkinn bleibt. Es entsteht ein Dehnungsgefühl an der vorderen Seite des Rumpfs und vorne an den Oberschenkeln. Wenn Sie keine Schmerzen im unteren Rücken verspüren, können Sie Ihre Hände von den Lenden lösen und zu den Fersen bzw. Waden hängen lassen. Halten Sie diese Stellung einige Sekunden und atmen Sie weiterhin ruhig durch. Wiederholen Sie diese Übung einige Male.

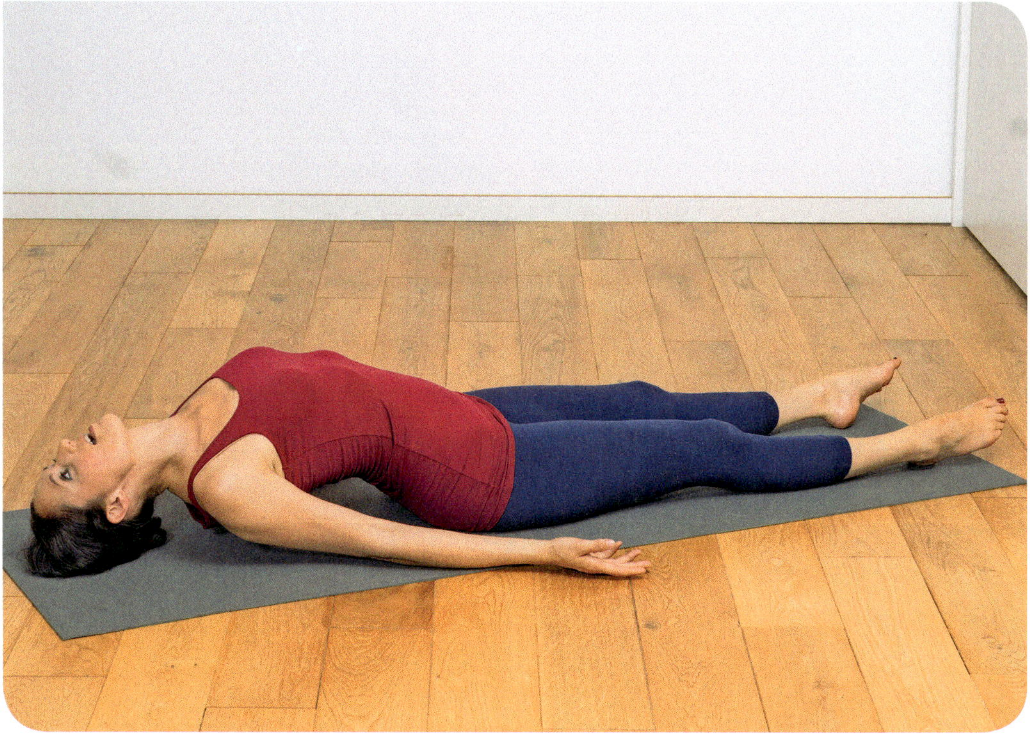

Matsyasana (Fisch)

Diese schwierige Übung ist eine aktive Ausführung der Brustwirbelsäulen-Übung vorne im Buch. Sie liegen in Rückenlage, die Beine sind geschlossen und gestreckt. Wenn nötig, legen Sie ein Kissen unter den Kopf. Sie machen und halten Ihr Doppelkinn. Ihre Zungenspitze ist und bleibt vorne am Gaumen. Schieben Sie Ihre Handflächen am Boden bis unter Ihr Gesäß. Die Unterarme kommen dabei etwas unter den Rumpf. Atmen Sie ruhig und tief durch. Bei einer Einatmung heben Sie Brustkorb und Schultergürtel. Die Ellbogen und Unterarme werden zu Stützen. Die untere Halswirbelsäule streckt sich ebenfalls. Bewegen Sie sich nicht weiter, als Sie sich wohl fühlen. Auch können Sie sich zuerst auf den Ellbogen hochstützen, anschließend lassen Sie Ihren Kopf nach hinten zum Kissen sinken.

Eine einfache Einstiegsmöglichkeit, z.B. wenn Sie steifer sind oder Schmerzen haben: Setzen Sie sich vor Ihrem Sofa auf den Boden. Legen Sie Ihren Kopf nach hinten auf das Sofa, beide Ellbogen und Unterarme sind am Boden, während Sie Ihre Lendenwirbelsäule mit den Händen unterstützen. Atmen Sie ruhig durch und heben Sie Brustkorb und Schultergürtel. Wenn der Rücken keine Unterstützung braucht, können Sie Ihre Hände neben dem Kopf auf das Sofa legen.

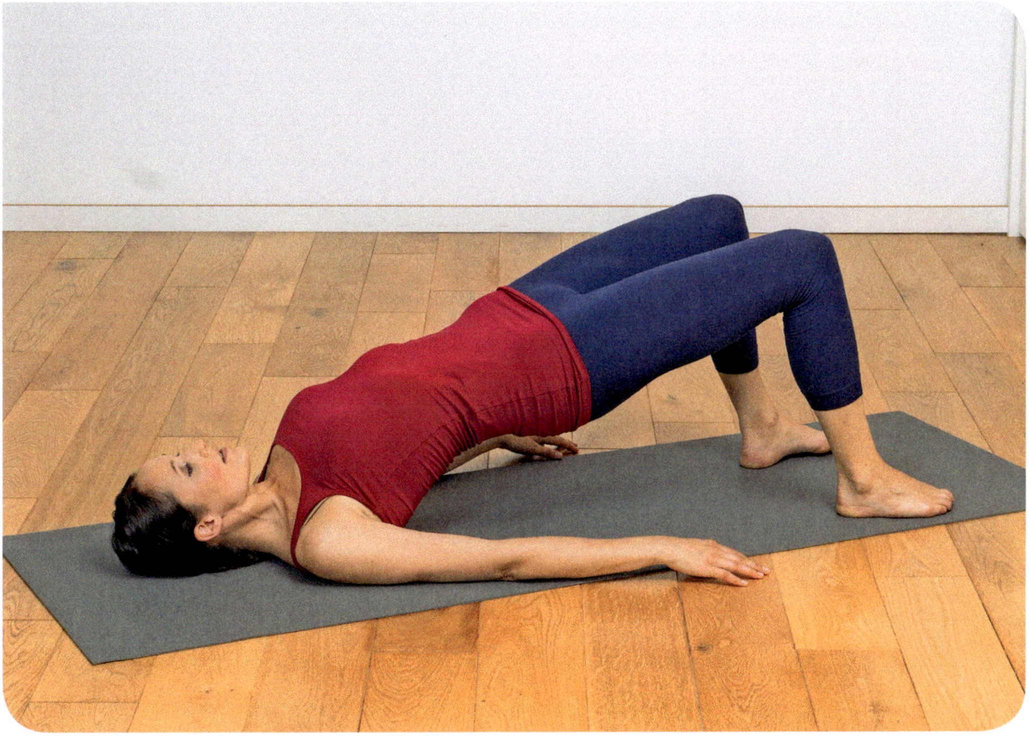

Setu Bandhasana (Schulterbrücke)

Sie liegen in Rückenlage. Die Hände liegen entspannt mit den Handflächen nach unten neben der Hüfte. Ihr Kopf und Ihr Schultergürtel dürfen auf einem Kissen liegen. In Rückenlage winkeln Sie Ihre Beine an, die Füße kommen dabei fast zu den Sitzbeinknochen. Heben Sie während einer Einatmung das Becken an. Bewegen Sie das Becken nur so hoch, wie es locker ohne Verspannung möglich ist. Sie werden vorne an den Oberschenkeln und am Rumpf eine leichte Dehnung verspüren. Der Rücken sollte nicht verspannen oder wehtun. Ist das der Fall, bewegen Sie das Becken einfach weniger hoch oder stützen Sie Ihre Lendenwirbelsäule mit den Händen und Unterarmen (Viparita Karani, gestützte Schulterbrücke).

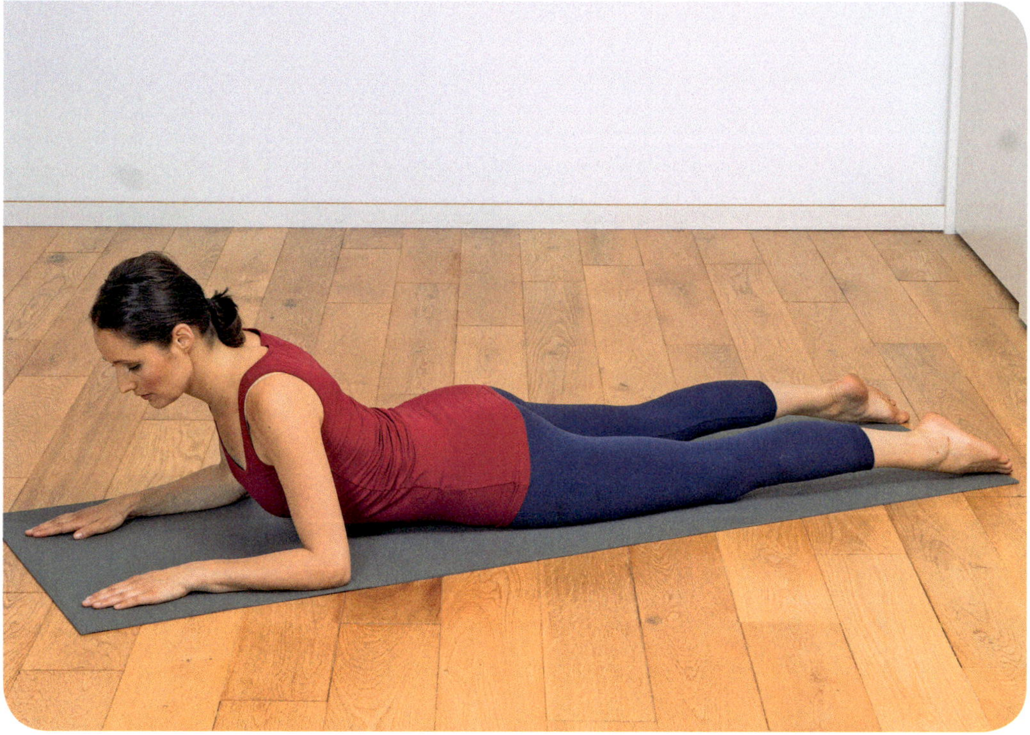

Bhujangasana (Kobra)

Sie liegen nun in Bauchlage mit den Händen unter den Schultern. Die Handflächen liegen am Boden. Sie atmen ruhig durch und lächeln. Die Zungenspitze ist am harten Gaumen. Spannen Sie Ihren Beckenboden und Ihre Gesäßmuskeln an. Stützen Sie sich während einer Einatmung hoch. Die Wirbelsäule streckt sich. Die Organe im Brust- und Bauchraum bekommen mehr Platz. So auch der Vagusnerv. Versuchen Sie, dabei ein Doppelkinn zu halten. Stützen Sie sich aber nicht so hoch, dass Ihr Rücken wehtut. Bei Rückenschmerzen legen Sie sich ein Kissen unter den Unterbauch, stützen sich nur auf die Ellbogen hoch, so wie abgebildet, und richten den Brustkorb nach vorne auf.

Nach diesen Ausführungen über den Vagusnerv und das gesamte parasympathische Nervensystem können Sie sich, in Rückenlage oder im entspannten Sitzen, den Vagusnerv mit geschlossenen Augen vorstellen. »Rest and Digest – Ruhe und Verdaue.« Vom Darmtrakt zum Magen, durch das Zwerchfell, durch die Brustkorböffnung, vorne seitlich am Hals, zum äußeren Bereich des Hinterkopfs, hinein in den Schädel zu den Kerngebieten im Hirnstamm. Und stellen Sie sich die Wirkung auf das Gehirn, auf die Stimme, die Lungen, das Herz, den Magen, den Darmtrakt, auf Ihre Genitalien vor. Imagination hat eine starke Wirkung. In diesem Fall eine vagale Wirkung: entspannend, beruhigend, wohltuend.

Sie können, wenn Sie wollen, Selbstgespräche mit Ihrem Vagus führen – einem wirklich wichtigen und guten Freund! Laut, versteht sich. Und mit einem breiten Grinsen. Bieten Sie ihm mal etwas Leckeres und Gesundes zu trinken oder zu essen an!

Viele parasympathische Aktivierungsoptionen lassen sich mühelos in einen organisierten Tages- und Wochenablauf integrieren.

Es ist sicherlich hilfreich, für die ein- oder zweimal wöchentlich stattfindenden Aktivitäten einen Wochenkalender zu führen. Insgesamt können Sie ein für Sie selbst maßgeschneidertes, tägliches bzw. wöchentliches flexibles Programm für Ihre Stressbewältigung und Ihr gesamtes Wohlsein zusammenstellen. Werfen Sie hierzu auch noch mal einen Blick in das Kapitel zu den Sinnen (Seite 190).

Stichwortverzeichnis

Literatur

Ein ausführliches Literaturverzeichnis finden Sie unter dem folgenden Link:

https://extras.thieme.de/trias.htm

Empfehlungen des Autorenteams

Die im Text erwähnten Arbeitsblätter finden Sie unter dem folgenden Link: https://extras.thieme.de/trias.htm

Inhalte:

Ergänzende Videos zum Buch finden Sie auf dem YouTube-Kanal Therapy4U.

Stress messen mit der HRV (Herzratenvariabilität)

Audio Entspannung: Das Paradies (Ruhetönung)

Audio Entspannung: Körperreise

Partnermassage

Übungen zur Kaumuskelentspannung vor dem Zahnarztbesuch

Aufklärungsvideo akuter Schmerz

Aufklärungsvideo chronischer Schmerz

Bibliografische Information der Deutschen Nationalbibliothek
Die Deutsche Nationalbibliothek verzeichnet diese Publikation in der Deutschen Nationalbibliografie; detaillierte bibliografische Daten sind im Internet über http://dnb.d-nb.de abrufbar.

Programmplanung: Celestina Filbrandt
Redaktion: Magdalena Kieser
Bildredaktion: Christoph Frick, Marie Crämer

Umschlaggestaltung: © Thieme
Layout: CYCLUS · Visuelle Kommunikation, Stuttgart

Bildnachweis:
Fotos im Innenteil:
Covermotiv, Bild S. 3 und AutorInnenfotos: © H. Münch/Thieme
Übungs-Fotos: © H. Münch/Thieme
Zeichnungen: Christine Lackner, Ittlingen
Die abgebildeten Personen haben in keiner Weise etwas mit dem Thema zu tun.

1. Auflage 2024

TRIAS Verlag in Georg Thieme Verlag KG
Rüdigerstraße 14, 70469 Stuttgart, Germany
www.trias-verlag.de

Printed in Germany

Satz: Fotosatz Buck, Kumhausen
Repro: LUDWIG:media GmbH, Zell am See (Österreich)
Druck: Westermann Druck Zwickau GmbH, Zwickau

Gedruckt auf chlorfrei gebleichtem Papier

ISBN 978-3-432-11778-2 1 2 3 4 5 6

Auch erhältlich als E-Book:
eISBN (ePub) 978-3-432-11779-9

TRIAS, einer der führenden Ratgeberverlage im Bereich Gesundheit, gehört zur Thieme Gruppe, marktführender Anbieter medizinischer Fachinformationen und Services. Anspruch der Thieme Gruppe ist es, den im Gesundheitswesen tätigen Berufsgruppen sowie allen an Gesundheit Interessierten genau die Informationen und Angebote bereitzustellen, die sie in einer bestimmten Arbeitssituation oder Lebensphase benötigen. Durch die hohe Qualität und zielgruppenspezifische Relevanz der angebotenen Leistungen bereitet Thieme den Weg für eine bessere Medizin und mehr Gesundheit im Leben.

Thieme